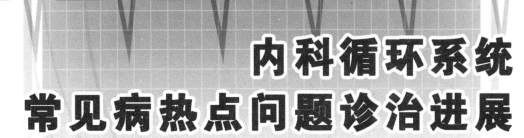

内科循环系统
常见病热点问题诊治进展

NEIKE XUNHUAN XITONG CHANGJIANBING REDIAN WENTI ZHENZHI JINZHAN

U0208417

张正义　主编

甘肃科学技术出版社

（甘肃·兰州）

图书在版编目（CIP）数据

内科循环系统常见病热点问题诊治进展／张正义主编．-- 兰州：甘肃科学技术出版社，2015.12（2023.12重印）

ISBN 978-7-5424-2291-0

Ⅰ.①内… Ⅱ.①张… Ⅲ.①心脏血管疾病 - 诊疗 Ⅳ.①R54

中国版本图书馆CIP数据核字(2016)第005760号

内科循环系统常见病热点问题诊治进展

张正义　主编

责任编辑　杨丽丽
封面设计　陈妮娜

出　版　甘肃科学技术出版社
社　址　兰州市城关区曹家巷1号　　730030
电　话　0931-2131576（编辑部）　0931-8773237（发行部）

发　行　甘肃科学技术出版社　　　印　刷　三河市铭诚印务有限公司
开　本　710毫米×1020毫米　1/16　印　张　21.75　插　页　1　字　数　430千
版　次　2016年12月第1版
印　次　2023年12月第2次印刷
印　数　301~1350
书　号　ISBN 978-7-5424-2291-0　定　价　142.00元

编 委 会

前　言

　　随着我国经济高速发展、人民生活水平不断提高，以及人口老龄化进程的加快，近年来心血管疾病的发病率和死亡率呈明显的上升趋势。心血管学科各分支也发生了深刻而迅速的变化：大规模高血压临床试验的开展和心血管分子生物学研究的进展，高血压的传统认识得到了更新，循证医学已成为共识；心力衰竭的治疗从药物到器械，"金三角"的提出及地位的巩固；缺血性心肌病的药物治疗进展到介入及分子生物治疗；急性冠脉综合征强化降脂治疗的重要意义从提出到广泛接受；感染性心内膜炎规范化抗生素治疗方案；心房颤动导管消融治疗技术从初露端倪，到今天被指南列为Ⅱa类适应证；各种心血管疾病心电图特征及其判读；等等；都昭示着心血管疾病诊疗技术的日臻完善和科学。

　　编者本着对心血管系统的热爱，结合临床经验的积累及相关诊治指南和进展的学习，编纂完成本书。全书共七章，内容涉及心血管系统常见疾病的诊治及相关诊治指南。重点阐述了心力衰竭的诊治要点，治疗心衰的药物治疗发展迅速，特别是血管紧张素转换酶（ACE）抑制剂、β受体阻滞剂等药物的问世，从根本上改变了心力衰竭药物治疗的态势。左西孟旦，奈西立肽等新生代药物的问世，提高了心力衰竭治疗效果，同时顽固性心力衰竭的非药物治疗也取得了极大的进步。本书内容深入浅出，内容丰富，层次分明，图文并茂，可读性强，适用于相关学科临床医师作为循环系统诊治的参考书。

　　本书编写过程中，得到本院心内科余静主任及急救中心心电图室王丽平主任的大力支持，在此谨表感谢。书中疏漏和不妥之处，敬请专家和广大读者批评指正。

编　者

2016 年 2 月

目　　录

第一章　高血压

第一节　原发性高血压

原发性高血压（primary hypertension）是以血压升高为主要临床表现伴或不伴有多种心血管危险因素的综合征，通常简称为高血压。高血压是多种心、脑血管疾病的重要病因和危险因素，影响重要脏器，如心、脑、肾的结构与功能，最终导致这些器官的功能衰竭，迄今仍是心血管疾病死亡的主要原因之一。

【血压分类和定义】

人群中血压水平呈连续性正态分布，正常血压和血压升高的划分并无明确界线。高血压的标准是根据临床及流行病学资料人为界定的。目前，我国采用的血压分类和标准见表1–1。高血压定义为收缩压≥140mmHg和（或）舒张压≥90mmHg，根据血压升高水平，又进一步将高血压分为1~3级。

表1-1　血压水平的定义和分级

级别	收缩压（mmHg）	/	舒张压（mmHg）
正常血压	<120	和	<80
正常高值	120~139	和/或	80~89
高血压	≥140	和/或	≥90
1级高血压（轻度）	140~159	和/或	90~99
2级高血压（中度）	160~179	和/或	100~109
3级高血压（重度）	≥180	和/或	≥110
单纯收缩期高血压	≥140	和	<90

注：若患者的收缩压与舒张压分属不同级别时，则以较高的级别为准；单纯收缩期高血压也可按照收缩压水平分为1、2、3级

当收缩压和舒张压分属于不同分级时，以较高的级别作为标准。

以上标准适用于男、女性任何年龄的成人。

【流行病学】

高血压患病率和发病率在不同国家、地区或种族之间有差别，工业化国家较发展中国家高，美国黑人约为白人的 2 倍。高血压患病率、发病率及血压水平随年龄增加而升高。高血压在老年人较为常见，尤以单纯收缩期高血压为多。

我国自 20 世纪 50 年代以来进行了 3 次（1959 年，1979 年，1991 年）较大规模的成人血压普查，高血压患病率分别为 5.11%、7.73% 与 11.88%，总体上呈明显上升趋势。从 1980 年到 1991 年的 10 年间，我国人群高血压患病率增长了 54%。2002 年卫生部组织的全国 27 万人群营养与健康状况调查显示，我国 18 岁以上成人高血压患病率已经达到 18.8%，估计全国患病人群约 1.6 亿。与 1991 年资料相比较，患病率又上升 31%。然而，我国人群高血压知晓率、治疗率、控制率仅 30.2%、24.7%、6.1%，依然很低。

流行病学调查显示，我国高血压患病率和流行存在地区、城乡和民族差别，北方高于南方，华北和东北属于高发区；沿海高于内地；城市高于农村；高原少数民族地区患病率较高。男、女性高血压患病率差别不大，青年期男性略高于女性，中年后女性稍高于男性。

【病因】

原发性高血压的病因有多种因素，可分为遗传和环境因素两个方面。高血压是遗传易感性和环境因素相互作用的结果。一般认为在比例上，遗传因素约占 40%，环境因素约占 60%。

（一）遗传因素

高血压具有明显的家族聚集性，父母均有高血压，子女的发病概率高达 46%，约 60% 高血压患者可询问到有高血压家族史。高血压的遗传可能存在主要基因显性遗传和多基因关联遗传两种方式。在遗传表型上，不仅血压升高发生率体现遗传性，而且在血压高度、并发症发生以及其他有关因素方面，如肥胖，也有遗传性。

（二）环境因素

1. 饮食

不同地区人群血压水平和高血压患病率与钠盐平均摄入量显著相关，

摄盐越多，血压水平和患病率越高，但是同一地区人群中个体间血压水平与摄盐量并不相关，摄盐过多导致血压升高主要见于对盐敏感的人群。钾摄入量与血压呈负相关。饮食中钙摄入对血压的影响尚有争议，多数人认为饮食低钙与高血压发生有关。高蛋白质摄入属于升压因素，动物和植物蛋白质均能升压。饮食中饱和脂肪酸或饱和脂肪酸/不饱和脂肪酸比值较高也属于升压因素。饮酒量与血压水平线性相关，尤其是收缩压，每天饮酒量超过 50g 乙醇者高血压发病率明显增高。

2. 精神应激

城市脑力劳动者高血压患病率超过体力劳动者，从事精神紧张度高的职业者发生高血压的可能性较大，长期生活在噪声环境中听力敏感性减退者患高血压也较多。高血压患者经休息后往往症状和血压可获得一定改善。

（三）其他因素

1. 体重

超重或肥胖是血压升高的重要危险因素。体重常是衡量肥胖程度的指标，一般采用体重指数（BMI），即体重（kg）/身高的平方（m^2）（20~24为正常范围）。腰围反映向心性肥胖程度。高血压患者约 1/3 有不同程度的肥胖。血压与 BMI 呈显著正相关。肥胖的类型与高血压发生关系密切，腹型肥胖者容易发生高血压。

2. 避孕药

服避孕药妇女血压升高发生率及程度与服用时间长短有关。35 岁以上妇女容易出现血压升高。口服避孕药引起的高血压一般为轻度，并且可逆转，在终止避孕药后 3~6 个月血压常恢复正常。

3. 睡眠呼吸暂停低通气综合征（SAHS）

SAHS 是指睡眠期间反复发作性呼吸暂停。有中枢性和阻塞性之分，后者主要是上呼吸道特别是鼻咽部有狭窄的病理基础，如腺样和扁桃体组织增生、软腭松弛、腭垂过长、舌根部脂肪浸润后垂以及下腭畸形等。SAHS 患者 50% 有高血压，血压高度与 SAHS 病程有关。

【发病机制】

高血压的发病机制，即遗传与环境因素通过什么途径和环节升高血压，至今还没有一个完整统一的认识。其原因如下：

（1）高血压不是一种均匀同质性疾病，不同个体之间病因和发病机制不尽相同。

（2）高血压的病程较长，进展一般较缓慢，不同阶段有起始、维持和加速等不同机制参与。

（3）参与血压正常生理调节的机制不等于高血压发病机制，某一种机制的异常或缺陷常被其他各种机制代偿。

（4）高血压的发病机制与高血压引起的病理生理变化很难截然分开，血压的波动性和高血压定义的人为性以及发病时间的模糊性也使始动机制很难确定。

从血流动力学角度，血压主要决定于心排出量和体循环周围血管阻力，平均动脉血压（MBP）=心输出量（CO）×总外周血管阻力（PR）。高血压的血流动力学特征主要是总外周血管阻力相对或绝对增高。从总外周血管阻力增高出发，目前高血压的发病机制较集中在以下几个环节：

（一）交感神经系统活性亢进

各种病因因素使大脑皮层下神经中枢功能发生变化，各种神经递质浓度与活性异常，包括去甲肾上腺素、肾上腺素、多巴胺、神经肽 Y、5-羟色胺、血管加压素、脑啡肽、脑钠肽和中枢肾素—血管紧张素系统，导致交感神经系统活性亢进，血浆儿茶酚胺浓度升高，阻力小，动脉收缩增强。

（二）肾性水钠潴留

各种原因引起肾性水钠潴留，通过全身血流自身调节使外周血管阻力和血压升高，压力—利尿钠（pressure-natriuresis）机制再将潴留的水钠排泄出去。也可能通过排钠激素分泌释放增加，例如内源性类洋地黄物质，在排泄水钠的同时使外周血管阻力增高。这个学说的理论意义在于将血压升高作为维持体内水钠平衡的一种代偿方式。

有较多因素可引起肾性水钠潴留，例如亢进的交感活性使肾血管阻力增加；肾小球有微小结构病变；肾脏排钠激素（前列腺素、激肽酶、肾髓质素）分泌减少，或者肾外排钠激素（内源性类洋地黄物质、心房肽）分泌异常，或者潴钠激素（18-羟去氧皮质酮、醛固酮）释放增多。

（三）肾素—血管紧张素—醛固酮系统（RAAS）激活

经典的 RAAS 包括：肾小球入球动脉的球旁细胞分泌肾素，激活从肝脏产生的血管紧张素原（AGT），生成血管紧张素 I（AI），然后经肺循环的转换酶（ACE）生成血管紧张素 II（AII）。AII 是 RAAS 的主要效应物质，作用于血管紧张素 II 受体（AT1），使小动脉平滑肌收缩，刺激肾上腺皮质球状带分泌醛固酮，通过交感神经末梢突触前膜的正反馈使去甲肾上腺素分泌增加。这些作用均可使血压升高，参与高血压发病并维持。近年来发现很多组织，例如血管壁、心脏、中枢神经、肾脏及肾上腺，也有 RAAS 各种组成成分。阻滞 RAAS 对心脏、血管的功能和结构的作用，可能在高血压发生和维持中有更大影响。

（四）细胞膜离子转运异常

血管平滑肌细胞有许多特异性的离子通道、载体和酶，组成细胞膜离子转运系统，维持细胞内外钠、钾、钙离子浓度的动态平衡。遗传性或获得性细胞膜离子转运异常，包括钠泵活性降低，钠、钾离子协同转运缺陷，细胞膜通透性增强，钙泵活性降低，可导致细胞内钠、钙离子浓度升高，膜电位降低，激活平滑肌细胞兴奋—收缩耦联，使血管收缩反应性增强和平滑肌细胞增生与肥大，血管阻力增高。

（五）胰岛素抵抗

胰岛素抵抗（insulin resistance，简称 IR）是指必须以高于正常的血胰岛素释放水平来维持正常的糖耐量，表示机体组织对胰岛素处理葡萄糖的能力减退。约 50%原发性高血压患者存在不同程度的 IR，在肥胖、血甘油三酯升高、高血压与糖耐量减退同时并存的四联症患者中最为明显。近年来认为胰岛素抵抗是 2 型糖尿病和高血压发生的共同病理生理基础，但是胰岛素抵抗是如何导致血压升高，尚未获得肯定解释。多数认为是胰岛素抵抗造成继发性高胰岛素血症引起的，因为胰岛素抵抗主要影响胰岛素对葡萄糖的利用效应，胰岛素的其他生物学效应仍然保留，继发性高胰岛素血症使肾脏水钠重吸收增强，交感神经系统活性亢进，动脉弹性减退，从而血压升高。在一定意义上，胰岛素抵抗所致交感活性亢进使机体产热增加，是对肥胖的一种负反馈调节，这种调节以血压升高和血脂代谢障碍为代价。

然而，上述从总外周血管阻力增高出发的机制尚不能解释单纯收缩期性高血压和脉压明显增大。通常情况下，大动脉弹性和外周血管的压力反射波是收缩压与脉压的主要决定因素，所以近年来重视动脉弹性功能在高血压发病中的作用。现在已知，覆盖血管内膜面的内皮细胞能生成、激活和释放各种血管活性物质，例如一氧化氮（NO）、前列环素（PGI2）、内皮素（ET-1）、内皮依赖性血管收缩因子（EDCF）等，调节心血管功能。随着年龄增长以及各种心血管危险因素，例如血脂异常、血糖升高、吸烟、高同型半胱氨酸血症，氧自由基产生增加，NO 灭活增强，氧化应激（oxidative stress）反应等均影响动脉弹性功能和结构。由于大动脉弹性减退，脉搏波传导速度增快，反射波抵达中心大动脉的时相从舒张期提前到收缩期，出现收缩期延迟压力波峰，可以导致收缩压升高，舒张压降低，脉压增大。阻力小动脉结构（血管数目稀少或壁/腔比值增加）和功能（弹性减退和阻力增大）改变，影响外周压力反射点的位置或反射波强度，也对脉压增大起重要作用。

【病理】

高血压早期无明显病理改变。心脏和血管是高血压病理生理作用的主要靶器官。长期高血压引起的心脏改变主要是左心室肥厚和扩大。长期高血压引起的全身小动脉病变，主要是壁腔比值增加和管腔内径缩小，导致重要靶器官如心、脑、肾组织缺血。长期高血压及伴随的危险因素可促进动脉粥样硬化的形成及发展，该病变主要累及体循环大、中动脉。高血压时还可出现微循环毛细血管稀疏、扭曲变形、静脉顺应性减退。现在认为血管内皮功能障碍是高血压最早期和最重要的血管损害。

（一）心脏

长期压力负荷增高，儿茶酚胺与血管紧张素 II 等生长因子都可刺激心肌细胞肥大和间质纤维化。高血压主要是左心室肥厚和扩大，根据左心室肥厚和扩张的程度，可以分为对称性肥厚、不对称性室间隔肥厚和扩张性肥厚。长期高血压发生心脏肥厚或扩大时，称为高血压心脏病。高血压心脏病常合并冠状动脉粥样硬化和微血管病变，最终可导致心力衰竭或严重心律失常，甚至猝死。

（二）脑

长期高血压对脑组织的影响，无论是脑卒中或慢性脑缺血，都是脑血管病变的后果。长期高血压使脑血管发生缺血与变性，形成微动脉瘤，从而发生脑出血。高血压促使脑动脉粥样硬化，粥样斑块破裂可并发脑血栓形成。脑小动脉闭塞性病变，引起针尖样小范围梗死病灶，称为腔隙性脑梗死。高血压的脑血管病变部位，特别容易发生在大脑中动脉的豆纹动脉、基底动脉的旁正中动脉和小脑齿状核动脉。这血管直接来自压力较高的大动脉，血管细长而且垂直穿透，容易形成微动脉瘤或闭塞性病变。因此脑卒中通常累及壳核、丘脑、尾状核、内囊等部位。

（三）肾脏

肾单位数目随年龄增长而减少。长期持续高血压使肾小球内囊压力升高，肾小球纤维化、萎缩以及肾动脉硬化，进一步导致肾实质缺血和肾单位不断减少。慢性肾衰竭是长期高血压的严重后果之一，尤其在合并糖尿病时。恶性高血压时，入球小动脉及小叶间动脉发生增殖性内膜炎及纤维素样坏死，可在短期内出现肾衰竭。

（四）视网膜

视网膜小动脉早期发生痉挛，随着病程进展出现硬化改变。血压急骤升高可引起视网膜渗出和出血。

【临床表现及并发症】

（一）症状

大多数起病缓慢、渐进，一般缺乏特殊的临床表现。约1/5患者无症状，仅在测量血压时或发生心、脑、肾等并发症时才被发现。一般常见症状有头晕、头痛、颈项板紧、疲劳、心悸等，呈轻度持续性，多数症状可自行缓解，在紧张或劳累后加重。也可出现视力模糊、鼻出血等较重症状。症状与血压水平有一定的关联，因高血压性血管痉挛或扩张所致。典型的高血压头痛在血压下降后即可消失。高血压患者可以同时合并其他原因的头痛，往往与血压高度无关，例如精神焦虑性头痛、偏头痛、青光眼等。如果突然发生严重头晕与眩晕，要注意可能是短暂性脑缺血发作或者过度降压、直立性低血压，这在高血压合并动脉粥样硬化、心功能减退者容易发生。高血压患者还可以出现受累器官的症状，如胸闷、气短、心绞痛、多尿等。另外，有些症状可能是降压药的不良反应所致。

（二）体征

血压随季节、昼夜、情绪等因素有较大波动。冬季血压较高，夏季较低；血压有明显昼夜波动，一般夜间血压较低，清晨起床活动后血压迅速升高，形成清晨血压高峰。患者在家中的自测血压值往往低于诊所血压值。

高血压时体征一般较少。周围血管搏动、血管杂音、心脏杂音等是重点检查的项目。常见的并应重视的部位是颈部、背部两侧肋脊角、上腹部脐两侧、腰部肋脊处的血管杂音。血管杂音往往表示管腔内血流紊乱，与管腔大小、血流速度、血液黏度等因素有关，提示存在血管狭窄、不完全性阻塞或者代偿性血流量增多、加快，例如肾血管性高血压、大动脉炎、主动脉狭窄、粥样斑块阻塞等。肾动脉狭窄的血管杂音，常向腹两侧传导，大多具有舒张期成分。心脏听诊可有主动脉瓣区第二心音亢进、收缩期杂音或收缩早期喀喇音。

有些体征常提示继发性高血压可能，例如腰部肿块提示多囊肾或嗜铬细胞瘤；股动脉搏动延迟出现或缺如，并且下肢血压明显低于上肢，提示主动脉缩窄；向心性肥胖、紫纹与多毛，提示 Cushing 综合征可能。

（三）恶性或急进型高血压

少数患者病情急骤发展，舒张压持续≥130mmHg，并有头痛、视力模糊、眼底出血、渗出和乳头水肿，肾脏损害突出，持续蛋白尿、血尿与管型尿。病情进展迅速，如不及时有效降压治疗，预后很差，常死于肾功能衰竭、脑卒中或心力衰竭。病理上以肾小动脉纤维样坏死为特征。发病机制尚不清楚，部分患者继发于严重肾动脉狭窄。

（四）并发症

1. 高血压危象

因紧张、疲劳、寒冷、嗜铬细胞瘤发作、突然停服降压药等诱因，小动脉发生强烈痉挛，血压急剧上升，影响重要脏器血液供应而产生危急症状。在高血压早期与晚期均可发生。危象发生时，出现头痛、烦躁、眩晕、恶心、呕吐、心悸、气急及视力模糊等严重症状，以及伴有痉挛动脉（椎基底动脉、颈内动脉、视网膜动脉、冠状动脉等）累及相应的靶器官缺血症状。

2. 高血压脑病

重症高血压患者，由于过高的血压突破了脑血流自动调节范围，脑组织血流灌注过多引起脑水肿。临床表现以脑病的症状与体征为特点，表现为弥漫性严重头痛、呕吐、意识障碍、精神错乱，甚至昏迷、局灶性或全身抽搐。

3. 脑血管病

包括脑出血、脑血栓形成、腔隙性脑梗死、短暂性脑缺血发作，不同的疾病发生部位可造成相应有神经系统功能缺失、受损，如偏瘫、失语，甚至意识丧失。脑干部位的出血或梗死常可危及生命。

4. 心力衰竭

是各种心脏结构或功能性疾病导致心室充盈及（或）射血能力受损而引起的一组综合征。由于心室收缩功能下降，射血功能受损，心排血量不能满足机体代谢的需要，器官、组织血液灌注不足，同时出现肺循环和（或）体循环瘀血，临床表现主要是呼吸困难和无力而致体力活动受限和水肿。某些情况下心肌收缩力尚可使射血功能维持正常，但由于心肌舒张功能障碍左心室充盈压异常增高，使肺静脉回流受阻，而导致肺循环瘀血。后者常见于冠心病和高血压心脏病心功能不全的早期或原发性肥厚型心肌病等，称之为舒张期心力衰竭。

5. 慢性肾功能衰竭

长期高血压可造成慢性肾脏病，进而引起的肾小球滤过率（GFR）下降及与此相关的代谢紊乱和临床症状组成的综合征。高血压是慢性肾衰渐进性发展的危险因素，同时又是肾功能急性恶化加重的主要因素，同时大部分肾衰竭患者有不同程度的高血压，多是由于钠水潴留、肾素—血管紧张素增高或/及某些舒张血管的因子不足所致。高血压与肾衰竭形成相互影响的恶性循环，预后不良。

6. 主动脉夹层

主动脉夹层 (aortic dissection) 是心血管疾病的灾难性危重急症，如不及时诊治，48h 内死亡率可高达 50%。美国心脏协会 (AHA) 2006 年报道本病年发病率为 25~30/100 万，国内无详细统计资料，但临床上近年来病例数有明显增加趋势。根据现有的文献资料对比，国内的发病率高于西方发达国家。本病系主动脉内的血液经内膜撕裂口流入囊样变性的中层，形成夹层血肿，随血流压力的驱动，逐渐在主动脉中层内扩展，是主动脉中层的解离过程。临床特点为急性起病，突发剧烈疼痛、休克和血肿压迫相应的主动脉分支血管时出现的脏器缺血症状。本病起病凶险，死亡率极高。高血压、动脉粥样硬化和增龄为主动脉夹层的重要促发因素，约 3/4 的主动脉夹层患者有高血压，60~70 岁的老年人发病率较高。

【实验室检查】

(一) 常规项目

常规检查的项目是尿常规、血糖、血胆固醇、血甘油三酯、肾功能、血尿酸和心电图。这些检查有助于发现相关的危险因素和靶器官损害。部分患者根据需要和条件可以进一步检查眼底、超声心动图、血电解质、低密度脂蛋白胆固醇与高密度脂蛋白胆固醇。

(二) 特殊检查

如果为了更进一步了解高血压患者病理生理状况和靶器官结构与功能变化，可以有目的地选择一些特殊检查，例如 24h 动态血压监测 (ABPM)，踝/臂血压比值，心率变异，颈动脉内膜中层厚度 (IMT)，动脉弹性功能测定，血浆肾素活性 (PRA) 等。24h 动态血压监测有助于判断血压升高严重程度，了解血压昼夜节律，指导降压治疗以及评价降压药物疗效。

【诊断和鉴别诊断】

高血压诊断主要根据诊所测量的血压值，采用经核准的水银柱或电子血压计，测量安静休息坐位时上臂肱动脉部位血压。一般来说，左、右上臂的血压相差<1.33/1.33~2.66/1.33kPa (10~20/10mmHg)，右侧>左侧。如果左、右上臂血压相差较大，要考虑一侧锁骨下动脉及远端有阻塞性病变，例如大动脉炎、粥样斑块。必要时，如疑似直立性低血压的患者还应测量平卧位和站立位血压。是否血压升高，不能仅凭 1 次或 2 次诊所血压测量值来确定，需要一段时间的随访，观察血压变化和总体水平。

一旦诊断高血压，必需鉴别是原发性还是继发性。继发性高血压的诊断与治疗参见第二节和有关篇章。原发性高血压患者需做有关实验室检查，评估靶器官损害和相关危险因素。

【预后】

高血压的预后不仅与血压升高水平有关，而且与其他心血管危险因素存在以及靶器官损害程度有关。因此，从指导治疗和判断预后的角度，现在主张对高血压患者做心血管危险分层，将高血压患者分为低危、中危、高危和很高危。具体分层标准根据血压升高水平（1、2、3级）、其他心血管危险因素、糖尿病、靶器官损害以及并发症情况，见表1-2。用于分层的其他心血管危险因素：男性>55岁，女性>65岁；吸烟；血胆固醇（TC）>5.72mmol/L（220mg/dl），或低密度脂蛋白胆固醇（LDL-C）>3.3mmol/L（130mg/dl），或高密度脂蛋白胆固醇（HDL-C）<1.0mmol/L（40mg/dl）；早发心血管疾病家族史（一级亲属发病年龄<50岁）；腹型肥胖（腹围：男性≥85cm，女性≥80cm），或体重指数（BMI>28kg/m^2；高敏C反应蛋白

表1-2 高血压患者心血管风险水平分层

其他危险因素和病史	血压（mmHg）		
	1级高血压 SBP140~159或 DBP90~99	2级高血压 SBP160~179或 DBP100~109	3级高血压 SBP≥180或 DBP≥110
无	低危	中危	高危
1~2个其他危险因素	中危	中危	很高危
≥3个其他危险因素，或靶器官损害	高危	高危	很高危
临床并发症或合并糖尿病	很高危	很高危	很高危

注：其他危险因素指的是：男性>55岁、女性>65；吸烟；总胆固醇>5.72mmol/L；早发心血管病家族史（发病年龄男性<55岁、女性<65）靶器官损害指的是：左心室肥厚（根据心电图、超声心动图或X线来判定）；蛋白尿和（或）血浆肌酐浓度轻度升高：160~177μmol/L；超声或X线证实有动脉粥样硬化（颈、髂、股或主动脉）；视网膜普遍或灶性狭窄。

临床并发症指的是：脑血管疾病（缺血性脑卒中、脑出血、短暂性脑缺血发作）；心脏疾病（心肌梗死、心绞痛）；肾脏疾病（糖尿病肾病、肾功能衰竭）；糖尿病；血管疾病（夹层动脉瘤、外周血管病）；重度高血压性视网膜病变（出血或渗出、视乳头水肿）

(hCRP) ≥1mg/dl；缺乏体力活动。用于分层的靶器官损害：左心室肥厚（心电图或超声心动图）；颈动脉超声证实有动脉粥样斑块或内膜中层厚度（IMT）≥0.9mm；血肌酐轻度升高：男性 115~133μmol/L（1.3~1.5mg/dl），女性 107~124μmol/L（1.2~1.4mg/dl）；微量白蛋白尿 30~300mg/24h，或尿白蛋白/肌酐比值：男性≥22mg/mmol，女性≥31mg/mmol。用于分层的并发症：心脏疾病（心绞痛，心肌梗死，冠状动脉血运重建，心力衰竭）；脑血管疾病（脑出血，缺血性脑卒中，短暂性脑缺血发作）；肾脏疾病（糖尿病肾病，血肌酐升高男性超过 133μmol/L 或女性超过 124μmol/L，临床蛋白尿>300mg/24h）；血管疾病（主动脉夹层，外周血管病）；高血压性视网膜病变（出血或渗出，视乳头水肿）。

在影响预后的因素中，除危险因素外，是否存在靶器官损害至关重要。靶器官损害发生后不仅独立于始动的危险因素，加速心、脑血管病发生，而且成为预测心、脑血管病的危险标记（risk marker）。左心室肥厚、颈动脉内膜中层厚度（IMT）增加或粥样斑块、动脉弹性功能减退和微量白蛋白尿等靶器官损害，目前被公认为是心血管危险的重要标记。

【治疗】

（一）目的与原则

原发性高血压目前尚无根治方法，但大规模临床试验证明，收缩压下降 10~20mmHg 或舒张压下降 5~6mmHg，3~5 年内脑卒中、心脑血管病死亡率与冠心病事件分别减少 38%、20% 与 16%，心力衰竭减少 50% 以上。降压治疗在高危患者能获得更大益处，例如老年单纯收缩期性高血压、糖尿病和脑卒中史患者。虽然降压治疗不是治本，但也不仅仅是对症的，降压治疗的最终目的是减少高血压患者心、脑血管病的发生率和死亡率。高血压患者发生心、脑血管并发症往往与血压高度有密切关系，因此降压治疗应该确立血压控制目标值。另一方面，高血压常常与其他心、脑血管病的危险因素合并存在，例如肥胖、高胆固醇血症、糖尿病等，协同加重心血管危险，决定了治疗措施必须是综合性的。

高血压治疗原则如下：

1. 改善生活行为

适用于所有高血压患者，包括使用降压药物治疗的患者。

（1）减轻体重：尽量将体重指数（BMI）控制在<25kg/m²。体重降低对改善胰岛素抵抗、糖尿病、高脂血症和左心室肥厚均有益。

（2）减少钠盐摄入：膳食中约80%钠盐来自烹调用盐和各种腌制品，

所以应减少烹调用盐，每人每日食盐量以不超过 6g 为宜。

（3）补充钙和钾盐：每人每日吃新鲜蔬菜 400~500g，喝牛奶 500ml，可以补充钾 1000mg 和钙 400mg。

（4）减少脂肪摄入：膳食中脂肪量应控制在总热量的 25% 以下。

（5）戒烟、限制饮酒：饮酒量每日不可超过相当于 50g 乙醇的量。

（6）增加运动：运动有利于减轻体重和改善胰岛素抵抗，提高心血管适应调节能力，稳定血压水平。较好的运动方式是低或中等强度的等张运动，可根据年龄及身体状况选择慢跑或步行，一般每周 3~5 次，每次 20~60min。

2. 降压药治疗对象

（1）高血压 2 级或以上患者（>160/100mmHg）。

（2）高血压合并糖尿病，或者已经有心、脑、肾靶器官损害和并发症患者；

（3）凡血压持续升高，改善生活行为后血压仍未获得有效控制的患者。从心血管危险分层的角度，高危和极高危患者必须使用降压药物强化治疗。

3. 血压控制目标值

原则上应将血压降到患者能最大耐受的水平，目前一般主张血压控制目标值至少 <140/90mmHg。糖尿病或慢性肾脏病合并高血压患者，血压控制目标值 <130/80mmHg。根据临床试验已获得的证据，老年收缩期性高血压的降压目标水平，收缩压（SBP）140~150mmHg，舒张压（DBP）<90mmHg 但不低于 65~70mmHg，舒张压降得过低可能抵消收缩压下降得到的益处。

4. 多重心血管危险因素协同控制

各种心血管危险因素相互之间有关联，80%~90% 高血压患者有血压升高以外的危险因素。降压治疗后尽管血压控制在正常范围，血压升高以外的多种危险因素依然对预后产生重要影响。在血压升高以外的诸多因素中，性别、年龄、吸烟、血胆固醇水平、血肌酐水平、糖尿病和冠心病对心血管危险地影响最明显。因此，必须在心血管危险控制新概念指导下实施抗高血压治疗，控制某一种危险因素时应注意尽可能改善或至少不加重其他心血管危险因素。降压治疗方案除了必须有效控制血压和依从治疗外，还应顾及可能对糖代谢、脂代谢、尿酸代谢等的影响。

（二）降压药物治疗

1. 降压药物种类　目前常用降压药物可归纳为五大类，即利尿剂、β受体阻滞剂、钙通道阻滞剂（CCB）、血管紧张素转换酶抑制剂（ACEI）和血管紧张素 II 受体阻滞剂（ARB），详见表 1-3。

表1-3　常用降压药物名称、剂量及用法

药物分类	药物名称	适应证	常用剂量（mg）	服药频次	常见副作用及注意事项
利尿剂	氢氯噻嗪	老年高血压	12.5mg	Qd~Bid	低钾血症、禁用于痛风
	呋塞米	老年高血压、收缩期高血压、心力衰竭	20~40mg	Qd~Bid	
	吲达帕胺		2.5mg	Qd	
	螺内酯	心力衰竭、左室肥厚	20~40mg	Qd~Bid	高钾血症、
β受体阻滞剂	美托洛尔	心绞痛、心梗后、快速性心律失常、心力衰竭	25~50mg	Bid	心率减慢、负性肌力、引发哮喘（低）
	比索洛尔		5~10mg	Qd	
钙通道阻滞剂	硝苯地平控释剂	老年高血压、收缩期高血压、冠心病心绞痛、周围血管病	30~60mg	Qd	快速心律失常、充血性心衰、水肿、头痛
	尼群地平		10mg	Bid~Tid	
	非洛地平缓释剂		5~10mg	Qd	
	苯磺酸氨氯地平		5~10mg	Qd	
血管紧张素转换酶抑制剂	卡托普利	心力衰竭、心梗后、左室肥厚、糖尿病肾病、非糖尿病肾病、微量蛋白尿	12.5~50mg	Qd~Tid	易发生干咳（频率较高）、高钾血症、禁用于双侧肾动脉狭窄、妊娠
	依那普利		10~20mg	Qd	
	贝那普利		10~20mg	Qd	
血管紧张素Ⅱ受体拮抗剂	氯沙坦	心力衰竭、心梗后、左室肥厚、糖尿病肾病、非糖尿病肾病、微量蛋白尿、心房颤动、ACEI存在咳嗽副反应	50~100mg	Qd	高钾血症，禁用于双侧肾动脉狭窄、妊娠
	缬沙坦		80~160mg	Qd	
	厄贝沙坦		75~150mg	Qd	
	替米沙坦		40~80mg	Qd	

2. 降压药物作用特点

（1）利尿剂。有噻嗪类、袢利尿剂和保钾利尿剂三类。各种利尿剂的降压疗效相仿，噻嗪类使用最多，常用的有氢氯噻嗪和氯噻酮。降压作用主要通过排钠，减少细胞外容量，降低外周血管阻力。降压起效较平稳、缓慢，持续时间相对较长，作用持久，服药2~3周后作用达高峰。适用于轻、中度高血压，在盐敏感性高血压、合并肥胖或糖尿病、更年期女性和老年人高血压有较强降压效应。利尿剂能增强其他降压药的疗效。利尿剂的主要不利作用是低血钾症和影响血脂、血糖、血尿酸代谢，往往发生在大剂量时，因此现在推荐使用小剂量，以氢氯噻嗪为例，每天剂量不超过25mg。不良反应主要是乏力、尿量增多。痛风患者禁用。保钾利尿剂可引起高血钾，不宜与ACEI、ARB合用，肾功能不全者禁用。袢利尿剂主要用于肾功能不全时。

（2）β受体阻滞剂。有选择性（β_1）、非选择性（β_1与β_2）和兼有α受体阻滞三类。常用的有美托洛尔、阿替洛尔、比索洛尔、卡维洛尔、拉贝洛尔。降压作用可能通过抑制中枢和周围的RAAS，以及血流动力学自动调节机制。降压起效较迅速、强力，持续时间各种β受体阻滞剂有差异。适用于各种严重程度不同的高血压，尤其是心率较快的中、青年患者或合并心绞痛患者，对老年人高血压疗效相对较差。各种β受体阻滞剂的药理学和药代动力学情况相差较大，临床上治疗高血压宜使用选择性β_1受体阻滞剂或者兼有α受体阻滞作用的β受体阻滞剂，使用能有效减慢心率的相对较高剂量。β受体阻滞剂不仅降低静息血压，而且能抑制体力应激和运动状态下血压急剧升高。β受体阻滞剂治疗的主要障碍是心动过缓和一些影响生活质量的不良反应，较高剂量β受体阻滞剂治疗时突然停药可导致撤药综合征。虽然糖尿病不是使用β受体阻滞剂的禁忌证，但它增加胰岛素抵抗，还可能掩盖和延长降糖治疗过程中的低血糖症，使用时应加以注意，如果必须使用，应使用高度选择性β_1受体阻滞剂。不良反应主要有心动过缓、乏力、四肢发冷。β受体阻滞剂对心肌收缩力、房室传导及窦性心律均有抑制，并可增加气道阻力。急性心力衰竭、支气管哮喘、病态窦房结综合征、房室传导阻滞和外周血管病患者禁用。

（3）钙通道阻滞剂。又称钙拮抗剂，根据药物核心分子结构和作用于L型钙通道不同的亚单位，钙拮抗剂分为二氢吡啶类和非二氢吡啶类，前者以硝苯地平为代表，后者有维拉帕米和地尔硫卓。根据药物作用持续时间，钙拮抗剂又可分为短效和长效。长效钙拮抗剂包括长半衰期药物，例如氨氯地平；脂溶性膜控型药物，例如拉西地平和乐卡地平；缓释或控释制剂，例如非洛地平缓释片、硝苯地平控释片。降压作用主要通过阻滞细胞外钙离子经电压依赖 L 型钙通道进入血管平滑肌细胞内，减弱兴奋—收缩偶联，降低阻力血管的收缩反应性。钙通道阻滞剂还能减轻血管紧张素 II（AII）和 α_1 肾上腺素能受体的缩血管效应，减少肾小管钠重吸收。钙拮抗剂降压起效迅速、降压疗效和降压幅度相对较强，短期治疗一般能降低血压 10%~15%，剂量与疗效呈正相关关系，疗效的个体差异性较小，与其他类型降压药物联合治疗能明显增强降压作用。除心力衰竭外，钙拮抗剂较少有治疗禁忌证，对血脂、血糖等代谢无明显影响，长期控制血压的能力和服药依从性较好。相对于其他种类降压药物，钙拮抗剂还具有以下优势：在老年患者有较好的降压疗效；高钠摄入不影响降压疗效；非甾体类抗炎症药物不干扰降压作用；在嗜酒的患者也有显著降压作用；可用于合并糖尿病、冠心病或外周血管病患者；长期治疗时还具有抗动脉粥样硬化作用。主要缺点是开始治疗阶段有反射性交感活性增强，引起心率增快、面部潮红、头痛、下肢水肿等，尤其使用短效制剂时。非二氢吡啶类抑制心肌收缩及自律性和传导性，不宜在心力衰竭、窦房结功能低下或心脏传导阻滞患者中应用。

（4）血管紧张素转换酶抑制剂。根据化学结构分为巯基、羧竣基和磷酰基三类。常用的有卡托普利、依那普利、贝那普利、赖诺普利、西拉普利、培哚普利、雷米普利和福辛普利。降压作用主要通过抑制周围和组织的 ACE，使血管紧张素 II 生成减少，同时抑制激肽酶使缓激肽降解减少。降压起效缓慢，逐渐增强，在 3~4 周时达最大作用，限制钠盐摄入或联合使用利尿剂可使起效迅速和作用增强。ACE 抑制剂具有改善胰岛素抵抗和减少尿蛋白作用，对肥胖、糖尿病和心脏、肾脏靶器官受损的高血压患者具有相对较好的疗效，特别适用于伴有心力衰竭、心肌梗死、糖耐量减退或糖尿病肾病的高血压患者。不良反应主要是刺激性干咳和血管性水肿。干咳发生率为 10%~20%，可能与体内缓激肽增多有关，停用后可消失。高血钾症、妊娠妇女和双侧肾动脉狭窄患者禁用。血肌酐超过 3mg 患者使用时需谨慎。

（5）血管紧张素 II 受体阻滞剂。常用的有氯沙坦、缬沙坦、伊贝沙坦、替米沙坦、坎地沙坦和奥美沙坦。降压作用主要通过阻滞组织的血管紧张素 II 受体亚型 AT1，更充分有效地阻断血管紧张素 II 的水钠潴留、血管收缩与重构作用。近年来，注意到阻滞 AT1 负反馈引起的血管紧张素 II 增加，可激活另一受体亚型 AT2，能进一步拮抗 AT1 的生物学效应。降压作用起效缓慢，但持久而平稳，一般在 6~8 周时才达最大作用，作用持续时间能达到 24h 以上。各种不同血管紧张素 II 受体阻滞剂之间在降压强度上存在差异。低盐饮食或与利尿剂联合使用能明显增强疗效。多数 ARB 随剂量增大降压作用增强，治疗剂量窗较宽。最大的特点是直接与药物有关的不良反应很少，不引起刺激性干咳，持续治疗的依从性高。虽然在治疗对象和禁忌证方面与 ACEI 相同，但 ARB 具有自身疗效特点，在高血压治疗领域内，与 ACEI 并列作为目前推荐的常用的五大类降压药中的一类。

除了上述五大类主要的降压药物外，在降压药发展历史中还有一些药物，包括交感神经抑制剂，例如利血平（resepine）、可乐定（clonidine）；直接血管扩张剂，例如肼屈嗪（hydrazine）；α_1 受体阻滞剂，例如哌唑嗪（prazosin）、特拉唑嗪（terazosin）、多沙唑嗪（doxazosin），曾多年用于临床并有一定的降压疗效，但因副作用较多，目前不主张单独使用，但是在复方制剂或联合治疗时还仍在使用。

3. 降压治疗方案

（1）大多数无并发症或合并症患者可以单独或者联合使用噻嗪类利尿剂、β 受体阻滞剂、CCB、ACEI 和 ARB，治疗应从小剂量开始，逐步递增剂量。临床实际使用时，患者心血管危险因素状况、靶器官损害、并发症、合并症、降压疗效、不良反应以及药物费用等，都可能影响降压药的具体选择。现在认为，2 级高血压（>160/100mmHg）患者在开始时就可以采用两种降压药物联合治疗，处方联合或者固定剂量联合，联合治疗有利于血压在相对较短的时间内达到目标值，也有利于减少不良反应。

（2）联合治疗应采用不同降压机制的药物。比较合理的两种降压药联合治疗方案是：利尿剂与 β 受体阻滞剂；利尿剂与 ACEI 或 ARB；二氢吡啶类钙拮抗剂与 β 受体阻滞剂；钙拮抗剂与 ACEI 或 ARB。三种降压药合理的联合治疗方案除有禁忌证外必须包含利尿剂。采用合理的治疗方案和良好的治疗依从，一般可使患者在治疗后 3~6 个月内达到血压控制目标值。对于有并发症或合并症患者，降压药和治疗方案选择应该个体化，具体内容见下文。

（3）因为降压治疗的益处是通过长期控制血压达到的，所以高血压患者需要长期降压治疗，尤其是高危和极高危患者。在每个患者确立有效治疗方案并获得血压控制后，仍应继续治疗，不要随意停止治疗或频繁改变治疗方案，停服降压药后多数患者在半年内又恢复到原来的高血压水平，这是治疗是否有成效的关键！在血压平稳控制 1~2 年后，可以根据需要逐渐减少降压药品种与剂量。由于高血压治疗的长期性，患者的治疗依从性十分重要。采取以下措施可以提高患者治疗依从性：医师与患者之间保持经常性的良好沟通；让患者和家属参与制订治疗计划；鼓励患者家中自测血压。

（三）有并发症和合并症的降压治疗

1. 脑血管病

在已发生过脑卒中的患者，降压治疗的目的是减少再次发生脑卒中。高血压合并脑血管病患者不能耐受血压下降过快或过大，压力感受器敏感性减退，容易发生体位性低血压，因此降压过程应该缓慢、平稳，最好不减少脑血流量。可选择 ARB、长效钙拮抗剂、ACEI 或利尿剂。注意从单种药物小剂量开始，再缓慢递增剂量或联合治疗。

2. 冠心病

高血压合并稳定性心绞痛的降压治疗，应选择 β 受体阻滞剂、转换酶抑制剂和长效钙拮抗剂；发生过心肌梗死患者应选择 ACEI 和 β 受体阻滞剂，预防心室重构。尽可能选用长效制剂，较少血压波动，控制 24h 血压，尤其清晨血压高峰。

3. 心力衰竭

高血压合并无症状左心室功能不全的降压治疗，应选择 ACEI 和 β 受体阻滞剂，注意从小剂量开始；对有心力衰竭症状的患者，应采用利尿剂、ACEI 或 ARB 和 β 受体阻滞剂联合治疗。

4. 慢性肾衰竭

终末期肾脏病时常有高血压，两者病情呈恶性循环。降压治疗的目的主要是延缓肾功能恶化，预防心、脑血管病发生。应该实施积极降压治疗策略，通常需要 3 种或 3 种以上降压药方能达到目标水平。ACEI 或 ARB 在早、中期能延缓肾功能恶化，但要注意在低血容量或病情晚期（肌酐清除率<30ml/min 或血肌酐超过 265μmol/L，即 3.0mg/dl）有可能反而使肾功能恶化。血液透析患者仍需降压治疗。

5. 糖尿病

糖尿病与高血压常常合并存在，并发肾脏损害时高血压患病率达70%~80%。1 型糖尿病在出现蛋白尿或肾功能减退前通常血压正常，高血压是肾病的一种表现；2 型糖尿病往往较早就与高血压并存。高血压患者约 10%有糖尿病和糖耐量异常。多数糖尿病合并高血压患者往往同时有肥胖、血脂代谢紊乱和较严重的靶器官损害，属于心血管危险的高危群体，约 80%患者死于心、脑血管病。应该实施积极降压治疗策略，为了达到目标水平，通常在改善生活行为基础上需要 2 种以上降压药物联合治疗。ARB 或 ACEI、长效钙拮抗剂和小剂量利尿剂是较合理的选择。ACEI 或 ARB 能有效减轻和延缓糖尿病肾病的进展，改善血糖控制。

（四）顽固性高血压治疗

约 10% 高血压患者，尽管使用了 3 种以上合适剂量降压药联合治疗，血压仍未能达到目标水平，称为顽固性高血压或难治性高血压。对顽固性高血压的处理，首先要寻找原因，然后针对具体原因进行治疗，常见有以下一些原因：

1. 血压测量错误

袖带大小不合适，上臂围粗大者使用了普通袖带；袖带置于有弹性阻力的衣服（毛线衣）外面；放气速度过快；听诊器置于袖带内；在听诊器上向下用力较大。有些是间接测量血压方法引起的假性顽固。假性高血压可发生在广泛动脉粥样硬化和钙化的老年人，测量肱动脉血压时需要比硬化的动脉腔更高的袖带压力方能阻断血流。以下情况应怀疑假性高血压：血压明显升高而无靶器官损害；降压治疗后在无过多血压下降时产生明显的头晕、乏力等低血压症状；肱动脉处有钙化证据；肱动脉血压高于下肢动脉血压；重度单纯性收缩期高血压。

2. 降压治疗方案不合理

采用不合理的联合治疗不能显著增强降压效应；采用了对某些患者有明显不良反应的降压药，导致无法增加剂量提高疗效和不依从治疗；在三种降压药的联合治疗方案中无利尿剂。

3. 药物干扰降压作用

同时服用干扰降压作用的药物是血压难以控制的一个较隐蔽的原因。非类固醇性抗炎药（NSAIDs）引起水钠潴留，增强对升压激素的血管收缩反应，能抵消除钙拮抗剂外各种降压药的作用。拟交感胺类药物具有激动 α 肾上腺素能活性作用，例如某些滴鼻液、抑制食欲的减肥药，长期使用可升高血压或干扰降压作用。三环类抗抑郁制剂阻止交感神经末梢摄取利血平、可乐定等降压药。用于器官移植抗自身免疫的药物环抱素（ey-closporine）刺激内皮素释放，增加肾血管阻力，减少水钠排泄。治疗晚期肾脏疾病贫血的重组人红细胞生成素能直接作用于血管，升高周围血管阻力。口服避孕药和糖皮质激素也拮抗降压药的作用。

4. 容量超负荷

饮食钠摄入过多抵消降压药作用。肥胖、糖尿病、肾脏损害和慢性肾功能不全时通常有容量超负荷。在一些联合治疗依然未能控制血压的患者中，常发现未使用利尿剂，或者利尿剂的选择和计量不合理。可以采用短期强化利尿治疗试验来判断，联合服用长作用的噻嗪类利尿剂和短作用的袢类利尿剂观察治疗效应。

5. 胰岛素抵抗

胰岛素抵抗是肥胖和糖尿病患者发生顽固性高血压的主要原因。在降压药治疗基础上联合使用胰岛素增敏剂，可以明显改善血压控制。肥胖者减轻体重 5kg 就能显著降低血压或减少使所用的降压药数量。

6. 继发性高血压

是指某些确定的疾病或病因引起的血压升高，其中肾动脉狭窄和原发性醛固酮增多症是最常见的原因，尤其在老年患者。约 1/3 原发性醛固酮增多症患者表现为顽固性高血压，而且有些患者无低血钾症。在老年高血压患者中隐性甲状腺功能减退者不少见（详见本章第二节）。

另外，睡眠呼吸暂停低通气综合征、过多饮酒和重度吸烟也是造成顽固性高血压的原因。

顽固性高血压的处理应该建立在上述可能原因评估的基础上，大多数患者可以找到原因并加以纠正。如果依然不能控制血压，应该进一步进行血流动力学和神经激素检查。如果所有的方法都失败了，宜短时期停止药物治疗，严密监测血压，重新开始新的治疗方案，可能有助于打破血压升高的恶性循环。

【高血压急症】

在高血压发展过程的任何阶段和其他疾病急症时，可以出现严重危及生命的血压升高，需要作紧急处理。高血压急症是指短时期内（数小时或数天）血压重度升高，舒张压>130mmHg 和（或）收缩压>200mmHg，伴有重要器官组织如心脏、脑、肾脏、眼底、大动脉的严重功能障碍或不可逆性损害。

高血压急症可以发生在高血压患者，表现为高血压危象或高血压脑病；也可发生在其他许多疾病过程中，主要在心、脑血管病急性阶段，例如脑出血、蛛网膜下腔出血、缺血性脑梗死、急性左心室心力衰竭、心绞痛、急性主动脉夹层和急、慢性肾衰竭等情况时。

及时、正确地处理高血压急症十分重要，可在短时间内使病情缓解，预防进行性或不可逆性靶器官损害，降低死亡率。根据降压治疗的紧迫程度，可分为紧急和次急两类。前者需要在几分钟到 1h 内迅速降低血压，采用静脉途径给药；后者需要在几小时到 24h 内降低血压，可使用快速起效的口服降压药。

（一）治疗原则

1. 迅速降低血压

选择适宜有效的降压药物，放置静脉输液管，静脉滴注给药，同时应经常不断测量血压或无创性血压监测。静脉滴注给药的优点是便于调整给药的剂量。如果情况允许，及早开始口服降压药治疗。

2. 控制性降压

高血压急症时短时间内血压急骤下降，有可能使重要器官的血流灌注明显减少，应采取逐步控制性降压，即开始的 24h 内将血压降低 20%~25%，48h 内血压不低于 160/100mmHg。如果降压后发现有重要器官的缺血表现，血压降低幅度应更小些。在随后的 1~2 周内，再将血压逐步降到正常水平。

3. 合理选择降压药

高血压急症处理对降压药的选择，要求起效迅速，短时间内达到最大作用；作用持续时间短，停药后作用消失较快；不良反应较小。另外，最好在降压过程中不明显影响心率、心排出量和脑血流量。硝普钠、硝酸甘油、尼卡地平和地尔硫卓注射液相对比较理想。在大多数情况下，硝普钠是首选的药物。

4. 避免使用的药物

应注意有些降压药不适用于高血压急症，甚至有害。利血平肌肉注射的降压作用起始较慢，如果短时间内反复注射又导致难以预测的蓄积效应，发生严重低血压；引起明显嗜睡反应，干扰对神志状态的判断。因此，不主张用利血平治疗高血压急症。治疗开始时也不宜使用强力的利尿降压药，除非有心力衰竭或明显的体液容量负荷过度，因为多数高血压急症时交感神经系统和 RAAS 过度激活，外周血管阻力明显升高，患者体内循环血容量减少，强力利尿是危险的。

（二）降压药选择与应用

1. 硝普钠（sodium nitroprusside）

能同时直接扩张动脉和静脉，降低前、后负荷。开始时以 50mg/500ml 浓度 10~25μg/min 速率静滴，立即发挥降压作用。使用硝普钠必须密切观察血压，根据血压水平仔细调节滴注速率，稍有改变就可引起血压较大波动。停止滴注后，作用仅维持 3~5min。硝普钠可用于各种高血压急症。在通常剂量下不良反应轻微，有恶心、呕吐、肌肉颤动。滴注部位如药物外渗可引起局部皮肤和组织反应。硝普钠在体内红细胞中代谢产生氰化物，长期或大剂量使用应注意可能发生硫氰酸中毒，尤其是肾功能损害者。

2. 硝酸甘油（nitroglycerin）

扩张静脉和选择性扩张冠状动脉与大动脉。开始时以 5~10 μg/min 速率静滴，然后每 5~10min 增加滴注速率至 20~50 μg/min。降压起效迅速，停药后数分钟作用消失。硝酸甘油主要用于急性心力衰竭或急性冠脉综合征时高血压急症。不良反应有心动过速、面部潮红、头痛和呕吐等。

3. 尼卡地平（nicardipine）

二氢吡啶类钙通道阻滞剂，作用迅速，持续时间较短，降压时同时改善脑血流量。开始时以 0.5 μg/kg/min 静脉滴注，逐步增加剂量到 6 μg/kg/min。尼卡地平主要用于高血压危象或急性脑血管病时高血压急症。不良作用有心动过速、面部潮红等。

4. 地尔硫卓（diltiazem）

非二氢吡啶类钙通道阻滞剂，降压的同时具有改善冠状动脉血流量和控制快速性室上性心律失常作用。配制成 50mg/500ml 浓度，以每小时 5~15mg 速率静滴，根据血压变化调整速率。地尔硫卓主要用于高血压危象或急性冠脉综合征。不良作用有头痛、面部潮红等。

5. 拉贝洛尔（labetalol）

兼有 α 受体阻滞作用的 β 阻滞剂，起效较迅速（5~10min），但持续时间较长（3~6h）。开始时缓慢静脉注射 50mg，以后可以每隔 15min 重复注射，总剂量不超过 300mg，也可以 0.5~2mg/min 速率静脉滴注。拉贝洛尔主要用于妊娠或肾衰竭时高血压急症。不良反应有头晕、体位性低血压、心脏传导阻滞等。

（三）几种常见高血压急症的处理原则

1. 脑出血

脑出血急性期时血压明显升高多数是由于应激反应和颅内压增高，原则上实施血压监控与管理，不实施降压治疗，因为降压治疗有可能进一步减少脑组织的血流灌注，加重脑缺血和脑水肿。只有在血压极度升高情况时，即>200/130mmHg，才考虑严密血压监测下进行降压治疗。血压控制目标不能低于 160/100mmHg。

2. 脑梗死

脑梗死患者在数天内血压常自行下降，而且波动较大，一般不需要做高血压急症处理。

3. 急性冠脉综合征

部分患者在起病数小时内血压升高，大多见于前壁心肌梗死，主要是舒张压升高，可能与疼痛和心肌缺血的应激反应有关。血压升高增加心肌耗氧量，加重心肌缺血和扩大梗死面积；有可能增加溶栓治疗过程中脑出血发生率。可选择硝酸甘油或地尔硫卓静脉滴注，也可选择口服 β 受体阻滞剂和 ACEI 治疗。血压控制目标是疼痛消失，舒张压<100mmHg。

4. 急性左心室衰竭

降压治疗对伴有高血压的急性左心室衰竭有较明显的独特疗效，降压治疗后症状和体征能较快缓解。应该选择能有效减轻心脏前、后负荷又不加重心脏工作的降压药物，硝普钠或硝酸甘油是较佳的选择。需要时还应静脉注射袢利尿剂。

第二节　继发性高血压

继发性高血压是指由某些确定的疾病或病因引起的血压升高，约占所有高血压的 5%。继发性高血压尽管所占比例并不高，但绝对人数仍相当多，而且不少继发性高血压，如原发性醛固酮增多症、嗜铬细胞瘤、肾血管性高血压、肾素分泌瘤等，可通过手术得到根治或改善。因此，及早明确诊断能明显提高治愈率或阻止病情进展。

临床上凡遇到以下情况时，要进行全面详尽的筛选检查：

（1）中、重度血压升高的年轻患者。

（2）症状、体征或实验室检查有怀疑线索，例如肢体脉搏搏动不对称性减弱或缺失，腹部听到粗糙的血管杂音，近期有明显怕热、多汗、消瘦、血尿或明显蛋白尿等。

（3）降压药联合治疗效果很差，或者治疗过程中血压曾经控制良好但近期内又明显升高。

（4）急进性和恶性高血压患者。继发性高血压的主要疾病和病因见表1-4。

（一）肾实质性高血压

包括急、慢性肾小球肾炎，糖尿病性肾病，慢性肾盂肾炎，多囊肾和肾移植后等多种肾脏病变引起的高血压，是最常见的继发性高血压。所有肾脏疾病在终末期肾病阶段 80%~90% 有高血压。肾实质性高血压的发生主要是由于肾单位大量丢失，导致水钠潴留和细胞外容量增加，以及肾脏 RAAS 激活与排钠激素减少。高血压又进一步升高肾小球内囊压力，形成恶性循环，加重肾脏病变。

表1-4　继发性高血压的病因和分类

分类	病因
肾性高血压	肾动脉狭窄（多为先天性），慢性肾小球肾炎、慢性肾盂肾炎、糖尿病肾病、多囊肾、结缔组织病等
内分泌性高血压	皮质醇增多症、原发性醛固酮增多症、嗜铬细胞瘤
妊娠性高血压	妊娠的妇女（多发生于矮胖、贫血、有高血压家族史的女性或天气骤然变冷时）
血管性高血压	主动脉缩窄、大动脉炎、动脉粥样硬化等
药物性高血压	激素类药物、避孕药、甘草类制剂、肾上腺素类药物、消炎痛、甲状腺素制剂等

临床上有时难以将肾实质性高血压与原发性高血压伴肾脏损害区别开来。一般而言，除了恶性高血压，原发性高血压很少出现明显蛋白尿，血尿罕见，肾功能减退首先从肾小管浓缩功能开始，肾小球滤过功能仍可长期保持正常或增强，直到最后阶段才有肾小球滤过降低，血肌酐上升；肾实质性高血压往往在发现血压升高时已经有蛋白尿、血尿和贫血，肾小球滤过功能减退，肌酐清除率下降。如果条件允许，肾穿刺组织学检查有助于确立诊断。

肾实质性高血压必须严格限制钠盐摄入，每天<3g；使用降压药物联合治疗，通常需要 3 种或 3 种以上，将血压控制在 130/80mmHg 以下；联合治疗方案中应包括 ACEI 或 ARB，有利于减少尿蛋白，延缓肾功能恶化。

（二）肾血管性高血压

肾血管性高血压是单侧或双侧肾动脉主干或分支狭窄引起的高血压。常见病因有多发性大动脉炎，肾动脉纤维肌性发育不良和动脉粥样硬化，前两者主要见于青少年，后者见于老年人。肾血管性高血压的发生是由于肾血管狭窄，导致肾脏缺血，激活 RAAS。早期解除狭窄，可使血压恢复正常；后期解除狭窄，因为已经有高血压维持机制参与或肾功能减退，血压也不能恢复正常。

凡进展迅速或突然加重的高血压，均应怀疑本症。本症大多有舒张压中、重度升高，体检时在上腹部或背部肋脊角处可闻及血管杂音。大剂量快速静脉肾盂造影、多普勒超声、放射性核素肾图有助于诊断，肾动脉造影可明确诊断并提供具体狭窄部位。分侧肾静脉肾素活性测定可预测手术治疗效果。

治疗方法可根据病情和条件选择经皮肾动脉成形术，手术和药物治疗。治疗的目的不仅是降低血压，还在于保护肾功能。经皮肾动脉成形术较简便，对单侧非开口处局限性狭窄效果较好。手术治疗包括血运重建术、肾移植术和肾切除术，适用于不宜经皮肾动脉成形术患者。不适宜上述治疗的患者，可采用降压药物联合治疗。需要注意，双侧肾动脉狭窄、肾功能已受损或非狭窄侧肾功能较差患者禁忌使用 ACEI 或 ARB，因为这类药物解除了缺血肾脏出球小动脉的收缩作用，使肾小球内囊压力下降，肾功能恶化。

（三）原发性醛固酮增多症

本症是肾上腺皮质增生或肿瘤分泌过多醛固酮所致。临床上以长期高血压伴低血钾为特征，少数患者血钾正常，临床上因此常忽视了对本病的进一步检查。由于电解质代谢障碍，本症可有肌无力、周期性麻痹、烦渴、多尿等症状。血压大多为轻、中度升高，约 1/3 表现为顽固性高血压。实验室检查有低血钾、高血钠、代谢性碱中毒、血浆肾素活性降低、血浆及尿醛固酮增多。血浆醛固酮/血浆肾素活性比值增大有较高诊断敏感性和特异性。超声、放射性核素、CT、MRI 可确定病变性质和部位。选择性双侧肾上腺静脉血激素测定，对诊断确有困难的患者，有较高的诊断价值。

如果本症是肾上腺皮质腺瘤或癌肿所致，手术切除是最好的治疗方法。如果是肾上腺皮质增生，也可做肾上腺大部切除术，但效果相对较差，一般仍需使用降压药物治疗，选择醛固酮拮抗剂螺内醋和长效钙拮抗药。

（四）嗜铬细胞瘤

嗜铬细胞瘤起源于肾上腺髓质、交感神经节和体内其他部位嗜铬组织，肿瘤间歇或持续释放过多肾上腺素、去甲肾上腺素与多巴胺。临床表现变化多端，典型的发作表现为阵发性血压升高伴心动过速、头痛、出汗、面色苍白。在发作期间可测定血或尿儿茶酚胺或其代谢产物 3-甲氧基-4-羟基苦杏仁酸（VMA），如有显著增高，提示嗜铬细胞瘤。超声、放射性核素、CT 或磁共振等可做定位诊断。

嗜铬细胞瘤大多为良性，约 10% 嗜铬细胞瘤为恶性，手术切除效果好。手术前或恶性病变已有多处转移无法手术者，选择 α 和 β 受体阻滞剂联合降压治疗。

（五）皮质醇增多症

皮质醇增多症又称 Cushing 综合征，主要是由于促肾上腺皮质激素

（ACTH）分泌过多导致肾上腺皮质增生或者肾上腺皮质腺瘤，引起糖皮质激素过多所致。80%患者有高血压，同时有向心性肥胖、满月脸、水牛背、皮肤紫纹、毛发增多、血糖增高等表现。24h尿中17-羟和17-酮类固醇增多，地塞米松抑制试验和肾上腺皮质激素兴奋试验有助于诊断。颅内蝶鞍X线检查，肾上腺CT，放射性核素肾上腺扫描可确定病变部位。治疗主要采用手术、放射和药物方法根治病变本身，降压治疗可采用利尿剂或与其他降压药物联合应用。

（六）主动脉缩窄

主动脉缩窄多数为先天性，少数是多发性大动脉炎所致。临床表现为上臂血压增高，而下肢血压不高或降低。在肩脚间区、胸骨旁、腋部有侧支循环的动脉搏动和杂音，腹部听诊有血管杂音。胸部X线检查可见肋骨受侧支动脉侵蚀引起的切迹。主动脉造影可确定诊断。治疗主要采用介入扩张支架植入或血管手术方法。

附：《原发性醛固酮增多症诊断治疗指南》解读

为规范对原发性醛固酮增多症（原醛症）患者的诊断和治疗，提高对该病的认识并促进其临床实践，由美国内分泌学会联合欧洲内分泌学会、欧洲高血压学会、国际内分泌学会、国际高血压学会和日本高血压学会组织制订的《原发性醛固酮增多症患者的病例检测、诊断和治疗：内分泌学会临床实践指南》于2008年发表。

原醛症是醛固酮分泌增多，肾素—血管紧张素系统受抑制但不受钠负荷调节的疾病。在高血压人群中的患病率>10%，其常见原因是肾上腺腺瘤、单侧或双侧肾上腺增生，少见原因为遗传缺陷所导致的糖皮质激素可调节的醛固酮增多症（GRA），只有50%的肾上腺腺瘤和17%的肾上腺增生患者血钾<3.5mmol//L。

指南推荐，应在美国预防检测评估与治疗高血压全国委员会（JNC）高血压2级（血压>160~179/100~109mmHg）、3级（血压>180/110mmHg）、药物抵抗性高血压、高血压伴有持续性或利尿剂引起的低血钾、高血压伴有肾上腺意外瘤、有早发高血压或40岁以前发生脑血管意外家族史的高血压患者，以及原醛症患者一级亲属的所有高血压患者中采用血浆醛固酮与肾素比值（ARR）进行筛查。选择口服钠负荷试验、盐水输注试验、氟氢可的松抑制试验或卡托普利试验作为确诊或排除原醛症的依据，对所有诊断原醛症的患者均应做肾上腺CT扫描以鉴别其亚型分类及定位，并排除肾上腺皮质癌。磁共振成像（MRI）在原醛症亚型的诊断方面并不强于CT，且价格贵，分辨率差。

原醛症确诊后，如选择手术治疗则需鉴别是单侧或双侧肾上腺病变，应由有经验的放射科医生行选择性肾上腺静脉取血标本（AVS）测定醛固酮水平，应避免肾上腺出血等并发症的发生。

对20岁以下确诊为原醛症、有原醛症或有年轻人卒中家族史的患者则应做基因检测以确诊或排除GRA。

指南推荐，如确诊为单侧醛固酮瘤或单侧肾上腺增生，则应行腹腔镜单侧肾上腺手术切除术。如患者不能手术或为双侧肾上腺增生，则用盐皮质激素受体拮抗剂治疗，螺内酯作为一线用药，而依普利酮作为选择用药。对GRA患者，推荐用小剂量肾上腺糖皮质激素治疗以纠正高血压和低血钾。其他药物如CCB、ACEI、ARB仅有在少数原醛症患者中使用的报告，一般认为它们可降血压，但无明显拮抗高醛固酮的作用，醛固酮合成酶抑制剂在将来可能会被使用。

第三节　高血压诊治指南及专家共识荟萃

【2015年加拿大高血压诊治指南】

近日，加拿大高血压教育计划（CHEP）专家委员会更新并颁布了2015年高血压诊治指南，其中内容涵盖了血压（BP）测量、诊断、风险评估、预防与治疗等相关建议。

指南概要如下所示：

（一）诊断与评估

2015年加拿大高血压指南新增了2个推荐意见，修订了诊断高血压的新算法。2个主要变化如下：

（1）传统的血压计测量需要听诊，门诊血压测量推荐使用电子血压计。

（2）如果第一次测量血压升高但<180/110mmHg，推荐院外使用动态血压监测或者居家血压监测，以排除白大衣性高血压。对于这种患者，不建议药物治疗。指南中增加了动态监测血压的方案，更新了自动门诊血压测量，还调整了一些关于如何正确测量和诊断高血压的标准。

（二）预防与治疗

2015年加拿大高血压指南新增了2个推荐意见，并对之前的2个推荐意见进行调整。

1. 关于戒烟的2个新推荐意见：

（1）医生需要经常了解患者吸烟的量，并建议患者戒烟。

（2）对吸烟患者都有必要在建议戒烟的基础上辅助药物治疗。

2. 关于肾血管疾病的 2 个调整意见：

（1）应重点药物治疗肾动脉狭窄（RAS）。

（2）对于表现为复杂和难控高血压的 RAS 患者，应考虑肾动脉造影和支架植入。

本指南推荐的药物治疗方案如表 1-5 所示：

表1-5 2015年加拿大高血压诊治指南

类别	初始治疗	二线治疗	注释/警示
无其他强制性适应证的高血压治疗方案			
舒张期高血压伴/不伴收缩期高血压（目标 BP<140/90mmHg）	氢氯噻嗪类利尿剂、β 受体阻滞剂、ACEI、ARB 或者长效 CCB（部分患者可加用阿司匹林和他汀）若 SBP 高于目标值 ≥ 20mmHg 或 DBP 高于目标值 ≥ 10mmHg，初始用药考虑联用一线药物	一线药物联合治疗	不推荐用于单一用药治疗：α 受体阻滞剂、β 受体阻滞剂用于 ≥60 岁的患者、ACEI 用于黑人。防止服用利尿剂的患者出现低血钾。ACEI、ARB 和直接肾素抑制剂有潜在的制畸风险，素以对有生育能力女性开处方时需谨慎。不推荐 ACEI 和 ARB 联合使用
单纯收缩期高血压，无其他强制性适应证（年龄 <80 岁者目标 BP<140/90mmHg，≥80 岁者目标 SBP<150mmHg）	氢氯噻嗪类药物、ARB 或长效 CCB	一线药物联合治疗	
糖尿病（目标BP<130/80mmHg）降压方案			
糖尿病伴微量蛋白尿、肾脏疾病、心血管疾病或者其他心血管风险因素	ACEI或者ARB	加用CCB类的效果优于氢氯噻嗪类利尿剂	高血压慢性肾脏病患者伴细胞外液容量超负荷者可考虑袢利尿剂
非以上情况的糖尿病	ACEI、ARB、CCB或者氢氯噻嗪类利尿剂	与 ACEI 联用的话，CCB 类的效果优于氢氯噻嗪类利尿剂	正常情况下，尿微量蛋白与肌酐的比值<2.0mg/mmol

续表

类别	初始治疗	二线治疗	注释/警示
心血管疾病（目标BP<140/90mmHg）降压方案			
冠心病	ACEI 或者 ARB；稳定性心绞痛患者给予 β 受体阻滞剂	长效 CCB；若给予高危患者联合用药方案，优先考虑 ACEI+CCB	避免使用短效硝苯地平，强调不推荐联用 ACEI 和 ARB；若 DBP≤60mmHg；SBP 也低于目标 BP，则需谨慎
近期心梗	β受体阻滞剂和ACEI（若ACEI不耐受则换用ARB）	若 β 受体阻滞剂禁用或者无效，可选长效 CCB	不推荐给予伴心衰者非二氢吡啶类 CCB
心衰	ACEI（可换 ARB）和 β 受体阻滞剂；近期因心血管疾病住院、急性心肌梗死、BNP 或 NT-proBNP 升高或者 NYHA Ⅱ-Ⅳ级症状的患者可加用醛固酮受体拮抗剂（盐皮质激素拮抗剂）	联用 ACEI+ARB；若禁用或者不耐受该组合，可换用肼屈嗪+硝酸异山梨酯；也可选用噻嗪类利尿剂或袢利尿剂，或者二氢吡啶类 CCB	若使用 ACEI 或 ARE，需缓慢增加到额定剂量，若联合使用 ACEI+ARB 和/或醛固酮受体拮抗剂，应监测血钾和肾功
左心室肥大	ACEI、ARB、长效CCB或者噻嗪类利尿剂	联合其他药物	不推荐使用肼屈嗪和米诺地尔
既往卒中或短暂性脑缺血发作	联用ACEI和氢氯噻嗪类利尿剂	联合其他药物	除非 BP 非常高，一般不推荐给予卒中患者常规降压治疗；不推荐联用 ACEI+ARB

类别	初始治疗	二线治疗	注释/警示
非糖尿病慢性肾脏疾病（目标BP<140/90mmHg）			
非糖尿病性慢性肾脏疾病伴蛋白尿	若有蛋白则给予 ACEI（或 ARB），可加用利尿剂	联用其他药物	用 ACEI 或 ARB 者应监测肾功能和血钾；无蛋白尿者不推荐联用 ACEI＋ARB
肾血管疾病	不影响初始治疗建议；对于肾动脉狭窄者，主要为药物治疗	联用其他药物	若双侧肾动脉狭窄或孤立肾单侧动脉疾病，应谨慎使用 ACEI 或 ARB；对于肾动脉狭窄伴复杂且难控的高血压患者，建议肾动脉成形术和支架植入术
其他疾病（目标BP<140/90mmHg）			
外周动脉疾病	不影响初始治疗建议	联用其他药物	重度患者避免使用 β 受体阻滞剂
血脂异常	不影响初始治疗建议	联用其他药物	－
预防心血管疾病	≥3 个心血管危险因素或动脉粥样硬化性疾病患者需给予他汀类治疗；年龄≥50 岁患者给予低剂量阿司匹林；建议戒烟，若有适应证则予以戒烟药物	－	若血压未能控制，应谨慎给予阿司匹林

（三）2015 年加拿大高血压诊治指南之高血压诊断和评估推荐详细内容：

1. 正确测量血压

（1）健康管理专家应正规测量血压并评估心血管危险因素及抗高血压治疗效果（D 级）。

（2）测量血压应采用标准测量方法及经过标准方案校正血压的仪器。[包括诊室血压测量、自动诊室血压测量、家庭自测血压、动态血压监测（D 级），详情见表 1-6 及表 1-7]。

（3）测量血压的四种方法：

表1-6　标准化的动态血压监测

应使用大小合适的袖带测量非习惯用手血压，除非两侧收缩压差异>10mmHg（在这种情况下应使用较高的血压计数）。
监测设备应记录至少 24h：测量间隔白天应为 20~30min，夜间应为 30~60min
患者记录日间（清醒）、夜间（睡眠）活动、症状、服药情况并应用于结果分析
日间和夜间首选采用患者日记来界定：或者可用预设时间（8：00~22：00 为清醒状态，22：00~8：00 为夜间）
动态血压监测报告应包括所有的血压读数（图形和数值）、成功读数的百分比、每个时间段的平均值（日间、夜间及 24h）、血压低值的百分比（从日间到夜间平均血压变化的百分比）
成功的动态血压监测的标准
至少 70% 的读数有效
至少 20 个日间读数和 7 个夜间读数

①诊室血压监测：上臂血压测量装置电子血压（示波血压计）优于听诊血压计（C 级）。除非特殊情况，诊室血压监测首选电子血压计。

②自动化诊室血压监测：使用自动化诊室血压监测室，血压升高界值为收缩压≥135mmHg 或者舒张压≥85mmHg（D 级）。

③动态血压监测：动态血压监测时，患者醒时平均血压≥135mmHg 或者舒张压≥85mmHg 或者平均 24h 血压≥130mmHg 或舒张压≥80mmHg（C级）。

④家庭自测血压：平均收缩压≥135mmHg 或者舒张压≥85mmHg 可诊断为高血压（C 级）。

但若诊室血压升高，家庭自测血压<135/85mmHg，建议重复家庭血压监测，确保家庭血压<135/85mmHg。或行 24h 动态血压监测确保平均血压<

表1-7 诊室血压监测推荐

---

1. 血压测量应采用已知的读数准确的血压计。应该使用经过验证的电子血压计。如果没有，可以用校正过的无液血压计（弹簧表式、也称气压表式）。无液血压计或汞柱式读数时应平齐视线水平

---

2. 选取与手臂大小合适的袖带。采取听诊进行评估。袖带气囊宽度和长度至少分别覆盖上臂臂围的40%和80%。使用自动血压计时，袖带大小选择与手动操作时一致

---

3. 袖带下缘置于肘横纹上3cm处，气囊中线位于肱动脉表面。被测者应背靠座椅平静休息5min。裸露上臂并与心脏处于同一水平，若位置较低则收缩压和舒张压都会升高。避免说话，腿部不交叉。舍弃第一次读数，平均后面两次读数。如果患者有体位性低血压症状时，应测量2min站立后的血压。卧位血压测量在老年人和糖尿病患者评估中有帮助

---

4. 快速充气至桡动脉搏动消失点之上30mmHg（排除收缩期听诊间隙的可能性）

---

5. 听诊器轻轻置放于桡动脉之上

---

6. 打开放气阀门，以每搏心率放气2mmHg为宜。有利于准确评估收缩压和舒张压

---

7. 听诊收缩压：第一声清脆的打击音（柯氏音第1期）；舒张压：听诊音消失的点（柯氏音第5期）。若柯氏音不消失，则选取第4期（变音）来指示舒张压。袖带气囊膨胀时间过长会引起静脉系统充盈，听诊困难。为避免静脉充血，两次读数之间应至少完全放松袖带1min

---

8. 血压计以最接近的2mmHg血压值记录（电子血压计为1mmHg），记录患者体位（卧位、坐位或站位）。不要四舍五入。记录心率。坐立位血压用于决定治疗方案和监测治疗效果。站立位血压用于检查体位性低血压；如果存在，需要及时更改治疗方案。卧位血压测量在老年人和糖尿病患者评估中有帮助

---

9. 心律失常的患者，听诊时额外的读数在计算平均收缩压和舒张压时可能需要。孤立的逸搏可以忽略。注意心律和脉率

---

10. 两臂需要同时测量至少一次。若一侧上臂血压持续性偏高，则选取其作为血压测量的结果

备注：诊室内自动血压计的使用和注意步骤基本同上（译者按）

130/80mmHg，且平均清醒时动态血压<135/85mmHg。

　　背景：精确测量血压对于高血压诊断与治疗很重要。虽存在不同血压测量方法，诊室血压测量［听诊（水银血压计、无液血压计）或者示波血

压计]、动态血压监测、家庭自测血压，但传统上，诊室血压一般都是用手动血压计监测。如若手动测量血压精确（表1-7），其能够预测靶器官损害，并与动态血压相匹配。但是，绝大多数研究表明，诊室血压监测一般不能正确使用血压计，且常规手动监测血压会偏高。这会误导血压分级及治疗措施。故建议诊室血压首先上臂测量血压并采用电子血压计，其能克服听诊的误差。自动诊室血压是诊室血压测量的一种，其能在无人为干扰的情况下多次自动测量血压。故其能更标准化的测量血压病减少手动测量的误差。

自动诊室血压比常规手动诊室血压偏低（收缩压约低8~20mmHg，舒张压约3~13mmHg）。但其能减少读数误差，并能消除白大衣现象，且更能减少假性高血压与更好评估高血压靶器官损害。更重要的是，这种方法提高了重复性，使诊室血压更接近白天动态血压监测值。其血压升高的界值为>135/85mmHg，且其对于心血管风险的预测性比诊室血压更高。

2. 高血压诊断标准和随访推荐

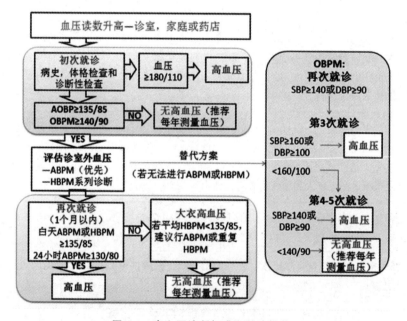

图1-1　高血压诊断标准和随访推荐

（1）初次就诊表现为高血压急症（表1-8）应诊断为高血压并予紧急处理（推荐等级D级）。其他所有患者至少重复测量2次，若采用诊室血压测量，评估患者血压时应去除首次测量值，再取后续测得血压的平均值作为患者血压值，若采用自动化的诊室血压，将仪器计算并呈现的数值作为患者血压值。

表1-8　高血压急症临床表现

无症状的舒张压≥130mmHg
以下情况中的严重血压增高
高血压脑病急性主动脉夹层
急性左心衰
急性冠脉综合证
急性肾损伤
颅内出血
急性缺血性卒中
子痫前期/子痫
儿茶酚胺相关性高血压

表1-9　靶器官损伤种类

脑血管疾病
卒中：
缺血性卒中和短暂性脑缺血发作（TIA）
颅内出血
动脉瘤性蛛网膜下腔出血（SAH）
痴呆：
血管性痴呆
混合性血管性痴呆和阿尔茨海默型痴呆
高血压性视网膜病变
左室功能不全
左室肥厚
冠状动脉疾病
心肌梗死
心绞痛
充血性心力衰竭
肾脏疾病
慢性肾脏疾病（GFR<60ml/min/1.73㎡）
蛋白尿
外周动脉疾病
间歇性跛行

（2）若初次就诊诊室血压属于正常高值（收缩压 130~139mmHg 和/或舒张压 85~90mmHg），推荐每年随访一次（推荐等级 C 级）。

（3）若初次就诊平均诊室血压或自动化的诊室血压属于高值（收缩压≥140mmHg 或舒张压≥90mmHg），应询问病史并体格检查。若临床上存在高血压迹象，应在再次就诊时行诊断性检查明确靶器官损伤（表 1-9）。和相关心血管危险因素（表 1-10），并且评估和排除外源性高血压诱导或加

表1-10　动脉粥样硬化主要心血管危险因素

分类因素	具体内容
不可控因素	年龄≥55岁 女性 早期心血管疾病的家族史（男性年龄<55；女性<65）
可控因素	久坐的生活方式 较差的饮食习惯 腹型肥胖 血糖代谢异常 吸烟 血脂异常 生活压力 患者依从性差

备注：临床上存在明显的动脉粥样硬化疾病史，表明患者有复发动脉粥样硬化事件的高风险（例如外周动脉疾病，既往卒中或短暂性脑缺血发作）

表1-11　可诱导或加重高血压的外源物质

分类	药物类型
处方药：	非甾体类抗炎药（NSAIDs），包括环加氧酶-2 抑制剂（Cox2，昔布类） 皮质醇激素和合成代谢类固醇 口服避孕药和性激素 血管收缩剂/拟交感性减充血剂 钙调磷酸酶抑制剂（环孢素、他克莫司） 促红素及其类似物 抗抑郁药：单胺氧化酶抑制剂（MAOIs），5-羟色胺和去甲肾上腺素再摄取抑制剂（5NRIs），选择性 5-羟色胺再摄取抑制剂（SSRIs） 米多君 甘草根 兴奋剂包括可卡因
其他药物：	盐 过度饮用酒精

剧因素（表 1–11）。再次就诊时间应安排在 1 个月以内（推荐等级 D 级）。

（4）若初次就诊平均诊室血压测量值或自动化的诊室血压收缩压 ≥180mmHg 和/或舒张压 ≥110mmHg，可诊断为高血压（推荐等级 D 级）。

（5）若初次就诊平均诊室血压测量值收缩压 140~179mmHg 和/或舒张压 90~109mmHg 或平均自动化的诊室血压收缩压 135~179mmHg 和/或 85~109mmHg，应在再次就诊之前完成诊室外血压测量（推荐等级 C 级）。

①推荐动态血压监测作为诊室外血压测量途径（推荐等级 D 级），根据诊断与推荐 I–3 可诊断高血压。

②若动脉血压监测不耐受、无法实施或患者偏好家庭血压监测，推荐家庭血压监测（推荐等级 D 级），根据诊断与推荐 I–3 可诊断高血压。

③若诊室外平均血压值未升高，应诊断为白大衣高血压，且不应启动药物治疗（推荐等级 C 级）（新推荐）。

（6）若初次就诊平均诊室血压测量值收缩压 140~179mmHg 和/或舒张压 90~109mmHg，且未测量诊室外血压，当符合以下任意一条时可采用系列诊室血压测量诊断高血压。

①再次就诊时，平均诊室血压测量值（包括初次就诊）收缩压 ≥140mmHg 和/或舒张压 ≥90mmHg，并且合并大血管靶器官损伤、糖尿病或慢性肾脏病（肾小球滤过率 <60mt/min/1.73m^2（推荐等级 D 级）。

②第三次就诊时，平均诊室血压测量值（包括前两次就诊）收缩压 ≥160mmHg 或舒张压 ≥100mmHg。

③第五次就诊时，平均诊室血压测量值（包括前四次就诊）收缩压 ≥140mmHg 或舒张压 ≥90mmHg。

（7）若临床表现和/或实验室结果提示继发性高血压可能时，应排查继发性高血压病因（推荐等级 D 级）。

（8）若末次就诊未诊断为高血压且无大血管靶器官损伤证据，应每隔一年评估患者血压（推荐等级 D 级）。

（9）对于积极改善生活方式的高血压患者，应每隔 3~6 个月随访一次，而对于血压较高的患者，应缩短随访间期（每隔 1~2 个月）（推荐等级 D 级）。

（10）根据血压水平，服用降压药的患者应每月或每两月随访一次，直至连续 2 次血压低于目标值（推荐等级 D 级），有症状及严重高血压、降压药不耐受或靶器官损伤患者需要缩短随访间期（推荐等级 D 级）。当血压降至目标值后，患者应每隔 3~6 个月随访一次。

3. 整体评估高血压患者的心血管危险因素

（1）所有心血管危险因素均应评估。使用多风险评估模型可以更精确的预测个体的心血管疾病风险（等级 A），能更精确的指导抗高血压用药（等级 D），缺少准确计算风险的加拿大数据，应避免使用绝对风险水平决定治疗策略（等级 C）。

（2）将全部心血管疾病风险通知患者本人，以提高风险因素修正的有效性（等级 B）。使用相对风险指标，如"心血管疾病年龄"、"血管疾病年龄"或"心脏病年龄"。

4. 高血压患者调查管理需要的常规和选择性实验室检查项目

（1）所有高血压患者必需的常规检查：

①尿常规（等级 D）。

②血生化（钾离子、钠离子、肌酐）（等级 D）。

③快速血糖和/或糖化血红蛋白（A1c）（等级 D）。

④快速血清总胆固醇、HDL、LDL、甘油三酯（等级 D）。

⑤标准 12 导联心电图（等级 C）。

（2）评估糖尿病患者的尿蛋白含量（等级 D）。

（3）应根据目前加拿大糖尿病协会的新发糖尿病指南，监测所有治疗过程中的高血压患者（等级 B）。

（4）在高血压管理的维持阶段，应定期重复相关检查（电解质、肌酐、血脂）来反应患者的当前状况（等级 D）。

5. 肾血管性高血压的评估

（1）患者有≥2 以下临床症状者，提示肾血管性高血压，应该进行分析（等级 D）：

①年龄>55 岁或者<30 岁，突发高血压或者高血压突然恶化。

②存在腹部血管杂音。

③3 种抗高血压药物仍不能有效控制血压。

④使用 ACEI 或者 ARB 后，血肌酐水平上升 30%。

⑤其他动脉粥样硬化性血管病，尤其是吸烟或脂质紊乱的患者。

⑥由于血压激增导致的反复性肺水肿。

（2）条件允许时，建议常规筛查肾血管性高血压时加行以下检查：卡托普利放射性同位素肾扫描、超声多普勒、磁共振血管造影（MRA）、计算机断层摄影血管造影（这些检查适用于肾功能正常者）（等级 B）。不建议慢性肾功能不全（GFR<60mt/min/1.73m²）的患者行卡托普利放射性同位

素肾扫描检查（等级 D）。

6. 内分泌性高血压

1）高醛固酮血症：筛查和诊断。

（1）以下患者应该行高醛固酮症筛查（等级 D）：

①自发性低钾血症的高血压患者（$K^+<3.5mmol/L$）。

②具有显著性利尿剂诱导性低钾的高血压患者（$K^+<3.0mmol/L$）。

③已经使用 3 种抗高血压药物治疗的难治性高血压患者。

④患有肾上腺腺瘤的高血压患者。

（2）高醛固酮血症的筛查应该包括血清醛固酮和血清肾素活性。

（3）对于疑诊高醛固酮血症的患者（在筛查项目的基础上，见表 1–12，项目③），应该至少采取表 1–12、项目④中的 1 种手段来证明醛固酮为不恰当的自身分泌过多。一旦确定诊断，应该采取表 1–12、项目⑤中的检查进行明确。

2）嗜铬细胞瘤：筛查和诊断？

（1）如果强烈怀疑嗜铬细胞瘤，尤其生化检查（见表 13）阳性时，患者应该被转往专业的高血压中心（等级 D）。

（2）以下患者应考虑行嗜铬细胞瘤筛查（等级 D）：

①一般抗高血压药物治疗无效的阵发性或者严重的高血压（BP≥180/110mmHg）。

②有儿茶酚胺分泌过多症状（例如头痛、心悸、出汗、惊恐发作、苍白）的高血压患者。

③β 受体阻滞剂、单胺氧化酶抑制剂、排尿或腹压的变化引发的高血压患者。

表1-12　醛固酮增多症的筛查和诊断

筛查：

一、血浆醛固酮和血浆肾素活性或肾素质量/浓度比（换算系数见表中二）应该按如下步骤收集：

a.清晨患者起床后自由活动（站立、坐位或步行）至少 2h 后。

b.患者抽血前应静坐 5~15min。

c.低血钾症需要纠正和钠的摄入需要开放。

d.显著影响检测结果的药物应停用 4~6 周以上（如醛固酮受体拮抗剂、保钾利尿药和排钾利尿剂）。

e.如果结果不是判定性，以及血压可以用对实验影响较小的药物控制（维拉帕米缓释剂、肼苯哒嗪、哌唑嗪、多沙唑嗪、特拉唑嗪），停用以下可能影响结果准确性的药物两周后重复试验：β 受体阻滞剂、中枢的 α-2 受体激动剂、血管紧张素受体阻滞剂、血管紧张素转换酶抑制剂、直接肾素抑制剂、二氢吡啶类钙通道阻滞剂）。

二、肾素、醛固酮和比值转换系数：

A.用于评估	B.来源	用系数乘以（B）
血浆肾素浓度（ng/L）	血浆肾素活性（nh/ml/hr）	0.192
血浆肾素活性（ng/L/sec）	血浆肾素活性（nh/ml/hr）	0.278
血浆醛固酮浓度（pmol/L）	血浆醛固酮浓度（ng/dl）	28

三、阳性筛选结果定义：血浆醛固酮肾素活性比值大于 750pmol/L/ng/ml/hr（当肾素用质量或浓度表示时，比值大于 144pmol/L/ng/L）（译者按：即乘以 0.192 换算）

确诊试验：

四、如果满足以下一项标准，可确诊为醛固酮自发性分泌增多（前面所述影响结果药物仍需停用）：

盐水负荷试验（出现任一情况）：

1. 2L 生理盐水静滴 4h 以上，患者采取斜卧位。原发性醛固酮定义为试验后患者血浆醛固酮>280pmol/L（10ng/d）。如果<140pmol/L，则为正常。两者之间为不确定者。

2. 口服钠盐 200nmol/d，连续 3d。原发性醛固酮定义为 24h 的尿中醛固酮>33nmol/d（第三天清晨到第四天清晨测量）。<280nmol/d 则为正常。

3. 血浆醛固酮与肾素活性比值>1400pmol/L/ng/ml/hr（或 270pmol/L/ng/L），伴血浆醛固酮>440pmol/L。

4. 卡托普利抑制试验：坐位或站立 1h 后受试者口服 25~50mg 卡托普利。当坐位时，肾素和血浆醛固酮水平在摄取后的 0h 和 1~2h 测量。如果醛固酮的分泌量减少>30%以上可予以排除原醛。若醛固酮持续升高，肾素水平降低可诊断原醛。

分型诊断：

五、确认引起原醛可能的原因（单侧 VS 双侧分泌）：

1. 肾上腺 CT 扫描或 MRI 有助于定位病变。如果影像学上显示肾上腺病变/腺瘤，有时它可能是无功能的。因此，如果计划施行外科手术切除怀疑的单侧来源，选择性肾上腺静脉取样应当优先考虑来明确异常来源的一侧。

2. 若已确诊原醛，但影像结果回报阴性，可选择性施行外科手术。选择性肾上腺静脉取样应予以考虑来区分单侧还是双侧的醛固酮过度分泌。

3. 选择肾上腺静脉取样应在有经验的机构进行。

4. 有原醛的家族史或年纪较轻即发生卒中（≤40 岁）：高血压患病年龄≤20 岁和影像学阴性的建议遗传筛查来明确是否为糖皮质激素可治性醛固酮增多症。

表1-13　嗜络细胞瘤的筛查和诊断

嗜络细胞瘤生化筛查试验

一、筛查方法

1. 测量 24h 尿中总的 3-甲氧基肾上腺素（TMN）和儿茶酚胺（敏感度 90%~95%）或 24h 尿分馏的甲氧肾上腺素（敏感度 100%）。同时测量 24h 的尿肌酐量。

2. 考虑测量血浆中游离的 3-甲氧肾上腺素和去甲肾上腺素（敏感度增加至99%）。

3. 不应将香草扁桃酸（VMA）用于筛查。

二、存在以下情况时注意存在的潜在假阳性：

1. 干扰药物。

2. 筛查值轻度增高（例如仅比正常值增高 2 倍）。

3. 复测时结果正常。

4. 在一组分析结果中仅有单一指标增高。

5. 嗜络细胞瘤不典型的影像学结果。

6. 嗜络细胞瘤低概率的预测试。

三、在出现临界值或者潜在假阳性结果时，应当重复测量一次和/或使用可乐定抑制试验。这些需要在使用影像学识别潜在的偶发瘤之前进行。

四、影像学诊断仅在生化确诊试验后进行，例如 CT，MBI，+/-MIBG

MIBG：131 碘—间碘苄胺闪烁扫描

④肾上腺发现团块且血压高或多个内分泌瘤 2A 或 2B 或 vonReckling-hausen 神经纤维瘤病或者 Hippel–Lindau 病的患者。

⑤对于生化筛查结果阳性的患者，应该使用 MRA、CTA、I–131MIBG 明确诊断（每项推荐等级均为 C）。

7. 家庭血压监测推荐

（1）家庭血压监测可用于诊断高血压（C 级）。

（2）高血压患者应常规监测家庭血压，特别在糖尿病（D 级）、慢性肾脏病（C 级）、可疑的依从性差（C 级）、白大衣效应（D 级）或隐匿性高血压（C 级）等情况下。

（3）当家庭血压监测怀疑白大衣高血压时，选择药物治疗前应再次行家庭血压监测或动态血压监测以明确。

（4）建议患者购买、使用符合自身条件并且经过美国医疗仪器促进协会和英国高血压协会协议或国际协议认证的动态血压监测设备。应鼓励患者使用可以记录数据或自动传输数据的设备，从而提高患者报告家庭血压监测的可靠性（D 级）。

（5）家庭血压监测 SBP≥135mmHg 或 DBP≥85mmHg 与总体死亡风险增加有关（C 级）。

（6）医疗专业人员应保证患者家庭自测血压经过全面训练，在测量患者血压时应再次培训。应观察患者测量血压的方法是否正确，并全面解释血压值的有关信息（D 级）。

（7）家庭血压监测评估白大衣高血压或持续性高血压应重复测量，并且在开始的 7d 应早晚测量。首日的家庭监测血压值可以不作为参考（D 级）。

8. 动态血压监测

（1）动态血压监测可用于诊断高血压（C 级）。接受治疗但怀疑诊室效应导致血压升高时，合并以下情况的患者应考虑动态血压监测：①接受长期合理的降压治疗后，血压仍未达到目标值（C 级）；②出现可疑的低血压症状（C 级）；③诊室血压波动（D 级）。

（2）建议使用经过独立认证并且使用可靠方案的家庭血压监测上肢设备。

（3）对 24h 平均动态血压监测中 SBP≥130mmHg 和/或 DBP≥80mmHg、或平均清醒血压监测中 SBP≥135mmHg 和/或 DBP≥8mmHg 的患者，应考虑调整治疗方案。

（4）处方药物时应考虑夜间血压的改变幅度，维持药物治疗应基于动态监测血压（C 级）。

9. 超声心动图

（1）不推荐所有的高血压患者常规行超声心动图评估（D级）。

（2）使用超声心动图在评估部分患者的左室肥厚对明确未来的心血管事件风险非常有帮助（C级）。

（3）对于可疑左心功能不全或冠心病（CAD）的高血压患者，推荐使用超声心动图评估左室质量、左心收缩和舒张功能。

（4）推荐有证据显示心力衰竭的高血压患者使用超声心电图或核素心脏成像评估左室射血分数（D级）。

（四）2015年加拿大高血压诊治指南之高血压预防和治疗推荐详细内容

1. 健康生活方式管理

（1）体育锻炼。对于无高血压人群或1级高血压患者，抗阻或负重训练（例如自由举重或握力训练）不会对血压产生不利影响（推荐等级D级）。对于无高血压人群（为了减少发展为高血压的可能性）或高血压患者（为了降低血压）建议日常生活运动基础上每周4~7d30~60min中等强度动态有氧运动（例如步行、慢跑、骑自行车或游泳）（推荐等级D级）。高强度运动并不增加获益（推荐等级D级）。

（2）减重。①所有成年人测量身高、体重和腰围并计算体重指数（推荐等级D级）；②对于无高血压人群（为了预防高血压）和高血压患者（为了降低血压），推荐维持体重指数18.5~24.9，男性腰围<102cm，女性腰围<88cm（推荐等级分别为C级和B级）；所有超重高血压患者都应减少体重（推荐等级B级）；③减重策略应包括饮食教育、加强体育锻炼和行为干预等多个方面（推荐等级B级）。

（3）饮酒。为了降低血压，正常血压和高血压人群饮酒应遵循加拿大低危饮酒指南。健康成年人饮酒量应≤2标准杯，男性每周饮酒量不得超过14标准杯，女性不得超过9标准杯（推荐等级B级）。

（4）饮食。推荐高血压患者和高血压发生风险增加人群食用富含水果、蔬菜、低脂乳制品、可溶性纤维、全谷和植物蛋白的饮食，减少饱和脂肪酸的摄入（DASH饮食，见表1-14）（推荐等级B级）。

（5）钠摄入。为了降低血压，推荐每日钠摄入量减少至2000mg（5g盐或87mmol钠）（推荐等级A级）。

（6）钾、钙和镁摄入。不推荐补充钾、钙和镁用于预防或治疗高血压（推荐等级B级）。

（7）压力管理。对于高血压患者，压力或许升高血压，应将压力管理

表1-14 饮食控制高血压方案

食物分类	每日供给	举例和说明
全谷类	6~8	全麦面包、豆类、燕麦、大米、意面、藜麦、大麦、低脂低盐饼干
蔬菜	4~5	深绿色或者橙色的新鲜或者冷冻的蔬菜：番茄、绿叶蔬菜、胡萝卜、豌豆、南瓜、菠菜、青椒、花椰菜、番薯
水果	4~5	经常吃水果与果汁：苹果、杏子、香蕉、葡萄、橙子、瓜类、桃子、浆果类、杧果
低脂或脱脂奶制品或替代品	2~3	脱脂乳、1%牛奶、强化大豆饮料或酸奶、6%~18%的牛奶脂肪奶酪
肉类、家禽肉、鱼肉	<6盎司	精选瘦肉、鲱鱼、鲭鱼、三文鱼、沙丁鱼和鲑鱼。去掉脂肪。应炙烤或水煮，不要油炸。去掉家禽的皮。低盐低脂熟肉制品
坚果、瓜子、豆类	4~5/周	杏仁、大豆、核桃、向日葵、花生、扁豆、嘴豆、干豌豆和豆角、豆腐
脂肪和油	2~3勺	不饱和软性人造黄油、蛋黄卷、蔬菜油（橄榄、玉米、油菜或红花）、沙拉酱调料
糖果	≤5匙每周	白糖、果冻、果酱、硬糖、糖浆、果子糕、巧克力

作为一种干预措施（推荐等级 D 级）。个体化认知行为干预更为有效（推荐等级 D 级）。

2. 高血压药物治疗

（1）对于平均收缩压≥160mmHg 或平均舒张压≥100mg，无大血管靶器官损伤或其他心血管危险因素的患者，应予降压治疗（推荐等级均为 A 级）。

（2）对于平均舒张压≥90mmHg，且存在大血管靶器官损伤或其他心血管独立危险因素的患者，强烈考虑降压治疗（推荐等级 A 级）。

（3）对于平均收缩压≥140mmHg，且存在大血管靶器官损伤的患者，强烈考虑降压治疗（SBP 140~160mmHg，推荐等级为 C 级，SBP>160mmHg，推荐等级为 A 级）。

（4）所有符合上述 3 条的患者应考虑降压治疗，且不受年龄限制（推荐等级 B 级）。但应谨慎对待虚弱的年老患者。

（5）对于年龄≥80 岁，且无糖尿病或靶器官损伤的人群，启动药物降压治疗的收缩压门槛为>160mmHg（推荐等级 C 级）。

3. 成人高血压在无特殊药物适应证情况下的降压治疗

1）收缩期和/或舒张期高血压患者的推荐

（1）初始治疗时单一药物治疗可使用噻嗪/噻嗪类利尿剂（A 级）、β 受体阻滞剂（60 岁以下人群，B 级）、ACEI（B 级）、长效钙通道阻滞剂（CCB）（B 级）或 ARB（B 级）。如果出现副作用，可考虑上述其他类药物。使用噻嗪/噻嗪类利尿剂单一治疗时应避免低钾血症（C 级）。

（2）标准剂量单一治疗后血压未达标的情况下可加用另一种降压药（B 级），应从一线药物中选择增加的药物。推荐噻嗪/噻嗪类利尿剂或 CCB 与 ACEI、ARB 或 β 受体阻滞剂联合使用。联合使用非二氢吡啶类 CCB 与 β 受体阻滞剂应谨慎（D 级）。不推荐联合使用 ACEI 和 ARB（A 级）。

（3）如果 SBP 高于目标血压 20mmHg 以上或 DBP 高于目标血压 20mmHg 以上，初始治疗时可以考虑联合使用两种一线药物（C 级）。但应注意初始联合治疗或不耐受患者（老年患者）更容易出现低血压。

（4）如果联合 2 种或 2 种以上一线治疗后血压仍未控制，或出现副作用的情况下，可以考虑增加其他降压药（D 级）。

（5）治疗反应性差应考虑如下可能的情况，见表 1–15（D 级）。

表1-15 降压药反映差的可能原因

主因	具体内容
较差的依从性	饮食 体育活动 药物
合并症	肥胖 烟草使用 过度饮酒 睡眠呼吸暂停 慢性疼痛
药物相互作用	非甾体类抗炎药（包括环加氧酶-2抑制剂） 口服避孕药 皮质类固醇和合成固醇类激素 拟交感药和减充血剂 可卡因 安非他命、促红素 环孢素、他克莫司 甘草汁 非处方饮食补充（例如麻黄属类、中药麻黄、臭橙） 单胺氧化酶抑制剂、选择性5-羟色胺抑制剂和选择性5-羟色胺和去甲肾上腺素抑制剂
不当的治疗方案	剂量过低 降压药联合不当
容量负荷	过度钠盐摄入 肾钠潴留（假耐受性）
继发性高血压	肾功能不全 肾血管疾病 原发性醛固酮增多症 甲状腺疾病 嗜络细胞瘤和其他罕见内分泌疾病 阻塞性睡眠呼吸暂停低通气综合征

存在"假性耐受"原因（如白大衣高血压或老年的假性高血压）需要事先排除

（6）不推荐 β 受体阻滞剂作为单纯高血压患者的一线药物（A 级）；不推荐 β 受体阻滞剂作为 60 岁或以上单纯高血压患者的一线药物（A 级）；不推荐将 ACEI 作为黑人高血压患者的一线治疗药物（A 级）。但上述药物可用于出现合并症或联合治疗时。

2）单纯收缩期高血压患者的推荐

（1）初始治疗应使用单一药物治疗，可使用噻嗪/噻嗪类利尿剂（A 级）、长效二氢吡啶类 CCB（A 级）或 ARB（B 级）。如果出现副作用，可考虑上述其他类药物。使用噻嗪/噻嗪类利尿剂单一治疗时应避免低钾血症（C 级）。

（2）标准剂量单一治疗后血压未达标的情况下可加用另一种降压药（B 级），应从一线药物中选择增加的药物。

（3）如果联合 2 种或 2 种以上一线治疗后血压仍未控制，或出现副作用的情况下，可以考虑替代或增加其他降压药（α 受体阻滞剂、ACEI、中枢降压药或非二氢吡啶类 CCB）（D 级）。

（4）治疗反应性差应考虑的可能情况，见表 1-15（D 级）。

（5）不推荐 α 受体阻滞剂作为单纯收缩期高血压患者的一线药物（A 级）；不推荐 β 受体阻滞剂作为 60 岁或以上单纯收缩期高血压患者的一线药物（A 级），但这两类药物可用于出现合并症或联合治疗时。

4. 成人高血压在无特殊药物适应证情况下的心血管保护治疗

（1）推荐合并 3 种或以上心血管危险因素或动脉粥样硬化性疾病的高血压患者使用他汀治疗（40 岁以上患者，A 级）见表 1-16。

（2）50 岁以上的高血压患者应考虑使用小剂量阿司匹林治疗（B 级），但血压未控制的情况下需谨慎（C 级）。

（3）应定期询问患者的吸烟情况，医疗人员应明确建议患者戒烟（C 级）。

（4）应为吸烟者提供联合药物治疗的建议（如伐伦克林、安非他酮或尼古丁替代疗法），并提出戒烟的目标（C 级）。

5. 成人高血压在无特殊药物适应证情况下的治疗目标

（1）SBP 目标值<140mmHg（C 级）；DBP<90mmHg（A 级）。

（2）超高龄老人（80 岁或以上）的 SBP 目标值可在 150mmHg 以下。

6. 高血压合并缺血性心脏病患者的治疗建议

1）高血压合并冠心病患者的治疗建议

（1）大多数的高血压合并冠心病患者应使用 ACEI 和 ARB 类（等级A）。

表1-16　在非脂质异常的高血压患者中启动他汀治疗控制危险因素适应证

女性
年龄≥55岁
左室肥厚
其他电生理异常：左束支传导阻滞、左室应变受损、异常的Q波或ST-T段改变伴有缺血性心脏病
外周动脉疾病
既往卒中或短暂脑缺血发作
微量白蛋白尿或蛋白尿
糖尿病
吸烟
早发心血管疾病家族史
总胆固醇比高密度脂蛋白≥6

（2）稳定性心绞痛患者应将β受体阻滞剂作为初始治疗手段（等级B）。同样也推荐使用CCB类（等级B）。

（3）不推荐使用短效的尼非地平（等级D）。

（4）不建议收缩功能正常的CAD患者同时使用ACEI和ARB类（等级B）。

（5）高危患者联合用药应遵循个体化原则。特定患者联用ACEI和非二氢吡啶类CCB比联用ACEI和噻嗪类利尿剂效果好（等级A）。

（6）当CAD患者的SBP降至靶水平，警惕DBP≤60mmHg会加重心肌缺血（等级D）。

2）高血压合并近期心梗患者的治疗建议

（1）初始治疗应该包括β受体阻滞剂和ACEI（等级A）。

（2）不耐受ACEI的患者可替代使用ARB（左室收缩功能不全的患者等级A）。

（3）心肌梗死患者有β受体阻滞剂使用禁忌或效果不佳，可使用CCB类。心衰、放射检示肺水肿患者不应使用非二氢吡啶类CCB（等级D）。

7. 高血压合并心衰患者的治疗建议

（1）左室功能不全（EF<40%）患者，初始治疗应使用 ACEI（等级 A）和 β 受体阻滞剂（等级 A）。近期因心血管疾病入院、急性心梗、B 型钠尿肽/N 端 B 型钠尿肽前体升高、NYHAII–IV 级的患者可加用醛固酮受体拮抗剂（等级 A）。联用醛固酮受体拮抗剂和 ACEI 或者 ARB 应警惕高钾血症。如有必要，可加用利尿剂辅助治疗（噻嗪类利尿剂推荐等级 B，袢利尿剂控制血容量推荐等级 D）。除了考虑血压控制外，应将 ACEI 或 ARB 的剂量加至有效量，除非出现明显不良反应（等级 B）。

（2）ACEI 不能耐受的患者建议使用 ARB（等级 A）。

（3）若 ACEI 或者 ARB 不能耐受或有禁忌，可以联用单硝酸异山梨酯和肼屈嗪（等级 B）。

（4）未能控制血压的患者，可联合使用 ACEI 加 ARB 或者其他降压药加 ARB（等级 A）。由于可能会出现低血压、高血钾和肾功能恶化等潜在不良反应，但联合使用 ACEI 和 ARB 时应进行密切监测（等级 C）。其他治疗药物包括二氢吡啶类 CCB（等级 C）。

8. 合并有脑卒中的高血压治疗建议

1）急性脑卒中的血压管理（从发生至 72h）

（1）对于不适合溶栓治疗的缺血性脑卒中患者，在确诊为急性缺血性脑卒中或短暂性脑缺血发作（TIA）时，不应按常规治疗。血压极度升高（例如 SBP≥220mmHg 或 DBP≥120mmHg），在降压治疗开始的 24h 内，血压降低幅度 15%比较合适（等级 D），最多不能超过 25%，随后逐渐降低（等级 D）。避免过度降压，因为这可能会加重现有的缺血情况或者导致缺血发生，尤其是确诊为颅内动脉闭塞、颅外颈动脉或椎动脉闭塞的情况下（等级 D）。所选择的药物和给药途径应当可以避免血压的急剧下降（等级 D）。

（2）对于适合溶栓治疗的缺血性脑卒中患者，如果其血压很高（>185/110mmHg），则在接受溶栓治疗的同时还应进行降压治疗以减少二次颅内出血的风险（等级 B）。

2）急性脑卒中发生后的血压管理建议

（1）在脑卒中急性期或 TIA 过后，强烈建议开始给予降压治疗（等级 A）。

（2）在脑卒中急性期过后，推荐将血压降至目标值<140/90mmHg（等级 C）。

（3）推荐联合应用 ACEI 和噻嗪类利尿剂（等级 B）。

（4）对于患有脑卒中的患者，不推荐联合应用 ACEI 和 ARB（等级

B）。

9. 合并有左心室肥大的高血压治疗建议

（1）合并有左心室肥大的高血压患者应进行降压治疗，以降低后续的心血管事件的发生率（等级 C）。

（2）初始降压治疗的选择可能会受到左心室肥大的影响（等级 D）。初始治疗可以使用的降压药物包括 ACEI、ARB、长效 CCB 或噻嗪类利尿剂。不应当使用直接动脉血管扩张剂，如乌拉地尔或肼苯哒嗪。

10. 合并有非糖尿病肾病的高血压治疗

（1）伴有非糖尿病肾病的高血压患者，其降压目标为<140/90mmHg（等级 B）。

（2）有尿蛋白（尿蛋白>500mg/24h，或者蛋白肌酐比值>30mg/mmol）的慢性肾病的高血压患者，初次治疗应该选 ACEI（等级 A）或 ARB（等级 B）。

（3）噻嗪类利尿剂可作为抗高血压的辅助治疗（等级 D）。容量负荷过重或者慢性肾病患者，祥利尿剂可作为替代用药（等级 D）。

（4）大多数患者，达到目标降压水平需要进行联合用药。

（5）不推荐联合使用 ACEI 和 ARB 治疗无蛋白尿的肾病患者（等级 B）。

11. 肾血管疾病相关高血压的治疗建议

（1）由动脉粥样硬化性 RAS 引起的高血压首先考虑药物治疗，因为目前的证据表明，肾血管成形术和支架植入术并不优于单独理想的药物治疗（B 级）。（修订意见）

（2）对于血流动力学影响明显的动脉粥样硬化性 RAS 患者，若出现难治性高血压、不耐受药物治疗、进行性肾功能下降和急性肺水肿，应考虑肾动脉成形术和支架植入术（D 级）。（修订意见）

12. 糖尿病相关高血压的治疗建议

（1）糖尿病患者的血压水平应维持在 SBP<130mmHg（C 级）和 DBP<80mmHg（A 级）。如果 SBP 比目标值高 20mmHg 或者 DBP 比目标值高 10mmHg，初始治疗可以考虑联合使用 2 种一线药物（B 级）。然而，如果患者出现血压大幅度下降，则可能是药物不耐受，需要提高警惕（如自主神经病变的老年患者）。

（2）如果患有糖尿病的高血压患者出现心血管疾病或者肾脏疾病，有微量蛋白尿或者其他心血管疾病危险因素，则推荐使用 ACEI 或者 ARB 作为初始用药。

（3）对于其他患有糖尿病的高血压患者，可以考虑 ACEI（A 级），

ARB（B级），二氢吡啶类药物CCB（A级）和氢氯噻嗪类利尿剂（A级）。

（4）如果标准剂量的单一药物治疗无法达到目标血压，可以考虑联用其他种类的降压药物。对于联用ACEI的患者，CCB类药物的效果优于氢氯噻嗪类利尿剂（A级）。

13. 患者依从性问题

采用多管齐下的方式使者坚持服用降压药物（见表1-17）。

表1-17 降压药反映差应采取的对策

在以下途径帮助患者：

1. 采用符合患者用药习惯的方案（Grade D）

2. 简化用药方案为每日顿服（Grade D）

3. 用单一的组合药替代联合用药（Grade C）

4. 采用单元包装（几种药放在一起）（Grade D）

5. 对一个降压处方采取多学科综合治疗的方法（Grade B）

帮助患者更多参与治疗

1. 鼓励较大年纪的患者负责任的自发的监测自身血压以及调整处方（Grade C）

2. 对患者及其家属进行疾病和治疗方案的宣传教育（Grade C）

在诊室内外改善管理

1. 每次门诊都评估药物和非药物的依存性（Grade D）

2. 通过电话或邮件等诊室外联系改善依存性，尤其是在起始治疗前三个月（Grade D）

3. 协同药剂师和当地健康人员来改善患者药物、生活方式调节处方的依存性（GradeD）

4. 使用用药依存性电子助手（Grade D）

14. 内分泌相关继发性高血压的治疗建议

醛固酮增多症和嗜铬细胞瘤的若干治疗意见，见表1-12和表1-13。

【2015AHA/ACC/ASH 冠心病患者高血压治疗联合声明】

2015年 AHA/ACC/ASH 更新了 2007 旧版的缺血性心脏病（IHD）患者高血压管理指南。本文特引用该指南，系统地介绍相关内容。

（一）序言

高血压是冠心病、脑卒中和肾衰竭的主要独立危险因素。虽然流行病学调查将冠心病和高血压建立起了强有力的联系。然而降压方案的最优选择仍有争议。在缺血性心脏病患者高血压预防和管理中的重要问题上，仅有部分得到了答案：

（1）冠心病患者合适的收缩压和舒张压目标值是多少？

（2）治疗中的获益是单纯来自于降压，还是有药物独特的保护作用？

（3）在缺血性心脏病的二级预防中，降压药有没有展现出独特的有效性？

（4）冠心病中的稳定型心绞痛、急性冠脉综合征（含不稳定型心绞痛、非 ST 段抬高型心梗、ST 段抬高型心梗）以及由其引起的心力衰竭分别应该使用何种降压药？

该指南意在根据现有的循证证据，对冠心病不同的临床表现推荐合适的降压和管理策略。如果证据较少或不足时，编写组委会推出一个共识，并且选取一部分前瞻性的临床试验来填补知识空白。本指南仅适用于成人。此外，本指南没有讨论血压监测的不同形式，如 24h 动态血压监测。

（二）高血压和冠心病的联系

1. 流行病学

血压增高的形式因年龄不同而不同，年轻人主要以舒张期血压增高为主，老年人以收缩期血压增高多见（单纯收缩期高血压）。随着年龄而改变的收缩压和舒张压是一项重要的风险指标。50 岁以前，舒张压增高是缺血性心脏病的危险因素；60 岁以后，收缩压则显得更为重要。值得注意的是，大于 60 岁的人群，舒张压的降低和脉压增大反倒成了冠心病强有力的预测指标。

一项覆盖 61 项研究 100 万人群的荟萃分析指出，所有年龄阶段的血压变化范围从 115/75mmHg 到 185/115mmHg 均与致死性冠心病风险相关。收缩压每增加 20mmHg（或舒张压增加 10mmHg），致死性冠脉事件风险增加一倍。流行病学也表明血压增高与卒中紧密相关，并且这种关系几乎是线性的。20 世纪后半叶和 21 世纪初，脑卒中死亡率的显著下降与降压治疗是密不可分的。

不良预后的绝对风险随年龄增长而增加。就收缩压而言，80~89 岁人群的冠心病的死亡率高出 40~49 岁人群 16 倍。流行病学资料表明，较低的血压可带来较低的心血管疾病风险，意味着未来冠脉事件的预防可以通过降压实现。

2. 治疗获益

过去 50 年的经验表明，有效的降压策略可以带来冠心病风险的大幅下降。随机试验数据表明，高血压病人血压的下降可带来立竿见影的心血管风险降低效果。例如，中年人的常规收缩压下降 10mmHg（或舒张压下降 5mmHg）可减少 50%~60% 的脑卒中死亡率以及 40%~50% 的冠心病或其他血管病因的死亡率，不过这种获益在老年人中相对较小。然而，一项研究表明，较高的血压在>85 岁老年人中并不是死亡的风险因素。与之相反的是，当血压低于 140/70mmHg 时，死亡率反而增加。同样的，由于观察终点不同，试验结果出现了不一致，较低的血压可以降低卒中死亡率和心衰风险，但是并不降低 80 岁以上人群心肌梗死的发生率。

HOPE、SAVE、EUROPA 等研究表明 ACEI 可以改善冠心病患者预后。不过，对于高血压前期（130~139/80~89mmHg）患者的治疗对预后的影响尚缺乏临床试验。唯一的一项 TROPHY 前瞻性研究表明，高血压前期患者使用坎地沙坦治疗可以降低不良心血管事件。但是该试验本身并未设计评估心血管结局。

在 ACCORD 研究中，目标血压<120mmHg 组与<140mmHg 组相比，心血管事件（心脏病发作、卒中或心血管死亡）的发生率并未降低，相反卒中风险显著升高。

3. 危险因素相互作用

弗雷明翰心脏研究通过数据分析提出高血压、血脂异常、糖耐量异常、左室肥厚、吸烟是心血管疾病 5 个相互独立并且可以改变的主要危险因素。因此，选择合适的血压阈值来减少心血管风险至关重要。美国肾脏病基金会（NKF）提出的阈值为 130/80mmHg；而美国糖尿病协会建议糖尿病人血压控制为 140/80mmHg，如果年龄较小、能够耐受、没有治疗负担，收缩压可以为<130mmHg。

更进一步，高血压和体重指数（BMI）存在相关性，且二者与冠心病紧密联系。代谢综合征，包括高血压、腹型肥胖、血脂异常（高甘油三酯和低高密度脂蛋白胆固醇）和空腹血糖升高组成了一群巨大的心血管危险因素。

4. 减少危险因素

高血压、血脂异常、糖尿病、吸烟、肥胖和慢性肾脏疾病是独立的心血管疾病风险决定因素。如果进一步诊断了外周动脉疾病（PAD），冠脉和脑循环动脉的风险将显著增加。现行指南都推荐除了控制血压以外，其他危险因素的控制对心血管风险的降低也至关重要。因此读者除了需要了解本指南以外，建议还要去查询其他管理指南，如生活方式的饮食和运动管理、肥胖管理和血脂管理等。

通常我们提及的心血管危险因素包括可控的和不可控的，不可控的部分包括年龄、性别、种族、遗传易感性和家族史，故本指南未涉及。潜在可控的部分包括血脂异常、糖尿病、吸烟、肥胖、外周动脉疾病和肾功能不全。下面将分别阐述上述六种危险因素：

（1）血脂异常。最新 ACC/AHA 指南不建议将 LDL 或非 HDL 胆固醇作为治疗靶标。提倡使用 10 年心血管风险预测来决定使用他汀的强度，以减少最可能获益人群的心血管风险。指南明确了以下人群可从他汀治疗获益：已有 ASCVD 者、年龄<75 岁但 10 年心血管风险预测>7.5%、LDL-C 升高≥190mg/dl 者，应该接受高强度他汀治疗（即阿托伐他汀 40~80mg/d 或瑞舒伐他汀 20~40mg/d 来减少 LDL-C 50%以上）。

患有心血管疾病且年龄>75 岁或患有糖尿病而 10 年风险预测<7.5%的患者，建议中等强度他汀治疗（即辛伐他汀 20~40mg/d，阿托伐他汀 10~20mg/d 或瑞舒伐他汀 5~10mg/d，减少 LDL-C 30%~50%）。其他非他汀治疗不能带来他汀类似的心血管获益。

（2）糖尿病。2 型糖尿病定义为有高血糖症状患者的空腹血糖≥126mg/dL，口服葡萄糖耐量试验 2h 血糖≥200mg/dl，糖化血红蛋白≥6.5%或随机血糖≥200mg/dL。糖尿病是冠心病有力的独立危险因素。若高血压病人患有糖尿病，那么糖尿病的特异性并发症（如视网膜病、肾病的风险）将大幅增加。

（3）吸烟。吸烟可增加心血管风险已达成共识。与非吸烟人群相比，吸烟人群的预期寿命，女性降低 13.5 年，男性降低 14.5 年。吸烟是冠心病患者发生心脏骤停的独立预测因子，即使暴露于二手烟中，冠心病风险也增加 25%~30%。并且这种风险可以与其他风险因素相互叠加。同样是胆固醇升高，吸烟者比不吸烟者倾向于不利的胆固醇谱。高血压患者中，吸烟者患严重高血压比不吸烟者高出 5 倍，其中患严重高血压的人群，吸烟者死亡率高于非吸烟者。若患者戒烟，死亡率可显著下降。

（4）肥胖。肥胖定义为体重指数（BMI）≥30kg/m^2。肥胖和高血压存在正相关，肥胖的成年人相比非肥胖者，高血压的患病率高出 3 倍。更进一步，肥胖也是引起高血压难以控制的一个主要危险因素。

尽管肥胖相关的高血压机制众多：交感神经系统激活、钠潴留、RAAS 系统激活、胰岛素抵抗和血管功能改变，但目前没有肥胖患者适合的降压药物选择。一些研究者认为 ACEI 可以用于该类患者，因为它可以增加胰岛素敏感性从而减少糖尿病风险。相反，噻嗪类利尿剂增加糖尿病风险。即便如此，噻嗪类利尿剂在肥胖高血压患者的降压疗效以及改善心血管的预后方面仍占据重要地位。

β受体阻滞剂同样有引起糖代谢异常的不良效应，但由于它可以降低肾素活性和减少心脏输出，而这两者升高在肥胖患者中常见，故可以显著改善肥胖人群的高血压。然而，β受体阻滞剂这种作为一线用药的优势与其他降压药物在卒中的获益上而黯然失色。另外，大量的证据表明生活方式的干预可以改善肥胖人群的血压控制。

（5）外周动脉疾病。外周动脉疾病（peripheral arterial disease，PAD）患者的降压治疗可以减少心梗、卒中、心衰和死亡的风险。同样，加强PAD患者的LDL-C的管理可以减少心血管事件。因此，除了降压以外，PAD患者还需要对其他危险因素进行管理。目前，还没有该类患者高血压的推荐用药，因为ACEI、CCB、α-受体阻断剂、直接舒血管药的临床试验对于改善患者跛行或步行距离方面均未获成功。荟萃分析指出，尽管β受体阻滞剂收缩血管，但它并不恶化PAD患者的间歇性跛行，所以可以考虑使用。

2005版ACC/AHA的PAD指南包括以下几点：①有下肢PAD的患者，未合并糖尿病的患者降压目标值为<140/90mmHg；合并有糖尿病或慢性肾脏病的患者目标值为<130/80mmHg；从而减少心梗、卒中、充血性心衰和心血管死亡风险的发生率（证据水平A级）；②β受体阻滞剂是PAD患者有效的降压药，而不是禁忌证（证据水平A级）；③下肢PAD时，有症状时（证据水平B级）和无症状时（证据水平C级）使用ACEI或ARB是合理的。

（6）慢性肾脏疾病。定义为存在肾脏损伤超过三个月，表现为肾脏病理或血液指标异常；或GFR下降（<60ml/min）达3个月以上。肾衰竭定义为GFR<15ml/min。慢性肾脏病患者中，相比进展为终末期肾病，患者更有可能因心血管疾病而死亡；终末期肾病需透析的患者，心血管死亡风险是普通人群的5~30倍。即使在轻度分级的CKD以及微量的白蛋白尿也可以增加心血管疾病和全因死亡率风险。这类人群中，高血压也可以引起肾衰竭，所以血压应该降得更低。研究人员发现标准治疗包括他汀使用、ACEI、ARB和抗血小板药物均可有效降低CKD患者风险。这类人群中，血钾的水平需要经常监测。

5. 高血压和冠心病发病机制

这里涉及的机制多种多样，包括交感神经系统和RAAS的激活；血管舒张物质的释放和活性的不足，如NO、前列环素；动脉壁上炎症因子和生长因子的过度表达；血流动力学影响；血管的僵硬和内皮功能紊乱等。

（三）心血管事件预防

1. 降压药物二级预防概述

荟萃分析表明降压治疗相比特定的药物对高血压的并发症（包括缺血

性心脏病）进行一级预防显得更为重要。降压中的联合用药是非常重要的一环。因此，没有任何证据支持缺血性心脏病（IHD）一级预防的初始降压治疗中的一类药优于另一类药物。相比之下，存在并发症，如 IHD、CKD 或复发性卒中的个体的二级预防中，并不是所有种类的药物都被证明是优选。

降压药物是否存在类效应（class effect）以及是否应该基于临床试验基础上每种药物单独考虑，结论尚不清楚。假设噻嗪类利尿剂、ACEI、ARB 存在类效应，即在机制和副作用上具有高度同质性，这是合理的。不过 CCB 和 β 受体阻滞剂更多的是异质性。另外，联合 ACEI 和 ARB 不能从心血管疾病事件中获益，而联合利尿剂或 CCB 却可以显著获益。

2. 降压药物分述

（1）噻嗪类药物。该类药物如氯噻酮、吲达帕胺可以显著降压并且预防脑血管疾病，在 MRC、SHEP、HYVET 等试验中得到了普遍证明。基于氯噻酮降压治疗有效的直接证据来源于 ALLHAT 试验。结果出来后，人们担心噻嗪类利尿剂是否会诱发高血糖和糖尿病，目前看来并非如此。

（2）β 受体阻滞剂。该类药物组成了降压药中具有异质性的一类药物，它存在对阻力血管以及心脏收缩性和传导性不同的效应。β 受体阻滞剂仍是心绞痛患者的标准治疗，尤其是那些没有禁忌证的既往心梗、伴或不伴心衰的左室功能障碍的患者。研究证明卡维地洛、美托洛尔、比索洛尔对改善心衰患者预后有效。

（3）ACEI 和 ARB。ACEI 对降低缺血性心脏病事件有效，被推荐为所有心梗后患者的用药；同时还能改善心衰、CKD 患者的预后。联合噻嗪类药物时，还可以降低复发性卒中的风险。HOPE（雷米普利）、EUROPA（培哚普利）、PEACE（群多普利拉）试验均证明了 ACEI 在降低心血管事件中的有效性。ONTARGET（雷米普利、替米沙坦）试验中，研究者发现两者获益相当，替米沙坦不劣于雷米普利；但二者联合副作用却增多，获益减少。

研究证明，多种 ARB 有利于降低缺血性心脏病的发生率或严重程度、延缓 2 型糖尿病肾病的进展和减少脑血管事件。通常情况下，医生都将其作为不能耐受 ACEI 患者的替代用药。在 VALUE 研究中，缬沙坦减少心血管事件与氨氯地平相当，不过在早期阶段治疗中氨氯地平治疗优势更为突出。

OPTIMAAL 研究中，氯沙坦对心梗的治疗未见正面结果回报，可能与剂量有关。而 VALIANT 研究中，缬沙坦被证明与卡托普利效果相当。TRANSCEND 研究表明替米沙坦耐受性良好，且可以从心血管死亡、卒中的复合终点中获益。

(4) 醛固酮受体拮抗剂。该类药物中的螺内酯和依普利酮的单独降压或联用其他降压药物可以对慢性和晚期心力衰竭（RALES 研究）、心肌梗死后左室功能障碍（EPHESUS 研究）以及轻微症状的慢性心衰（EMPHA-SIS-HF 研究）患者起到保护作用。其中 RALES 和 EMPHASIS-HF 研究中的大部分受试者患有缺血性心脏病。

(5) 钙通道阻滞剂。CCB 与其他降压药物存在异质性，对心肌的传导和收缩具有不同的影响。在 ALLHAT 研究中，氨氯地平同氯噻酮、赖诺普利对心血管事件的初级预防效果相当；在 ASCOT 研究中证实其优于 β 受体阻滞剂。而在 CONVINCE 和 INVEST 研究中，维拉帕米和氢氯噻嗪或阿替洛尔的一级预防效果相似。NORDIL 研究表明，地尔硫卓在降低全部心血管事件上与利尿剂、β 受体阻滞剂旗鼓相当。因此，CCB 可作为心绞痛的一线用药，但不推荐用于二级预防。相比于 ACEI 或 ARB，其对心衰预防未见获益。

(6) 直接肾素抑制剂。该类药物中的阿利吉仑单用降压或联合其他降压药均未见对心血管疾病的保护作用。ALTITUDE 研究中，在 ACEI 或 ARB 基础上加用阿利吉仑，由于肾功能不全、高血钾症、低血压和过多的卒中出现，试验中途被叫停。因此，目前一般建议避免该类药物与 ACEI 或 ARB 联合用药降压来预防心血管疾病发生。

(四) 血压目标

(1) 冠心病合并高血压的患者降压目标为<140/90mmHg，以此来作为心血管事件的二级预防是合理的（Ⅱa 类推荐，证据水平 B 级）。

(2) 更低的血压（<130/80mmHg）在一些冠心病、既往心肌梗死、卒中或短暂性脑缺血、等价的冠心病风险（颈动脉疾病、PAD、腹主动脉瘤）患者中是合适的（Ⅱb 类推荐，证据水平 B 级）。

(3) 冠心病患者伴有舒张压增高，并且有心肌缺血症状，降压速度宜缓慢；注意糖尿病患者或年龄>60 岁患者舒张压不宜<60mmHg。在脉压较大的年老患者，降低收缩压的同时也会造成舒张压过低（<60mmHg）。这就提醒临床医生及时评估那些引起心肌缺血的不利症状和体征（Ⅱa 类推荐，证据水平 B 级）见表 1-18。

(五) 稳定型心绞痛和冠心病血压管理

(1) 慢性稳定型心绞痛患者高血压治疗方案包括：①既往心肌梗死患者应使用 β 受体阻滞剂；②如果有既往有心肌梗死病史、左室功能障碍、糖尿病或慢性肾病应使用 ACEI 或 ARB；③和噻嗪类利尿剂。（Ⅰ 类推荐，证据水平 A 级）见表 1-19。

表1-18　降压目标值

降压目标值（mmHg）	适合条件	推荐级别和证据等级
<150/90	年龄>80岁	Ⅱa/B
<140/90	冠心病	Ⅰ/A
	急性冠脉综合证	Ⅱa/C
	心力衰竭	Ⅱa/B
<130/90	冠心病	Ⅱb/C
	心梗后、卒中/TIA	
	颈动脉疾病、PAD	Ⅱb/C
	腹主动脉瘤	

表1-19　缺血性心脏病患者降压药物治疗

	ACEI或ARB	利尿剂	β阻剂	非二氢吡啶类CCB	二氢吡啶类CCB	硝酸盐类	醛固酮受体拮抗剂	肼苯哒嗪/硝酸异山梨酯
稳定型心绞痛	1★	1†	1	2‡	2	1	2	
急性冠脉综合证	1★	1†	1§	2‡	2	2	2▌	
心力衰竭	1	1†	1†	1▌		2	1▌	2

备注：

1：可选药物；2：附加药、替代药或特殊适应证；

★：尤其是既往有心梗、左心室收缩功能障碍、糖尿病和有蛋白尿的慢性肾脏病

†：优先选用氯噻酮。合并心衰（NYHAⅢ–Ⅳ级）或慢性肾脏病 GFR<30ml/min•m² 者，可选用祥利尿剂；射血分数保留的心衰患者慎用；

‡：如果 β 阻剂使用有禁忌，可选用非二氢吡啶类 CCB 替代，但左室心功能障碍或心衰患者不宜使用；

§：静滴艾司洛尔或口服美托洛尔和比索洛尔；

▌若合并有左室功能障碍、心衰或糖尿病，可选用螺内酯或依普利酮；

▌卡维地洛、琥珀酸美托洛尔和比索洛尔

（2）如果没有既往心肌梗死病史、左室功能障碍、糖尿病或含蛋白尿的慢性肾病，联合使用 β 受体阻滞剂、ACEI 或 ARB 和噻嗪类利尿剂也应该考虑。（Ⅱa 类推荐，证据水平 B 级）。

（3）如果 β 受体阻滞剂有禁忌证或者产生不耐受的副作用，若无左室功能障碍时可以考虑使用非二氢吡啶类 CCB（地尔硫卓或维拉帕米）。（Ⅱa 类推荐，证据水平 B 级）。

（4）如果心绞痛或高血压难以控制，在 ACEI、β 受体阻滞剂和噻嗪类利尿剂基础上可加用长效钙拮抗剂。对有症状的冠心病合并高血压患者联合 β 受体阻滞剂和非二氢吡啶类药物（地尔硫卓或维拉帕米），需注意其增加心动过缓和心衰的风险。（Ⅱa 类推荐，证据水平 B 级）。

（5）稳定型心绞痛患者，血压目标为<140/90mmHg（Ⅰ类推荐，证据水平 A 级）；如果既往有卒中或短暂性脑缺血，或等价的冠心病危险因素（颈动脉疾病、PAD、腹主动脉瘤），可以选定更低的目标血压（<130/80mmHg）。（Ⅱb 类推荐，证据水平 B 级）

（6）高血压患者使用抗血小板或抗凝药物没有特殊的禁忌证，除非那些不受控制的正在抗凝或抗血小板的严重高血压患者，此时需要立即降压来减少出血风险。

（六）急性冠脉综合征患者高血压管理

（1）如果患者没有 β 受体阻滞剂使用禁忌证，ACS 的起始治疗中应该选用短效的没有内在拟交感活性的选择性的 β1 受体拮抗剂（酒石酸美托洛尔或比索洛尔）。β 受体阻滞剂应该在症状出现的 24h 内即开始口服用药（Ⅰ类推荐，证据水平 A 级）。若患者有持续性的缺血发作或者严重的高血压，可以考虑静脉滴注艾司洛尔（Ⅱa 类推荐，证据水平 B 级）。如果患者血流动力学不稳定或者存在失代偿的心力衰竭，应该延迟 β 受体阻滞剂的使用直到病情稳定（Ⅰ类推荐，证据水平 A 级）。

（2）ACS 患者的高血压，应该考虑使用硝酸盐类药物降压，缓解缺血或肺瘀血症状（Ⅰ类推荐，证据水平 C 级）。怀疑右室心肌梗死并且血流动力学不稳定的患者，应避免使用硝酸盐类药物。硝酸盐类药物起始治疗时优先选择舌下含服或静滴给药，如果有指征，可以做好长期使用的准备。

（3）如果 β 受体阻滞剂有禁忌证或者产生不耐受的副作用，若患者有持续性缺血症状可以考虑使用非二氢吡啶类 CCB（地尔硫卓或维拉帕米），前提是无左室功能障碍或心力衰竭。如果心绞痛或高血压在单用 β 受体阻滞剂没有控制时，在 ACEI 达到最优使用时，可以加用长效的钙拮抗剂

（Ⅱa 类推荐，证据水平 B 级）。

（4）如果患者有既往心肌梗死病史、持续性高血压、有左室功能障碍或心力衰竭的证据或者糖尿病，应该考虑加用 ACEI（Ⅰ类推荐，证据水平 A 级）或 ARBs（Ⅰ类推荐，证据水平 B 级）。为了降低左室射血分数保留的和没有糖尿病的 ACS 患者风险，可考虑使用 ACEI 作为一线用药（Ⅱa 类推荐，证据水平 A 级）。

（5）醛固酮受体拮抗剂用于心肌梗死后、左室功能障碍和心力衰竭或糖尿病的患者在已接受 β 受体阻滞剂和 ACEI 的基础上。使用时必须要监测血钾。如果患者血清肌酐男性≥2.5mg/dL，女性≥2.0mg/dL 或者血钾≥5.0mmol/L 时，应避免使用该类药物（Ⅰ类推荐，证据水平 A 级）。

（6）若 ACS 患者有心力衰竭（NYHA Ⅱ-Ⅲ级）或慢性肾脏病 GFR<30mL/min 时，相比噻嗪类利尿剂，可优先使用袢利尿剂。若患者使用了 β 受体阻滞剂、ACEI 和醛固酮受体拮抗剂，血压仍持续升高，可加用噻嗪类利尿剂（Ⅰ类推荐，证据水平 B 级）。

（7）血流动力学稳定的 ACS 患者目标血压推荐<140/90mmHg（Ⅱa 类推荐，证据水平 C 级）。出院血压目标选择<130/80mmHg 是合理的（Ⅱb 类推荐，证据水平 C 级）。降压速度宜缓慢，注意 DBP 不应<60mmHg，因为这会减少冠脉灌注和恶化心肌缺血。

（七）缺血源性心力衰竭患者高血压管理

（1）心力衰竭患者的高血压治疗应该包括危险因素的管理，如血脂异常、肥胖、糖尿病、吸烟和钠盐摄入以及运动监测（Ⅰ类推荐，证据水平 C 级）。

（2）能够改善射血分数减少心衰（HFrEF）患者预后的药物通常也能降压。患者应该使用 ACEI（或 ARBs）、β 受体阻滞剂（卡维地洛、琥珀酸美托洛尔、比索洛尔、奈必洛尔）和醛固酮受体拮抗剂（Ⅰ类推荐，证据水平 A 级）。

（3）噻嗪类利尿剂可用于降压和改善容量负荷及其相关症状。若患者有严重的心力衰竭（NYHA 分级Ⅲ-Ⅳ）或伴有严重的肾功能损伤（GFR<30ml/min），此时可以使用袢利尿剂，但其降压效果不如噻嗪类利尿剂。利尿剂的使用应该联合 ACEI 或 ARB 和 β 阻剂（Ⅰ类推荐，证据水平 C 级）。

（4）研究表明在射血分数减少的心衰患者中，ACEI 和 ARB（坎地沙坦、缬沙坦）效果相当，两者均可用于降压治疗（Ⅰ类推荐，证据水平 A 级）。

（5）射血分数减少（<40%）的心衰患者（NYHA 分级Ⅱ-Ⅳ）的治疗

方案中应该包括可以获益的醛固酮受体拮抗剂（螺内酯和依普利酮）。如果患者需要保钾时可以其代替噻嗪类利尿剂。合用 ACEI 或 ARB 时，若患者有肾功能不全，需经常监测血钾。如果患者血清肌酐（男性≥2.5mg/dl，女性≥2.0mg/dl）或者血钾≥5.0mmol/L 时，应避免使用该类药物。如果患者有顽固性高血压，可联合使用噻嗪类利尿剂和醛固酮受体拮抗剂（Ⅰ类推荐，证据水平 A 级）。

（6）非裔美国人射血分数减少的心衰（NYHA 分级Ⅲ-Ⅳ）患者治疗方案，除利尿剂、ACEI 或 ARB 和 β 受体阻滞剂外，可加用肼苯哒嗪和硝酸异山梨酯。其他人群也可能有此获益，但未被试验证明（Ⅰ类推荐，证据水平 A 级）。

（7）射血分数保留的心衰患者的高血压，推荐同时控制收缩压和舒张压（Ⅰ类推荐，证据水平 A 级）、房颤时的室率（Ⅰ类推荐，证据水平 C 级）以及肺瘀血和外周水肿（Ⅰ类推荐，证据水平 C 级）。

（8）射血分数保留的心衰患者的高血压使用 β 受体阻滞剂、ACEI、ARB 或 CCB 可能会有效减轻心衰症状（Ⅱb 类推荐，证据水平 C 级）。

（9）缺血性心脏病中，有肺水肿的急性高血压治疗原则与 STEMI 和 NSTEMI 相似（Ⅰ类推荐，证据水平 A 级）。如果患者血流动力学不稳定，应该推迟用药直到心衰稳定控制。

（10）射血分数减少的心衰患者的高血压治疗应避免使用非二氢吡啶类 CCB（如维拉帕米、地尔硫卓）、可乐定、莫索尼定、肼苯哒嗪（Ⅲ类推荐，无获益；证据水平 B 级）。α 受体阻断剂仅在其他降压药物达到最大剂量血压仍不理想时使用。在这些药使用时需慎用非甾体类抗炎药，因为它可以影响血压、容量状态和肾功能（Ⅱa 类推荐，证据水平 B 级）。

（11）目标血压推荐为 140/90mmHg，但可以考虑进一步降低为 130/80mmHg。冠心病合并心衰的患者有心肌缺血证据时，其高舒张压降压宜缓慢。脉压较大的老年人的高血压，降低收缩压时可能引起舒张压过低（<60mmHg）。这就提醒临床医生谨慎评估那些引起心肌缺血和恶化心衰的不利症状和体征（Ⅱa 类推荐，证据水平 B 级）。80 岁以上的老年人应该检查体位性血压的改变，收缩压<130mmHg 和舒张压<65mmHg 的情况应予以避免。

【女性高血压的特点和治疗】

高血压是目前公认的心脑血管疾病最重要危险因素。同样，对女性来说，高血压也是心脑血管病的重要危险因素。心血管病是发达国家和大多数发展中国家女性死亡的首要原因。由于女性特殊的生理特点，女性高血压患者在许多方面存在特殊性。受月经、生育、绝经等多方面影响，女性高血压较男性更复杂。为了关注女性高血压患者的疾病进程，有必要进一步了解女性高血压的特点以及相应的治疗策略。

（一）流行病学

血压的性别差异在青少年期开始出现，男性收缩压高于女性。2010年根据我国11余万儿童青少年血压调查数据计算出的血压测量标准中，12岁儿童高血压定义为男性>124/78mmHg，女性>122/78mmHg；男女血压差距逐渐增大，青少年高血压定义为男性>132/80mmHg，女性>124/78mmHg。女性高血压的脉压是大于男性的。

高血压的性别差异还表现在患病率。2013年美国心脏病和卒中统计数据显示，未绝经女性的高血压患病率低于同龄男性，但这一优势在绝经后消失。绝经后女性高血压患病率随年龄逐渐升高，且血压增高速度超过男性，控制率却逐渐下降。有研究报告，54岁前男性患病率高于女性，55~64岁男女患病率相当，超过65岁的女性患病率和发病率高于男性，且随年龄增加差距更明显。具体到我国，2010年中国疾病预防控制中心慢性非传染性疾病预防控制中心进行的高血压抽样调查显示，估计成人高血压患者达3.3亿，成年女性患病率为31.8%，东、中、西部依次降低，城乡无显著差异。我国<55岁女性的高血压患病率低于男性，但≥55岁者患病率高于男性。女性患者中高血压1级、2级者所占比例低于男性，但理想血压及高血压3级的比例较高。我国女性高血压的治疗率（27.7%）和控制率（6.5%，18~44岁者更低，仅为3.8%）显著低于发达国家。

（二）危险因素和并发症

与同龄男性相比，肥胖和超重发生率的增长速度在绝经后女性更快，并且更多地发生于女性高血压患者。关于其机制，目前仍存在争议，交感神经系统过度活跃、胰岛素抵抗、瘦素抵抗、肾素—血管紧张素系统（RAS）过度激活和钠尿肽活性受损与此相关。

左室收缩和舒张功能也存在性别依赖性。在慢性压力负荷增加时，性别可能影响心脏的耐受能力。女性高血压患者的左室肥大与高射血分数相关性更大。

女性特有的妊娠也会影响其高血压和心血管风险。有荟萃分析显示，子痫前期使高血压病风险增加4倍，并使心血管疾病风险加倍。

有研究显示，在心力衰竭（心衰）患者中，女性高血压患病率大于男性（72%对61%），提示心衰病因存在性别差异，高血压是女性患者发生心衰的一个最重要危险因素。并且，心衰特点也存在性别差异。有研究显示，尽管心衰总体患病率在男女间并无差异，但男性左室收缩功能障碍的发生率是女性的 2.5 倍（5.5%对 2.2%）。然而，女性中保留射血分数的心功能不全（舒张性心功能不全）更常见。弗雷明汉（Framingham）心脏研究显示，女性高血压患者心衰后的 5 年生存率高于男性（31%对 24%）。

（三）治疗

1. 药物选择

降压药物对男、女性高血压疗效相似。《中国高血压防治指南（2010年修订版）》推荐，CCB、ACEI、ARB、β 受体阻滞剂和利尿剂均可作为初始和维持用药，应根据患者危险因素、亚临床靶器官损害及合并症情况，优先选择某类降压药。

但药物作用及不良反应在男、女性间是存在差异的。HOT 和 TOMHS研究中，女性高血压患者报告不良反应的比例高于男性。须注意，ACEI 和ARB 因其致畸作用而对妊娠女性禁用，并慎用于计划妊娠者。另外，前者的干咳不良反应在女性中发生率是男性的 3 倍，应用时应注意。噻嗪类利尿剂对大多数女性患者来说仍是主要治疗用药，对于绝经后女性，该类药物可减少骨质流失和臀部骨折的发生风险，并且小剂量利尿剂引起血糖升高、尿酸代谢异常及临床事件增多的可能性很小。女性和男性高血压患者均存在性功能减退，发生率为 17.2%~90.1%，高于血压正常女性（4.7%~41.1%）。有研究显示，对女性高血压患者，在降压达标基础上，非洛地平和厄贝沙坦治疗 1 年改善性功能和一些氧化应激指标的作用有优于非洛地平与美托洛尔联用的趋势。

β 受体阻滞剂可改善交感神经兴奋性对高血压的影响，对于情绪易波动的女性高血压患者具有优势。ACEI 或 ARB 可改善低雌激素水平诱发的RAS 系统激活。ACEI 或 ARB+CCB 的联合方案可能可作为绝经后高血压女性的主流治疗。

关于激素替代治疗，目前并无明确证据。多数情况下，激素替代治疗不能降低绝经后血压水平。激素替代治疗可能会增加心血管疾病、血栓和癌症风险。目前不推荐激素替代治疗用于绝经女性的心血管疾病预防和高血压患者的辅助降压。

2. 不同生理阶段的治疗

（1）青少年。对女性青少年高血压，首先应进行非药物治疗，增加有氧锻炼、减少静态活动时间。女性患者由于运动少、过量摄入碳水化合物，体重增加趋势突出，因此控制和减轻体重显得更重要。要强调控制糖类及可乐类饮料摄入，调整饮食结构，限盐、少食油炸食品，同时还要限酒和注意心理平衡。青少年高血压表现出单纯舒张期高血压。如出现高血压临床症状、靶器官损害、非药物治疗无效以及诊断为继发性高血压，须开始药物治疗。

（2）生育年龄。月经中的高血压患者可周期性使用小剂量利尿剂（经前1~2d、经期和经后1~2d），并加用镇静剂调节血压。应用口服避孕药（OC）与轻度血压升高相关，部分女性会新发高血压。护士健康研究显示，与未使用OC的女性相比，使用OC者发生高血压的风险升高［相对危险（RR）为1.8］，但绝对风险仍较低，OC相关性高血压发生率为41.5例/1万人·年。OC升血压的作用是可逆的，但也可能会引起高血压进展或恶化，使用时间延长可增加对高血压的易感性。因此，使用OC期间应规律监测血压。2013年欧洲高血压学会/欧洲心脏病学会（ESH/ESC）在高血压指南中建议，大于35岁的女性使用OC时应评估心血管风险，包括是否有高血压。不建议血压未控制的女性使用OC。

（3）妊娠。对于妊娠高血压，非药物策略（限盐、富钾饮食、适当活动、情绪放松）是治疗基础。妊娠期间降压的主要目的是保证母亲和胎儿安全及妊娠顺利进行，没有证据显示对轻中度高血压女性采用药物降压可显著获益。2013年ESH/ESC高血压指南推荐，妊娠期血压≥160/110mmHg时应用降压药物治疗。《中国高血压防治指南（2010年修订版）》推荐，接受非药物治疗后，血压≥150/100mmHg时应开始药物治疗，目标血压为130~140/80~90mmHg。对妊娠合并高血压者，推荐甲基多巴、拉贝洛尔以及拥有妊娠期应用证据的硝苯地平；β受体阻滞剂拉贝洛尔以及美托洛尔平片仍是妊娠期推荐使用的降压药物。利尿剂因引起羊水减少应慎用。妊娠女性禁忌应用ACEI及ARB，肾素抑制剂阿利吉仑对妊娠的影响虽无证据，但因同属RAS抑制剂也应避免使用。

（4）哺乳。1级高血压母亲如希望母乳喂养，可在密切关注血压的情况下短期哺乳，终止喂养后重新评估是否需药物治疗。婴儿经母乳暴露于甲基多巴的可能性小，该药被认为安全。阿替洛尔和美托洛尔可能会对婴儿造成影响，拉贝洛尔和普萘洛尔经母乳喂养作用于婴儿的可能性小。尽管利尿剂在乳汁中浓度低，但多数会减少母乳分泌量甚至闭乳。CCB在乳汁中浓度低，较安全。哺乳期禁用ACEI和ARB等RAS抑制剂。

总之，应认识到女性与高血压相关的生理和病理特点以及有别于男性之处，在一些情况下应将女性作为一组特殊高血压人群对待，采用合理的治疗方案，提高女性高血压患者的降压达标率，减少心脑血管事件。

【脑卒中患者的降压治疗】

脑卒中是由于脑动脉闭塞或破裂而引起的脑部血液循环障碍，我国每年死于脑卒中患者超过 100 万人，70%~80%脑卒中病人都有高血压或高血压病史，研究证实高血压与脑卒中有密切的关系。虽然降压治疗有助于预防大多数出血性脑卒中，但在预防缺血性卒中方面的效果欠佳，这可能与降压引起脑灌注压的改变有关，所以如何安全、有效地控制高血压成为脑卒中治疗的焦点。

(一) 脑卒中急性期的降压治疗

脑卒中急性期血压升高可能是多方面的原因：包括原发性高血压病、脑卒中后应激性刺激、膀胱充盈、疼痛、情绪激动、隐性高血压以及机体本身对脑缺氧和颅内压增高的生理反应。此时应如何降压，血压控制的最佳水平是多少，一直是神经科与心血管科医生争论的问题。一般认为在脑卒中急性期时血压管理的原则如下：最好在急性缺血性卒中后至少 7~14d 或 1 个月以后，在脑侧支循环稳定的前提下进行长期的降压治疗，以保持足够的脑血流灌注为主要目标；而出血性脑卒中或有心脏病和其他临床情况时，有必要给予降压药物。

1. 缺血性脑卒中急性期的降压治疗

在多数情况下，缺血性脑卒中的病人一般没有持续明显的血压升高，而轻中度血压代偿性的升高有助于维持缺血区域的血液灌注，并且在 1~2d 后升高的血压会自动下降，对病人的临床过程无严重影响；而过度的降压治疗可因降低脑灌注压而导致患者病情的恶化。

所以欧洲卒中促进会缺血性脑卒中预防和治疗建议认为缺血性脑卒中急性期不应常规给予降压治疗，即在梗死 10h 内，当血压低于 160~220/90~110mmHg，平均动脉压低于 120~140mmHg 时不需要应用抗高血压药物，以免影响脑灌注导致病情恶化。但在以下情况可以适当降压。

根据美国卒中学会卒中委员会（ASA）缺血性卒中患者的早期处理指南（2003 年），当 SBP>220mmHg，DBP>120mmHg 时，建议给予降压治疗。

推荐的药物有：

①卡托普利 6.25~12.5mg 口服或肌注。

②拉贝洛尔 5~20mg 静脉注射。

③乌拉地尔 10~50mg 静脉注射，然后 4~8mg/h 静脉滴注。

④可乐定 0.15~0.3mg 皮下或静脉注射，此类药物既可稳定降压，同时

可以改善脑血管痉挛及所引起的脑缺血。

⑤双肼酞嗪 5mg 加美托洛尔 10mg 静脉注射。

⑥如 DBP>140mmHg 时，可予硝普钠 0.5~1.0μg/（kg·min），根据血压情况调整剂量，将血压逐步调整至 180/100mmHg 左右，但不宜低于发病前的血压水平。

如果患者需要行溶栓治疗或急性期血肿清除，则应该将血压控制在 SBP<180mmHg 或 DBP<100mmHg，减少潜在出血的危险性。

有其他可危及生命的并发症如夹层动脉瘤、急性心力衰竭、心肌缺血、急性心肌梗死时，可予硝酸甘油 5mg 静脉注射或硝普钠 1μg/（kg·min），维持血压于 180/100mmHg 左右。

2. 出血性脑卒中急性期的降压治疗

脑卒中后高血压很常见，80%以上的患者在 24h 内血压增高>160/95mmHg，出血性脑卒中较缺血性脑卒中血压增高更为明显，国际高血压学会急性脑卒中时高血压处理意见认为适当的降压治疗可降低血肿发展和再出血的危险，故建议比脑梗死患者更积极控制血压，但血压迅速降低也可引起脑灌注不足，因此需要参考病前有无慢性高血压、颅内压（ICP）、年龄、出血原因和发病时间来选择用药。

当血压超过 220/120mmHg 时，可以给予拉贝洛尔 5~20mg 静脉注射，但降压不宜过快，应使血压逐渐下降至安全水平，较保守的降压目标是使血压下降 20%~25%，即以往血压正常者降至 160~170/95~100mmHg，慢性高血压患者降至 180~185/100~105mmHg。

当血压高于 240/140mmHg 时，可给以硝普钠或拉贝洛尔降压；如果血压低于 180/105mmHg，但颅内压增高时，可选用培哚普利（雅施达）、洛丁新等治疗。一般来说出血性脑卒中急性期的降压治疗应选用硝普钠、硝酸甘油、拉贝洛尔等对脑血流无明显影响的降压药，禁用利血平和甲基多巴等中枢抑制剂和 β 受体阻滞剂。

（二）脑卒中慢性期的降压治疗

脑卒中慢性期病情已逐渐稳定或趋于恢复阶段，此时除继续改善脑循环、促进神经细胞代谢、加强瘫痪肢体功能锻炼等康复治疗外，已有大量证据支持脑卒中非急性期降压治疗的益处，故适当的应用降压药物是非常必要的。

首先，脑卒中患者仍然是高血压患者，积极降压治疗可以保护机体靶器官；其次，中国的脑卒中再发比例为 27%，居世界第一位，而积极有效的降压是控制再发率的有效措施。故一旦病情稳定，应结合脑卒中患者有无心脏病、糖尿病等情况选择作用缓和、长效、能增加脑血流量的降压药，即治疗个体化。

预防再卒中发生的降压治疗原则归纳如下：

①降压要缓慢、持久和平稳，最好选用长效降压制剂，保持24h的平稳降压，减少血压波动对于保护脑血管、减少再发事件至关重要。

②不加重其他心血管危险因素。

③有降压以外的心脑血管保护作用，如保护缺血后的脑组织，有利于神经细胞的再生等。

④不降低脑血流量。

⑤单种降压药物小剂量开始，缓慢递增剂量或联合治疗，争取将血压控制在<140/90mmHg，舒张压不低于65mmHg。

总之，针对脑卒中高血压治疗应以维持脑灌注压、预防脑卒中复发为目的，在充分评估患者的临床情况基础上，按个体化原则，谨慎地选择合理的药物。

【高血压药物的联合应用】

目前高血压的发病率呈逐年上升趋势，治疗的现状很严峻，高血压的控制率仍较低。研究表明中国18岁以上成人的高血压患病率为18.8%，患病人数超过1.6亿，高血压的知晓率为30.2%，治疗率为24.7%，而控制率为6.1%。多至2/3的患者需联合用药来控制血压。UKPDS和HOT等研究表明，大多数患者需两种或更多的药物来使血压达到目标，尤其对初始血压较高、存在靶器官损害或相关疾病的患者更需联合用药。因此高血压的联合用药得到大家的高度重视。

《中国高血压防治指南》提出，2级及2级以上高血压患者常需联合应用降压药以使血压达标。

（一）联合用药的重要意义

高血压是心血管病的独立危险因素，常与胰岛素抵抗、血脂异常、糖尿病、超重或肥胖合并存在，与脑卒中、冠心病等心脑血管事件相关，因此使高血压患者的血压达标，可明显降低心血管病的死亡率和致残率。但正因为高血压是一种多因素的疾病，涉及肾素—血管紧张素—醛固酮系统、交感神经系统、体液容量系统等多个方面，因此不易控制。大型临床研究HOT、VALUE研究均表明单药治疗有效者只有近1/3。单一药物只能对高血压的其中一种机制进行调节，所以疗效不佳，且血压降低后会启动反馈调节机制，使血压回升，药物加量至剂量—反应性平台后，再增加剂量不会增加疗效，且导致不良反应增加。因此对单药治疗不能满意控制血压，或血压水平较高的中、重度高血压，应予联合用药。

美国 JNC8 降压治疗方案指出，2 级以上高血压（≥160/100mmHg）多数需 2 种以上降压药联合应用。通常为噻嗪类利尿剂加 ACEI 或 ARB 或 β 受体阻滞剂或 CCB 并且血压比目标血压>20/10mmHg 以上，初始治疗即应两种药物联用。WHO/ISH 强调 30%病人需要 3 种或更多的降压药治疗。联合用药可使有效率增至 75%~90%，并增加患者的依从性。研究表明当两药联用时，其降压幅度基本是两种单药降压幅度之和，此时联合用药具"相加效应"，而不良反应较两种单药之和小，即相互抑制另一药物引起的不良反应。此外联合用药有利于多种危险因素和并存疾病得到控制，保护靶器官，减少心血管事件。

（二）联合用药的原则

联合用药时药物搭配应具有协同作用，应为两种不同降压机制药物联用，常为小剂量联合，以降低单药高剂量所致剂量相关性不良反应，副作用最好相互抵消或少于两药单用。为简化治疗，提高患者依从性，联用药物需服用方便，每日一次，疗效持续 24h 以上。选择药物时还应注意是否有利于改善靶器官损害、心血管病、肾脏病或糖尿病，有无对某种疾病的禁忌。

联合用药有各药按需剂量配比处方和固定配比复方两种方式。治疗开始采用小剂量单一用药的优点在于能够发现病人对哪种药物反应最佳，但降低了治疗的依从性。Progress 试验表明起始治疗采用联合用药是有效的。如血压控制不满意，可加大剂量或小剂量联合应用第三种药物。

ACEI 或 ARB 可预防肾脏疾病的进展，是合适的初始用药。常规推荐利尿剂或其他降压药与一种 ACEI 或 ARB 联合应用。

有很多临床试验支持以下药物组合的有效和很好的耐受性：利尿剂和 β 受体阻滞剂；利尿剂和 ACEI；利尿剂和 ARB；二氢吡啶类钙拮抗剂和 β 受体阻滞剂；钙拮抗剂和 ACEI；钙拮抗剂和 ARB；钙拮抗剂和利尿剂；α 受体阻滞剂和 β 受体阻滞剂。必要时亦可联合中枢性降压药。绝大多数糖尿病病人至少应用 2 种药物。在很多高血压合并肾脏疾病患者，90%以上需 3 种或更多不同药物最小剂量的联合治疗，以达到血压目标值。

两类或更多降压药联合用药示例：

（1）噻嗪类利尿剂和 β 受体阻滞剂。用于无并发症、无靶器官损害的高血压患者。小剂量合用对血糖、血脂和尿酸影响不大。

（2）噻嗪类利尿剂和 ARB。用于高血压合并心力衰竭、高血压合并左室肥厚、单纯收缩期高血压。

（3）噻嗪类利尿剂和 ACEI。用于高血压合并心力衰竭、单纯收缩期高血压和老年人高血压。ACEI 抑制 RAAS，使 AngII 减少，继发性醛固酮减少，尚减少利尿剂产生的副作用。

（4）CCB（二氢吡啶类）和利尿剂。用于单纯收缩期高血压和老年人高血压。两者均可兴奋交感神经系统。理论上无相加降压作用，临床试验联合应用较单药疗效增加。

（5）CCB（二氢吡啶类）和 β 阻滞剂。用于高血压并冠心病。降压有叠加作用，并中和彼此触发的反馈调节。

（6）CCB（二氢吡啶类）和 ACEI。适用于高血压肾病，高血压合并冠心病，高血压伴动脉粥样硬化。两药联用有效控制率可达 80% 以上，ACEI 抑制 CCB 心动过速和踝部水肿的副作用。

（7）CCB（二氢吡啶类）和 ARB。适用于高血压肾病，高血压合并冠心病，高血压伴动脉粥样硬化。

（8）β 阻滞剂和 ACEI。适用于高血压并心肌梗死，高血压并心力衰竭，高肾素型高血压。二者均作用于肾素、血管紧张素系统，理论上合用无明显协同作用。

（9）ACEI 和 ARB。适用于高血压伴糖尿病肾病，减少蛋白尿优于单药治疗。

（10）α 受体阻滞剂和 β 受体阻滞剂。用于急进性高血压。β 受体阻滞剂抵消 α 受体阻滞剂的反射性心动过速，而后者抵消前者所致的代谢异常。合用降压作用协同放大。

（11）噻嗪类利尿剂+保钾利尿剂。保持钾的平衡。

（12）其他。ACEI+CCB+利尿剂；ARB+CCB+利尿剂；ACEI+β 受体阻滞剂+利尿剂；ARB+β 受体阻滞剂+利尿剂；ACEI+β 受体阻滞剂+CCB；β 受体阻滞剂+钙拮抗剂+利尿剂。

高血压联合用药搭配有多种组合，应根据患者的不同的临床情况而制定方案。

联合用药时应个体化，应考虑每个患者的用药史、合并的其他疾病、基线血压水平、有无靶器官损害和危险因素。在低剂量两药联用后，如血压未达标，可有两种方案，一为加用小剂量第三种药物，另一种方法为继续用原两种药，并加至最大量。如血压仍未达标，三种药物加至有效剂量。

（三）ARB 和噻嗪类利尿剂合用

ARB 和噻嗪类利尿剂两者合用具有明显的优势。

1. 噻嗪类与 ARB 联用对 RAAS 和容量机制进行双重阻断

血管紧张素 II 与血管紧张素 II 受体 AT1 结合，引起血管收缩、醛固酮分泌、心肌增生、氧化应激和炎症反应。ARB 阻断血管紧张素 II 与 AT1 的结合，起到降压和靶器官保护作用。噻嗪类利尿剂抑制远曲小管近端和亨利氏袢升支远端，抑制钠重吸收，间接减少血浆容量起到降压作用。

2. ARB 和利尿剂具有协同作用

利尿剂因减少血容量而激活 RAAS，而 ARB 能抑制 RAAS，从而产生协同降压作用。

3. ARB 可减少利尿剂引起的醛固酮增加而导致的低钾不良反应

噻嗪类抑制远端输尿管对尿酸的排泄，从而产生高尿酸血症，而有的 ARB 可能通过促进远端输尿管对尿酸的排泄而纠正噻嗪类所致的血尿酸增高。

ACEI 和 ARB 同为 RAAS 系统阻断剂，与利尿剂联合应用有协同降压作用。但 ACEI 不能完全阻断血管紧张素 II 的生成，因为通过心脏糜酶、紧张肽、CAGE 等旁路亦可生成血管紧张素 II，此外 ACEI 抑制缓激肽等降解，使咳嗽、血管神经性水肿发生率增加，降低患者用药的依从性。ARB 可避免这些不利影响。

（四）循证医学

国内外大量大型抗高血压临床药物研究充分表明了联合降压的有效性和益处。

2005 年 5 月公布的 INCLUSIVE 研究是对老年患者、糖尿病、代谢综合征和不同人种进行的抗高血压研究，结果表明依贝沙坦和氢氯噻嗪固定剂量联合治疗使 77% 的患者收缩压达标，83% 的患者舒张压达标，两者均达标者为 69%。

1998 年进行的一项病例数达 871 例轻中度高血压患者的双盲随机安慰剂对照研究表明，治疗 8 周后，复代文降低收缩压和舒张压分别达 11.8mmHg 和 16.5mmHg，明显优于单用氢氯噻嗪或缬沙坦。对 690 例患者进行随机双盲平行组研究，予结果表明缬沙坦 80mg/缬沙坦 80mg+氢氯噻嗪 12.5mg 和氨氯地平 5~10mg 疗效相当，而缬沙坦/缬沙坦+氢氯噻嗪不良反应发生率（1.5%）显著低于氨氯地平（5.5%，p=0.006）。

COSIMA 研究选择 464 例经氢氯噻嗪 12.5mg 无效的轻中度高血压患者，分别予安博诺（厄贝沙坦 150mg+氢氯噻嗪 12.5mg）与缬沙坦 80mg+氢氯噻嗪 12.5mg 比较，结果前者联用用药的疗效显著优于后者，两组差异在清晨更为明显，这可能与厄贝沙坦有更长的药物作用时间有关。此研究表明，不同的 ARB 的选择决定了联合治疗的疗效。对中国的高血压患者的研究表明，安博诺治疗轻中度原发性高血压，8 周时舒张压<85mmHg 的达标率为 83.59%。

VALUE 研究对比氨氯地平加氢氯噻嗪与缬沙坦加氢氯噻嗪，结果表明缬沙坦比氨氯地平能更好地降低高危高血压患者新发糖尿病的发生率，氨氯地平加利尿剂能使血压降得更低一些，致死及非致死心梗事件明显低于缬沙坦加利尿剂。这表明不同的药物组合获益不同。

LIFE 研究表明，虽然血压降低非常重要，但在血压降幅相同的情况下，以氯沙坦为基础的联合治疗方案能提供额外的益处。LIFE 是一项前瞻性、随机、双盲、平行研究，入选血压为收缩压 160~200mmHg 和/或舒张压 95~115mmHg 之间，随机分配接受氯沙坦或阿替洛尔初始治疗，降压疗效不足的情况下加用氢氯噻嗪。结果显示在血压降幅相似的情况下，与阿替洛尔组比较，氯沙坦组显著降低致死和非致死性卒中发生危险达 25%，降低心血管死亡、心肌梗死或脑卒中发生危险 13%，并使房颤减少 33%，新发糖尿病减少 25%，左室肥厚改善要比阿替洛尔组明显。还有其他一些试验如 ANBP2、SCOPE、MOSES 和 ASCOT 等，都提示不同降压方法对临床转归的不同影响。

2005 年 9 月的欧洲心脏病学会年会上公布的 ASCOT-BPLA 研究是至今为止规模最大、在高血压并且至少合并其他三项危险因素的人群中评价不同降血压治疗方案长期有效性的临床研究。入选的血压标准为 ≥160/100mmHg（未接受降压治疗）或 ≥140/90mmHg（接受降压治疗），目的是比较传统的 β 受体阻滞剂阿替洛尔+噻嗪类利尿剂苄氟噻嗪的联合治疗与钙拮抗剂氨氯地平+ACEI 培哚普利（雅施达）联合治疗有效性，平均随访5.5 年，结果氨氯地平+培哚普利联合治疗的降压效果优于阿替洛尔+苄氟噻嗪的联合治疗，研究结束时氨氯地平合用培哚普利、阿替洛尔合用苄氟噻嗪的比例分别为 85.7% 和 91.4%.与阿替洛尔+苄氟噻嗪组比较，氨氯地平+培哚普利组所有原因病死率和心血管病病死率分别下降 11% 和 24%。卒中发生率下降 23%、冠脉事件下降 16%、新发糖尿病下降 23%，且表明氨氯地平+培哚普利的联合治疗具有对血糖、血脂、血清肌酐有益、钙拮抗剂抗动脉粥样硬化等降压以外的疗效。因此联合用药时尽可能发挥各药降压作用以外的优势。

各类抗高血压药物都具有应用的优势人群。钙拮抗剂的优点包括：对低肾素活性和老年患者有较好的降压效果；高钠摄入不影响疗效；适用于合并糖尿病患者；具抗动脉粥样硬化作用；较 ACEI、利尿剂、β 阻滞剂更能降低脑卒中的相对危险。HOT-CHINA 研究，共入选 5 万多例中国高血压病人，10 周时 44.3%使用波依定 5mg 达标，39.1%需合用小剂量 β 阻滞剂或 ACEI 达标。

同种抗高血压药间又有不同的特点，如替米沙坦是唯一一个激活 PPARr 的 ARB，PPARr 是一种核激素受体，能提高胰岛素敏感性，降低血脂和脂肪酸水平，减轻血管和脂肪组织的炎症反应，抑制动脉粥样硬化进展和减轻中心性肥胖和脂肪的重新分布。厄贝沙坦仅有非常弱的激活 PPARr 作用，其他 ARB 均不能激活 PPARr。LIFE 研究表明，氯沙坦可减少新发房颤发生率，可能是其对特定心房肌作用的结果，这种心肌组织存在 AT1 受体，或者是心房容积减少的间接作用。此外，氯沙坦被发现有降低尿酸作用，机制在于氯沙坦分子具有阻断尿酸重吸收的作用。因此氯沙坦与利尿剂联用可以抵消氢氯噻嗪或吲达帕胺引起的尿酸升高。

国内最大规模的随机、双盲、安慰剂对照的抗高血压临床试验 FEVER 研究入选患者至少具有 1 个或 2 个危险因素，氢氯噻嗪导入期平均血压为 159/93mmHg，随访 6 月后，安慰剂联合利尿剂组平均血压 142.5/85mmHg，非洛地平联合利尿剂组为 137.3/82mmHg；随访 60 月结束时，安慰剂组收缩压（<140mmHg）和舒张压（<90mmHg）达标率分别为 43.5%和 70.2%，非洛地平组分别为 55.4%和 79.0%，与安慰剂组比较，非洛地平组主要终点事件脑卒中、发生率下降 28%、心血管事件发生率下降 28%、所有心脏事件下降 34%、冠脉事件下降 32%、全因死亡率下降 30%、心血管病死亡率下降 32%。因此联合非洛地平联合利尿剂有叠加效应，具有更高的达标率，更好地降低心血管病的发生率和病死率。

ASCOT 的基础用药是 ACEI+CCB（培哚普利和氨氯地平），LIFE 的基础用药是 ACEI+利尿剂（氯沙坦和氢氯噻嗪），均优于 β 受体阻滞剂+利尿剂组合（阿替洛尔+氢氯噻嗪）。

（五）总结

在单药难以控制或中重度的高血压患者，联合药物治疗可控制大多数患者的血压；联合治疗显著改善高血压的控制率，减少心血管发病率和病死率。

附：高血压治疗联合用药的指南建议（ESH/ESC2013）

欧洲心脏病学会与欧洲高血压学会基于几项大型的临床试验及研究结果，公布了该指南内容。在联合用药治疗方面，指南结合 ADVANCE 试验，FEVER 研究以及 ACCOMPLISH 研究的研究结果，对多种联合用药方

案进行了等级推荐。现从中摘取部分重要内容供参考。（见表1-20）

联合用药推荐组合：图1-2显示，在联合用药方面，新指南推荐5种

表1-20　高血压治疗联合用药指南推荐（ESH/ESC2013）

推荐	类别	水平
推荐使用利尿剂（噻嗪类，氯噻酮和吲达帕胺）、β受体阻滞剂、钙拮抗剂、ACEI和ARB进行抗高血压的起始和维护治疗，单一用药或联合用药均可。	I	A
经临床试验证在某些特定情况下有疗效，或对特定器官伤疗效较好的药物可作为首选药物	LLa	C
基线血压水平较高或心血管风险较高的患者，起始治疗可采取双联疗法	LLb	C
不推荐两种RAS拮抗剂联合使用，应弃用该组合	III	A
可考虑采用其他药物组合，疗效可能与BP降低水平成正比，不过应优先考虑经临床试验证有效的组合	IIa	C
高血压患者药物依从性较低，推荐采用包含两种固定剂量高血压药物的复方药物，可提高依从性	IIb	C

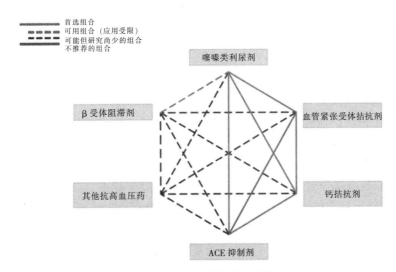

图1-2　联合用药推荐组合

注：虽然临床上维拉帕米与地尔硫卓有时会和β受体阻滞剂联合用于改善永久性房颤患者心室率控制，但一般情况下β受体阻滞剂只可与二氢吡啶类钙拮抗剂联合使用

联合用药方案为首选组合：噻嗪类利尿剂联合 ARB；噻嗪类利尿剂联合 CCB；噻嗪类利尿剂联合 ACEI；CCB 联合 ACEI；CCB 联合 ARB。不推荐联合使用ACEI 类药物与 ARB。

【高血压合并糖尿病患者的降压药选择】

高血压和糖尿病都是心血管和肾脏病变的重要危险因子，据统计，大约有 75% 的 2 型糖尿病患者合并高血压，大约有 15% 的高血压患者合并糖尿病。

高血压可使糖尿病患者的心血管危险提高近 2 倍，糖尿病也可使高血压人群的心血管危险增加 2 倍，二者并存的心血管危害的净效应是普通人群的 4~8 倍。

研究表明，对于高血压合并糖尿病患者，严格控制血压可以减少心血管事件的发生，控制高血压的成效强于血糖控制。那么该如何制订降压给药方案呢？

（一）高血压合并糖尿病血压控制治疗原则

ASH 强调，高血压伴糖尿病治疗重点应同时包括降低血压和控制蛋白尿，最大限度地降低心—肾终点事件危险，目标血压<130/80mmHg。因在任何血压水平下，蛋白尿越严重，肾脏终点事件危险越高，治疗后最初 6 个月蛋白尿下降程度与心血管预后高度相关。

在改变生活方式的基础上，所有高血压合并糖尿病患者均应给予 ARB 或 ACEI 起始治疗。ARB 或 ACEI 应在治疗一个月内加至达标所需最大剂量。若 ACEI 类药物用后出现咳嗽等不良反应，应换用合适剂量的 ARB 类药物。

当然，对于高血压糖尿病患者来说，仅仅降压是不够的。研究表明，蛋白尿每减少 50%，心血管复合终点和心力衰竭危险减少 18% 和 27%。

ASH 建议，应在起始治疗 6~12 个月内，蛋白尿水平下降 30% 可有效减少心血管事件，延缓心衰进展，减少肾脏终点事件。

（二）高血压合并糖尿病药物选择建议

治疗高血压伴糖尿病理想降压药物应符合以下标准：最好的临床疗效（强效降压，最大程度减少蛋白尿）；最少的不良反应；最低的治疗成本。

1. ACEI

ACEI 有益于糖代谢，改善胰岛素抵抗，保护肾功能，可减少心血管事件，被列为绝对适应证与首选。

ACEI 使死亡、透析、肾脏移植的终点危险下降 50%。但咳嗽、双肾功能狭窄、外周血管病等禁用。

2. ARB

对于 ACEI 不能耐受的病人（咳嗽、血管神经性水肿、过敏等）往往可以耐受 ARB。ARB 升高血钾的作用较 ACEI 轻。ARB 对 2 型糖尿病具有良好的肾保护作用，而 ACEI 在这一组人群尚无大样本临床研究证据。

对合并 1 型或 2 型糖尿病的轻重度高血压病人，选择 ACEI 类药物作为一线治疗对多数病人是合理的。对有微量蛋白尿或临床肾病的病人，可选择 ACEI 药物或 ARB 作为一线治疗以预防肾病的进展。

3. CCB

是收缩期高血压首选，长效者更佳，可减少心血管事件，无代谢副作用，少数患者有头痛或下肢水肿。

4. 其他药物

噻嗪类：小剂量（<25mg）。

吲达帕胺：利尿剂+钙拮抗，降压温和，对糖脂影响小。

β 受体阻滞剂：选择性 β 受体阻滞剂，小剂量影响小，心率偏快时可首选。

α 受体阻滞剂：具有首剂效应，体位性低血压。

（三）小结

高血压伴糖尿病患者降压目标为<130/80mmHg。

糖尿病合并高血压的降压药首选 ACEI 或 ARB。

高血压合并糖尿病的治疗重点应同时包括降压和控制蛋白尿，起始治疗后 6~12 个月内蛋白尿应较低 30%以上。

【《难治性高血压诊断治疗中国专家共识》要点及解读】

难治性高血压由于临床风险很高，需要有明确的诊断和有效的治疗方法。难治性高血压的诊断中需关注降压药物治疗不足、治疗依从性差等因素，同时要甄别出继发性高血压。其中动态血压监测及家庭血压测量在明确难治性高血压的血压水平确定方面至关重要。

在血压控制方面，严格生活方式干预可改善血压，而合理、最佳、可耐受剂量的多种药物联合治疗（包括利尿剂）是控制血压的关键。鉴于难治性高血压的危害以及临床诊断治疗中的问题，《难治性高血压的诊断治疗中国专家共识》公布出台，其特点和解读供医生们参考。

难治性高血压是高血压治疗中一个比较常见的临床问题，也是治疗方面的一个棘手问题。血压控制不良会导致心、脑、肾等靶器官损害，从而促进临床血管事件的发生。因此，积极有效地将血压控制在目标水平是高血压治疗的重要环节。

影响血压难以控制的因素较多，包括不良的生活方式、患者的依从性差、存在继发性高血压的疾病因素以及药物治疗的不足及不合理等多方面，有效的诊断以及合理药物治疗是控制难治性高血压的重要手段，近年介入性治疗方法的引进也为难治性高血压提供了治疗机遇。

近年随着人口老龄化以及肥胖、睡眠呼吸暂停低通气综合征、慢性肾脏病等疾病的增多，难治性高血压成为越来越棘手的问题。为了提高医生对难治性高血压的认识，改善难治性高血压的治疗现状，我国几十位专家联合出台了《难治性高血压诊断治疗中国专家共识》（以下简称共识），现将主要的特点归纳如下：

1. 药物治疗方面的难治性高血压的定义

共识里指出：在改善生活方式的基础上，应用了合理联合的最佳及可耐受剂量的 3 种或 3 种以上降压药物（包括利尿剂）后，在一定时间内（至少大于 1 月）药物调整的基础上血压仍在目标水平之上，或服用 4 种或 4 种以上降压药物血压才能有效控制，称为难治性高血压。

这里非常重要和需要关注的是治疗时间。共识中一再强调：包括利尿剂在内的 3 种及 3 种以上药物治疗在不断调整可耐受的最佳治疗剂量的降压药物稳定治疗后至少一个月以上的时间，如果血压控制不良才考虑为难治性高血压。

2. 难治性高血压的诊断方法的确定和评估

（1）正确的诊断。共识里指出：诊室血压作为主要诊断方法，家庭血压测量以及动态血压监测作为难治性高血压的辅助诊断方法。在诊断难治性高血压的时候，不应当忽视家庭血压测量和 24h 动态血压监测，通过这些检测方法可以排除白大衣高血压和假性高血压现象，不至于过度进行高血压治疗或者将难治性高血压误诊。

（2）寻找影响血压控制不良的原因。

确定治疗的依从性，治疗依从性是难治性高血压确定的关键，患者间断地换药和自己停药是治疗依从性差的主要表现。分析可能的原因，应注意如下的问题：①医源性问题：患者每次就诊时，医生仅凭本次就诊的血压水平，没进行充分的问诊就频繁地修改治疗方案，使血压波动，患者不能耐受而停药；另外，药物治疗不满意，或者高血压药物治疗不充分（药物用量不足或未使用利尿剂或联合方案不正确无法控制增高的血压）使患者停药及换药；②药源性问题：药物的不良反应使患者不能耐受，被迫停药和换药，影响血压的控制持续性；在服降压药物的同时，服用有影响血压的药物，如甘草、非甾体类抗炎药物（NSAID）、口服避孕药物、类固醇药物、环孢素、促红素、麻黄素等。

确定生活方式因素：一般来说，高盐摄入（盐摄入>18g/d）、过度焦虑、大量吸烟、重度肥胖、慢性疼痛这些生活方式常常与血压的控制不良有关，需要进行有效的纠正。

尽可能寻找继发性高血压的线索：睡眠呼吸暂停综合征、原发性醛固酮增多症、肾性高血压、肾血管性高血压、嗜铬细胞瘤，并应警惕精神心理因素所导致的难以控制的高血压，对疑似继发性高血压的患者，建议到有条件检查的医院进行诊断和鉴别诊断。具体难治性高血压诊断治疗流程见图1-3。

3. 难治性高血压的治疗要点

（1）纠正不良生活方式。这些措施主要包括：减轻体重，建议BMI控制在24kg/m²以下；限酒，建议男性饮入酒精量<20~30g/d，女性减半；限盐，建议食盐量<6g/d；合理膳食，控制总热量摄入、高纤维低脂饮食；增加体育锻炼，每次30min左右，每周3~5次；同时注意心理调节，减轻精神压力，保持心理平衡。

（2）药物治疗。药物治疗原则：在纠正生活方式的同时还要注意降压药物的合理使用。药物选用的原则包括：停用干扰药物；正确的使用利尿剂。同时注意合理的联合用药（包括单片固定复方制剂），以达到最大降压效果和最小副反应。

在药物治疗中应尽量应用长效制剂，以有效控制夜间血压、晨峰血压以及清晨高血压，提供24h持续效果，另外，必须遵循个体化原则，根据患者具体情况和耐受性，选择适合患者的降压药物。

药物治疗方法：需要联合≥3种不同降压机制的药物，应选择长效或固定复方制剂以减少给药次数和片数。酌情将全天用药一次或分成早晚服用，以控制全天血压。避免使用影响降压效果的药物如非类固醇抗炎药、口服避孕药、拟交感胺等，或减至最低剂量。

治疗药物的选择：对高肾素及高交感患者以肾素血管紧张素系统（RAS）阻断剂（血管紧张素Ⅱ受体拮抗剂或血管紧张素转换酶抑制剂）和β受体阻滞剂治疗为主；对醛固酮增多症患者，应加用螺内酯；对容量增高及循环RAS低下患者，以CCB和利尿剂为主。

对摄盐量大或盐敏感患者，在强调严格限盐的同时适当增加噻嗪类利尿剂用量；对估算肾小球滤过率（eGFR）≤30mg/(min·1.73m²)的患者应采用袢利尿剂，非透析的肾功能不全的患者由于RAS抑制剂的使用或剂量

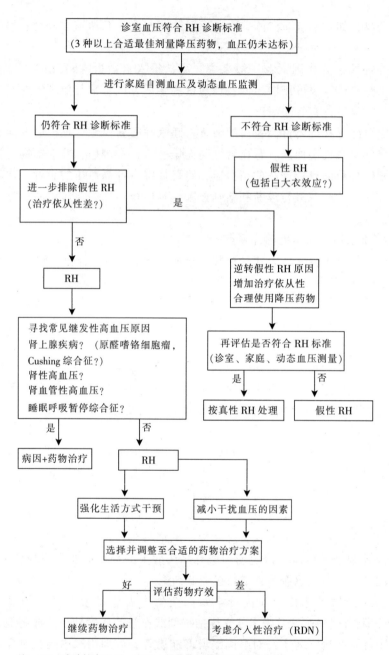

注：RH：难治性高血压；RDN：肾动脉交感神经射频消融术

图1-3 难治性高血压诊断治疗流程图

受限，应增加 CCB 的剂量，甚至将二氢吡啶类与非二氢吡啶类 CCB 合用，必要时联合 β 受体阻滞剂、α-β 受体阻滞剂或 α 受体阻滞剂。

　　血压仍不能达标时可以考虑使用可乐定、利血平等中枢神经抑制药物。具体难治性高血压药物治疗选择流程见图 1-4。

　　（3）介入治疗。近年以肾动脉交感神经射频消融术（Renal denervation，RDN）为代表的介入性治疗逐渐引起人们的关注。

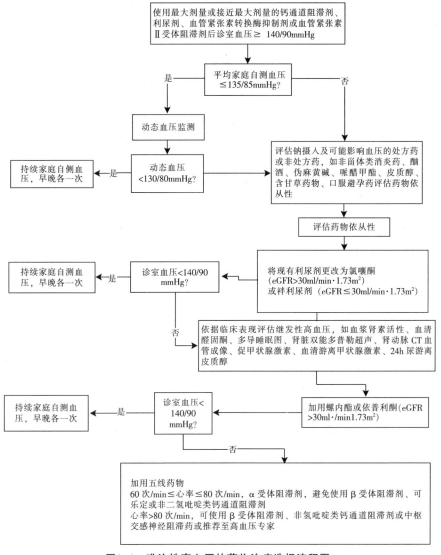

图1-4　难治性高血压的药物治疗选择流程图

2007—2013 年多项小样本前瞻性队列研究（SymplicityHTN-1，SymplicityHTN-2 等）以及随机对照研究（SymplicityHTN-3）对难治性高血压患者进行 RDN 术进行了探讨性研究。但仍然需要更大规模的研究以及更长期的随访来确定该项技术的有效性和安全性，需要谨慎地进行。对于难治性高血压如需进行 RDN 高血压患者，见 2012 欧洲高血压学会（ESH）RDN 立场文件。

4. 对难治性高血压的主要临床建议要点

难治性高血压的血压水平，需采用诊室血压测定、家庭自测血压和 24h 动态血压监测的方法共同确定。在此基础上如已采用 3 种以上最佳剂量、最合理配比的联合治疗方案（包括利尿剂）治疗至少>1 个月后血压仍然在目标水平以上方可确定为难治性高血压。

对难治性高血压患者应评估降压药物治疗的合理性、依从性，应筛查、鉴别产生血压控制不良的原发因素和继发因素，以鉴别出真性难治性高血压。在血压控制方面需坚持限盐、有氧运动、戒烟、降低体重为主的强化生活方式性治疗。

采用最合理的药物联合方案（肾素血管紧张素系统阻断剂+CCB+利尿剂）以及最佳及可耐受的治疗剂量。在肾功能允许情况下可加用醛固酮拮抗剂。同时试用 β 受体阻滞剂、α-β 受体阻滞剂或 α 阻滞剂以及中枢神经系统拮抗药物。

鉴于 RDN 还处于研究阶段，对难治性高血压应在高血压专业医师的诊断治疗的指导下进行，在有经验及有临床资质的血管介入性医生的操作下进行，由于我国还缺乏长期随访的结果，因此需谨慎、慎重开展。

上述临床建议，有利于医师掌握难治性高血压基本要点及临床应用。

【难治性高血压的诊断和治疗】

难治性高血压的定义和发病：根据 JNC8 的定义，难治性高血压是指在尽管使用了包括 3 种或 3 种以上（包括 1 种利尿剂）合适剂量的降压药后，血压仍未达到 140/90mmHg。2008 年美国心脏协会（AHA）的立场声明则定义为使用至少 3 种降压药后血压仍未控制，或使用至少 4 种降压药后血压才得到控制。

过去几十年来，美国难治性高血压的患病率未发生明显变化，但服用 3 种以上药物仍未控制的高血压的患病率几乎翻了一番，在接受治疗的高血压患者中，难治性高血压患病率从 1998—004 年的 16%上升到 2005—2008 年的 28%。

根据 2005~2008 年全国健康及营养调查估计，在治疗及未治疗的高血压人群中，13% 的患者符合 JNC7 难治性高血压的定义，21% 的高血压患者符合 AHA 难治性高血压定义。已有研究发现，难治性高血压可增加心血管疾病并且与情绪压力有关。

难治性高血压的发病机制仍不明确，但似乎与多种因素相关。流行病学研究显示，高龄、肥胖、肾功能不全及糖尿病均与难治性高血压有关。难治性高血压患者通常会出现全身血管阻力升高、血浆容量扩大但心输出量正常。这种异常血流动力学模式的机制仍然未知，但有研究发现，大部分难治性高血压患者的循环醛固酮水平升高、血浆肾素活性受抑制。

1. 白大衣高血压及假性高血压的评估

（1）白大衣效应。在诊断难治性高血压之前，临床医师必须排除白大衣效应及未遵嘱服药导致的血压升高。接受降压药治疗期间，家庭自测血压或 24 小时动态血压正常，单凭诊室血压升高而诊断难治性高血压或可导致临床医生诊断错误。据近期的一项研究估计，在接受至少 3 种降压药治疗的诊室血压升高的患者中，白大衣高血压的比例高达 30%，白大衣高血压通常定义为诊室血压 ≥140/90mmHg，但 24h 动态血压为正常的 130/80mmHg。

多项基于人群的研究发现，白大衣效应个体的心血管事件低于难治性高血压患者，其心血管事件发生率与血压控制良好的高血压患者相似。然而，白大衣高血压患者的预后差于血压正常人群。建议对白大衣高血压患者进行持续家庭自测血压或反复动态血压监测，因为随访 3~6 个月后发现，有 20%~25% 的患者或许会进展为真正的难治性高血压（服用至少 3 种药物后诊室血压及 24h 血压仍未控制）。

（2）依从性差。未遵嘱服用降压药是假性难治性高血压的另一个原因。患者的药物依从性可根据自我报告、药片数量及处方填充率监测。高估的自我报告依从性较药盒的电子监测（记录药盒开启的日期和时间）高出了 80%。同样，药片数量监测依从性的准确率只占到电子药盒监测的 50%~70%。在使用问卷调查或药店处方数据的研究中，认为有难治性高血压患者的药物治疗不依从比例占到了 8%~40%。

当使用更敏感的血清药物监测技术时，药物治疗不依从的比例占到了 50%~60%。因此，内科医师在治疗难治性高血压患者时必须高度关注患者的药物治疗不依从。

在美国，临床中大多数降压药的血清水平均可通过化验测出，且化验费用被大部分健康保险计划覆盖。电子药盒仅限研究机构使用，临床中还未使用。

因此，当患者就诊时未带药盒或药店缺乏相关数据时，治疗药物血清检测有可能成为依从性评估的可行选择。一旦药物不依从性确定，应尽力排除障碍，使患者遵嘱服药。患者依从性差的原因有降压药（特别是复方药）副作用、经济原因或认知障碍。医师应制订相关计划，对患者因人制宜，以提高患者的依从性。

2. 生活方式干预

（1）限制钠盐摄入。建议所有的难治性高血压患者改善生活方式，以降低血压。钠摄入是难治性高血压的一项主要原因。一项关于临床试验的Meta分析发现，每天限制钠摄入约1.7g可使轻度无并发症高血压患者的诊室血压下降5/3mmHg，限钠的降压效应在难治性高血压患者中尤为显著。一项研究发现，每日限钠摄入减至1.1g可使未控制血压患者（服用含利尿剂的3种降压药）的24h动态血压降低23/9mmHg。

但美国人每日摄钠量远高于推荐水平，达到8.5g/d（中国居民每天的盐摄入量为人均10.6g）。在美国，约有75%的钠摄入来自加工食品或餐馆食物。约有25%的摄钠通过添加到食物中获得。应建议患者仔细阅读食物的营养标签，这对限钠和优化血压控制至关重要。

（2）体力运动。在难治性高血压患者中，超过40%的患者体育锻炼不足。指南建议高血压患者每周的大部分时间进行至少30min/d的有氧运动。近期一项对难治性高血压患者的随机试验显示，与久坐不动的患者相比，参加持续8~12周、每周3次的跑步机锻炼计划可明显降低动态血压6/3mmHg。因此，应鼓励大部分难治性高血压患者进行有氧运动。

3. 继发性高血压

继发性高血压占所有高血压的5%~10%。但许多继发性高血压患者较无并发症高血压患者更容易发生难治性高血压。30%~40%的高血压及60%~70%的难治性高血压患者合并阻塞性睡眠呼吸暂停。5%~10%的高血压及7%~20%的难治性高血压患者有原发性醛固酮增多症。见表1-21。

表1-21 继发性高血压导致的难治性高血压

疾病	比例（%）	诊断	治疗	证据等级
阻塞性睡眠呼停	60~70	多导睡眠图	持续气道正压通气	高
原发性醛固酮增多症	7~20	血清醛固酮及血浆肾素活性	螺内酯、依普利酮或外科手术	高
肾动脉狭窄	2~24	双功能多普勒超声、计算机断层血管成像或磁共振血管成像	部分患者可行肾动脉再血管化	高
肾实质性高血压	1~2	血肌酐	治疗潜在病因	高
药物或酗酒	2~4	既往病史	停止相关药物	中等
甲状腺疾病	<1	促甲状腺激素、游离甲状腺激素	根据潜在疾病情况	中等

（1）原发性醛固酮增多症。原发性醛固酮增多症的筛查试验包括血浆肾素活性测试和血清醛固酮水平。患者在服用大多数降压药时均可进行这两项检测，但检测前须停用盐皮质激素受体拮抗剂及直接肾素抑制剂，但在盐水负荷试验确认醛固酮负荷后的水平时，须在停用利尿剂、血管紧张素转换酶抑制剂和血管紧张素 II 受体阻滞剂 2~3 周后进行，而盐皮质激素受体拮抗剂需要 4~6 周。

试验时血钾应尽可能维持在 4mmol/L，因为低钾可能影响醛固酮的释放，从而得到假阴性结果。在试验期间，患者的降压方案应更换为对肾素—血管紧张素—醛固酮系统影响最小的药物，如钙离子通道阻滞剂、肼苯哒嗪和 α 受体阻滞剂。更换药物期间需对患者密切随访，防止降压药撤药后引起血压急剧升高。

肾素处于被抑制水平且血清醛固酮升高（>15ng/dl）的患者则须进一步行盐水负荷试验（4h 内静脉滴入生理盐水 2L）或内分泌学会推荐的其他确

认试验。盐水负荷试验后患者的醛固酮水平≤10ng/dl 则须进一步行肾上腺静脉采血检测，对于这部分患者，只进行肾上腺 CT 或 MRI 不能明确鉴别双侧特发性增生与单侧醛固酮瘤。双侧肾上腺醛固酮分泌过多的患者应给予螺内酯或依普利酮。有研究显示，单侧瘤患者应接受外科单侧肾上腺切除，可治愈 50%~60%患者的高血压。

（2）阻塞性睡眠呼吸暂停。不同于原发性醛固酮增多症，临床试验显示，使用持续气道正压通气（CPAP）治疗阻塞性睡眠呼吸暂停可使难治性高血压患者的血压轻微下降约 3~5mmHg，但坚持规律 CPAP 治疗的患者血压下降了 7~10mmHg。当出现相关临床表现时，应行激素检测排除其他内分泌形式的高血压，如嗜铬细胞瘤、库欣综合征及甲状腺功能亢进等。某些药物如避孕药也与难治性高血压有关。

因此，既往处方药和非处方药的服用史有可能影响降压药的有效性，甚至直接升高血压。

（3）肾动脉狭窄。肾动脉狭窄引起难治性高血压的另一大常见原因，占难治性高血压患者的 2%~24%。尽管已有多款肾动脉支架设备经美国FDA 批准用于临床，但肾动脉的再血管化治疗对难治性高血压仍充满争议。在迄今最大的一项试验中，研究者纳入了 947 例合并肾动脉狭窄的难治性高血压患者，发现肾动脉支架仅使收缩压下降了 2mmHg，此外，与最佳的药物治疗相比，患者的心血管及肾脏结局并未改善。

这些试验纳入的患者均为动脉粥样硬化性肾动脉狭窄的患者，因此支架治疗仍是肾动脉纤维肌性发育不良相关高血压患者的治疗选择。除此之外，近期的一项大型观察性研究发现，对于近期肾功能急剧下降且合并动脉粥样硬化性肾动脉狭窄的难治性高血压患者，再血管化治疗的血压下降获益大于药物治疗，但这些发现仍须前瞻性随机随机研究进一步验证。

4. 难治性高血压的起始治疗

服用 3 种药物后血压仍未控制的高血压患者的药物治疗应开始使用利尿剂。一项包含 3550 例难治性高血压患者的前瞻性观察研究显示，利尿剂可改善患者 1 年的血压控制。氯噻酮作为一种噻嗪类利尿剂，其药效至少是氢氯噻嗪的 2 倍，在降低黑人患者心力衰竭和中风风险方面较赖诺普利更有效。因此，氯噻酮可以考虑作为难治性高血压患者的起始治疗药物。

基于一项发现吲达帕胺（噻嗪类利尿剂）降压效应更强的 Meta 分析，2011 年英国 NICE 共识声明对吲达帕胺的推荐超过氢氯噻嗪。相反的是，2008 年 AHA 的立场声明将氯噻酮作为唯一推荐的利尿剂，而来自 JNC8 的2014 报告则未指定任一种首选的噻嗪类利尿剂作为降压治疗。需指出的是，JNC8 的 2014 报告并未特别指出难治性高血压的治疗。

（1）血管紧张素转换酶抑制剂和钙离子通道阻滞剂。在优化利尿剂的使用后，难治性高血压患者应联合使用血管紧张素转换酶抑制剂和钙离子通道阻滞剂。在降低高心血管风险患者心血管事件方面有明显效果。因此，血管紧张素转换酶抑制剂和钙离子通道阻滞剂的联合可作为难治性高血压起始治疗的合理替代方案。

（2）盐皮质激素受体拮抗剂和 α 受体阻滞剂。关于难治性高血压四线药物治疗的研究尚未大范围探讨。在近期的一项随机双盲试验（ASPIRANT 试验）中，与安慰剂相比，螺内酯 25mg/d 使 117 例难治性高血压患者（服用含利尿剂的 3 种药物）的 24h 动态收缩压降低了 10mmHg。在对合并糖尿病的难治性高血压患者的随机研究中，螺内酯加入到原有 3 种药物（含血管紧张素转换酶抑制剂或血管紧张素 II 受体阻滞剂）后动态血压也出现同样的下降。一项观察性研究也发现，额外添加螺内酯可快速抑制难治性高血压患者的左心室肥厚。依普利酮是一种选择性更强的盐皮质激素受体拮抗剂，没有螺内酯抗雄激素的副作用，其作为四线药物（50mg，每日两次）可使 24h 动态收缩压下降 10mmHg。螺内酯和依普利酮的降压作用甚至在正常的血清醛固酮水平内也可发挥。

α 受体阻滞剂主要作为螺内酯的替代药物，特别对接受原性醛固酮增多症筛查试验的患者，因为血清醛固酮水平不受 α 肾上腺素能受体的影响。

在一项对含 10069 例患者的临床试验的观察性分析中，患者分别接受氨氯地平和培哚普利或阿替洛尔和苄氟噻嗪治疗，而额外添加多沙唑嗪至任一组可使血压降低 12/7mmHg 却不增加心衰风险。与盐皮质激素受体拮抗剂不同。联合血管紧张素 II 受体阻滞剂至最大剂量的血管紧张素转换酶抑制剂后，难治性高血压患者的血压只出现轻度下降。在近期一项对血管疾病或糖尿病高危患者的临床试验中，与单独使用替米沙坦或雷米普利相比，联合使用两者可增加晕厥和肾功能不全的风险。因此，应避免联用这两类药物。

同样，对联用血管紧张素 II 受体阻滞剂和利尿剂后血压未达标的患者，加用直接肾素抑制剂阿利吉仑对血压无明显作用。此外，近期一项对糖尿病患者的研究发现，阿利吉仑联合血管紧张素 II 受体阻滞剂或血管紧张素转换酶抑制剂可增加高钾血症、肾功能不全和非致命性卒中的风险。

β 受体阻滞剂应作为五线用药，除非出现充血性心力衰竭或既往心肌梗死病史等强制性适应证。大型临床试验发现，β 受体阻滞剂联用噻嗪类利尿剂的心血管保护作用弱于钙通道阻滞剂联合血管紧张素转换酶抑制剂与血管紧张素 II 受体阻滞剂联合噻嗪类利尿剂。

5. 难治性高血压的设备治疗

交感神经系统在原发性高血压和多种继发性高血压的发病中发挥着重要作用，而治疗难治性高血压的设备则着眼于交感神经系统，但这些设备的成功率并不一致。在一项随机、双盲、平行设计的临床试验中（n=181），通过手术植入设备慢性电刺激颈动脉窦神经（通过压力感受反射抑制交感神经）可使 54% 难治性高血压患者的血压下降，但 46% 对照组患者（n=81）的血压同样得到改善，从而发现设备治疗无效（P=0.97），但相关原因不明。

经导管肾脏交感神经消融是难治性高血压的另一个治疗策略。这种技术使用射频能量消融肾动脉外膜的交感神经。尽管早期的单纯试验发现这项技术得到的结果前景广阔，但随后的随机、假手术对照试验（SIMPLIC-ITY-HTN3）却发现这种技术对诊室血压和 24h 动态血压的影响甚微。肾交感神经消融对难治性高血压患者是否有益仍不明确。

6. 结语

难治性高血压的治疗，特别是对服用 5 种或 5 种以上药物患者的治疗仍然充满挑战。增加降压药的选择不应仅仅基于药物的有效性，还要考虑到相应费用的增加、药物副作用和潜在的心血管益处。在服用 3 种或 3 种以上降压药后仍未控制的高血压患者中，50% 患者的药物剂量未达到最佳标准，在美国只有 5% 以下的患者给予盐皮质激素受体拮抗剂。因此，在广泛筛查继发性高血压之前应优化降压药处方。

据患者服药频率和时间确定自测血压的次数和时间，对血压波动的患者应嘱咐患者在每次服药前、清晨、傍晚、睡前需测定并记录结果，并携带就诊。了解患者的任何不适，尤其是体位性头晕、黑矇；应询问患者对治疗药物的耐受情况和不良反应。

【2014 年美国成人高血压治疗指南】 （JNC8）

（2014 Evidence–Based Guideline for the Management of HighBlood Pressure in Adults）

1. 新指南包含 9 条推荐和一种治疗流程图来帮助医生治疗高血压患者
JNC8：九条推荐：见表 1-22。

JNC8 高血压管理流程图：见图 1-5。

新指南中推荐的起始治疗血压水平、治疗目标以及治疗用药均有严格的证据支持。该指南制定专家组成员来自于 Eighth Joint National Committee 协会。

表1-22 2014年美国高血压指南（JNC8）推荐意见表

推荐	内容	推荐等级
推荐一	在≥60岁的一般人群中，在收缩压（SBP）≥150mmHg或舒张压（DBP）≥90mmHg时起始药物治疗，将血压降至SBP<150mmHg和DBP<90mmHg的目标值	强烈推荐——A级
推荐二	在<60岁的一般人群中，在DBP≥90mmHg时起始药物治疗，将血压降至DBP<90mmHg的目标值	30~59岁，强烈推荐——A级；18~29岁，专家意见——E级
推荐三	在<60岁的一般人群中，在SBP≥140mmHg时起始药物治疗，将血压降至SBP<140mmHg的目标值	专家意见——E级
推荐四	在≥18岁的慢性肾脏病（CKD）患者中，在SBP≥140mmHg或DBP≥90mmHg时起始药物治疗，将血压降至SBP<140mmHg和DBP<90mmHg的目标值	专家意见——E级
推荐五	在≥18岁糖尿病患者中，在SBP≥140mmHg或DBP≥90mmHg时起始药物治疗，将血压降至SBP<140mmHg和DBP<90mmHg的目标值	专家意见——E级
推荐六	对除黑人外的一般人群（包括糖尿病患者）；初始降压治疗应包括噻嗪类利尿剂、钙拮抗剂（CCB）、血管紧张素转换酶印制剂（ACEI）或血管紧张素受体拮抗剂（ARB）	中等推荐——B级
推荐七	对一般黑人（包括糖尿病患者），初始降压治疗包括噻嗪类利尿剂或CCB	一般黑人：中等推荐——B级；黑人糖尿病患者：轻度推荐——C级

续表

推荐	内容	推荐等级
推荐八	在≥18 岁的 CKD 患者中，初始（或增加）降压治疗应包括 ACEI 或 ARB，以改善肾脏预后。该推荐适用于所有伴高血压的 CKD 患者，无论其人种以及是否伴糖尿病	中等推荐——B级
推荐九	降压治疗主要目标是达到并维持目标血压。如治疗1个月仍未达目标血压，应增大初始药物剂量，或加用推荐意见6中另一种药物。医生应继续评估血压并调整治疗策略，直至血压达标。如应用2种药物血压仍未达标，自推荐药物列表中选择加用第3种药物并调整剂量。患者不能同时应用ACEI和ARB。如患者由于有禁忌证仅用推荐意见6中的药物不能使血压达标，或者是须应用超过3种药物使血压达标，可选择其他类降压药。对经上述策略治疗血压仍不能达标的患者，或者是需要临床会诊的病情复杂者，可转诊至高血压专科医生	专家意见——E级

2. 新旧指南有何不同

该指南制定专家组指出，与旧指南相比，新指南的证据级别更高。新指南的证据均来自于随机对照研究，所有证据级别和推荐均根据它们对于人体健康的影响程度进行了评分。专家组指出，新指南旨在为高血压人群建立一个相同的治疗目标。（见表 1-23）

不过，专家小组强调，尽管新指南提供了高血压开始治疗的时间点、治疗用药以及治疗目标等。但是，指南并不能作为临床决策的替代品，临床医生在具体治疗时仍需考虑患者的个体差异。

3. 新指南回答了三个常见问题

（1）何时开始降压治疗。专家组对需要开始治疗的血压水平进行明确。指南推荐，60 岁以上老年人，血压达到 150/90mmHg 即应开始降压治疗；治疗目标值如上述。但是，专家组强调，新指南规定的这一血压界值并不是重新定义高血压，此前由 JNC 定义的高血压水平（≥140/90mmHg）仍

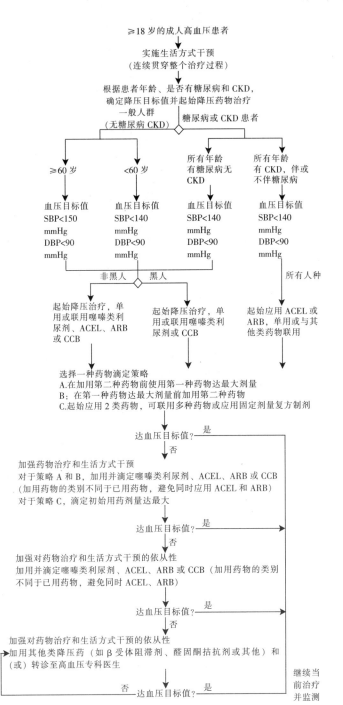

图1-5 JNC8推荐管理流程图（来源：中国医学论坛报）

表1-23　高血压新旧指南对比

主题	JNC7	JNC8　（2014高血压指南）
方法	◎由专家委员会进行非系统性文献回顾，包括一系列研究设计 ◎推荐意见基于共识	◎由专家小组在方法学团队的支持下，确定要解决的关键问题和文献回顾标准 ◎由方法学家进行最初的系统回顾，内容限定为随机对照试验（RCT） ◎接下来对RCT证据进行回顾分析，专家组根据标准草案拟定推荐意见
定义	明确了高血压和高血压前期	没有对高血压和高血压前期进行定义，但定义了药物治疗的界值
治疗目标	对单纯高血压患者和有复杂合并症（糖尿病和CKD）的高血压患者分别制订降压目标	对所有高血压患者制订相似的降压目标，除非是有证据支持对特定人群采用不同目标值
生活方式推荐	基于文献回顾和专家意见提出修改建议	基于生活方式工作组的循证推荐提出修改建议
药物治疗	◎推荐5类药物用于起始治疗，但是推荐噻嗪类利尿剂作为多数患者的起始治疗药物并没有令人信服的证据 ◎对合并有强适应证的患者（如糖尿病、CKD、心力衰竭、心肌梗死、卒中和心血管疾病高危患者），规定了特定类别的降压药物 ◎给出了完整的口服降压药表格，包括药物名称和常规剂量范围	◎基于RCT证据推荐4类药物（ACEI、ARB、CCB和噻嗪类利尿剂）及其剂量 ◎基于相应证据，对不同人种、合并CKD和糖尿病人群推荐特定类别的降压药物 ◎专家组采用预后试验中的剂量制定出降压药物表格

主题	JNC7	JNC8 （2014高血压指南）
涉及领域	基于文献回顾和专家观点解决了多个问题（血压测量方法、患者评估、继发性高血压、治疗依从性、难治性高血压、特殊人群高血压）	对 RCT 的证据回顾聚焦在几个特定问题，专家组认为这些问题有最高优先级别，属当务之急的问题
指南发表前的文献回顾过程	由美国国家高血压教育计划协作委员会 （NHBPEP） 联合39个主要专业、公共和志愿组织及7家联邦机构共同完成	由来自专业和公共组织以及联邦机构的专家完成

然有效。血压处于这一范围的人群，均应通过生活方式进行干预。

（2）血压治疗目标值。新指南对以上三个问题的回答总体概括如下：60 岁以上老年高血压患者的高血压治疗目标值应为 150/90mmHg；30~59 岁高血压患者舒张压应低于 90mmHg。但是这一年龄段高血压患者收缩压的推荐治疗目标值目前没有充足的证据支持，30 岁以下高血压患者舒张压的治疗目标值也没有证据支持。因此专家组推荐，这类人群的高血压治疗目标应低于 140/90mmHg。此外，对于 60 岁以下罹患高血压合并糖尿病，或高血压合并非糖尿病性慢性肾脏疾病（CKD）患者，指南推荐的治疗目标值和 60 岁以下普通高血压人群一致。

（3）高血压治疗起始用药。对于非黑人的高血压群体（包括合并糖尿病的高血压患者），指南推荐起始用药包括 ACEI 类药物、ARB 类药物、钙通道阻滞剂以及噻嗪类利尿剂；对于黑人高血压群体（包括合并糖尿病的高血压患者），推荐起始用药为钙通道阻滞剂或噻嗪类利尿剂。此外，指南推荐对于合并慢性肾脏疾病的高血压患者，治疗起始或继续抗高血压治疗时，应该使用 ACEI 类药物或者 ARB 类药物，以改善肾脏功能。（见表1-24）

表1-24　基于证据的降压药物剂量表

药物类别	药物名称	初始每日剂量（mg）	RCT中的目标剂量（mg）	每日服药次数
ACEI	卡托普利	50	150~200	2
	依那普利	5	20	1~2
	赖诺普利	10	40	1
ARB	依普罗沙坦（Eprosartan）	400	600~800	1~2
	坎地沙坦	4	12~32	1
	氯沙坦	50	100	1~2
	缬沙坦	40~80	160~320	1
	厄贝沙坦	75	300	1
β受体阻滞剂	阿替洛尔	25~50	100	1
	美托洛尔	50	100~200	1~2
CCB	氨氯地平	2.5	10	1
	地尔硫卓缓释剂	120~180	360	1
	尼群地平	10	20	1~2
噻嗪类利尿剂	苄氟噻嗪（Bendro flumethiazide）	5	10	1
	氯噻酮（Chlorthalidone）	12.5	12.5~25	1
	氢氯噻嗪	12.5~50	25~100*	1~2
	吲达帕胺	1.25	1.25~2.5	1

【参考文献】

[1]中国高血压基层管理指南修订委员会.中国高血压基层管理指南(2014年修订版).中华健康管理学杂志 2015,9(1):10~30.

[2]卫生部心血管病防治研究中心.中国心血管病报告[M].北京:中国大百科全书出版社,2011.

[3]王文,张维忠,孙宁玲等.中国血压测量指南[J].中华高血压杂志,2011,19(12):1101~1115.

[4]Weber MA,Schiffrin EL,White WB,et al.Clinical practice guidelines for themanagement of hypertension in the community:a statement by the American Society of Hypertension and the International Society of Hypertension[J].J Clin Hypertens,2014,16(1):14~26.

[5]中国高血压防治指南修订委员会.中国高血压防治指南2010[J].中华高血压杂志,2011,19(8):701~743.

[6]中华医学会心血管病学分会,中华心血管病杂志编辑委员会.中国心血管病预防指南[J].中华心血管病杂志,2011,39(1):3~22.

[7]Zhang Y,Zhang X,Liu L,et al.Is a systolic blood pressure target<140 mmHg indicated in all hypertensives? Subgroup analyses of findings from the randomized FEVERtrial[J].EurHeartJ,2011,32(12):1500~1508.

[8]中华医学会神经病学分会脑血管病学组.中国缺血性脑卒中和短暂性脑缺血发作二级预防指南2010[J].中华神经科杂志,2010,43(2):154~160.

[9]中国肥胖问题工作组数据汇总分析协作组.中国成人体重指数和腰围对相关疾病危险因素异常的预测价值：适宜体重指数和腰围切点的研究[J].中华流行病学杂志,2002,23(1):5~10.

[10]王文,王继光,张宇清.针对中国高血压的特点制定中国高血压防治的策略与方案[J].中华高血压杂志,2010,18(10):904~990.

[11]Ma L,Wang W,Zhao Y,et al.Combination of amlodipine plus angiotensin receptor blocker or diuretics in high-risk hypertensive patients:a 96-week efficacy and safety study [J].Am J Cardiovasc Drugs,2012,12(2):137~142.

[12]中华医学会糖尿病学分会.中国2型糖尿病防治指南(2013年版)[J].中华糖尿病杂志,2014,6(7):447~498.

[13]吴兆苏,霍勇,王文等.中国高血压患者教育指南[J].中华高血压杂志,2013,21(12):1123~1149.

［14］Hypertension without compelling indications：2013 CHEP recommendations.Hypertension Canada.Accessed October30,2013.

［15］American Diabetes Association.Standards of medical care in diabetes 2013.Diabetes Care.2013；36(suppl1)：S11~S66.

［16］Kidney Disease；Improving Global Outcomes(KDIGO)Blood Pressure Work Group.KDIGO clinical practiceg uidelineforthemanage ment of blood pressure in chronic kidney disease.Kidney IntSuppl.2012；2(5)：337~414.

［17］National Institute for Health and Clinical Excellence.Hypertension (CG127).AccessedOctober30,2013.

［18］Gibbons GH,ShurinSB,Mensah GA,LauerMS.Refocusing the agenda on cardiovascular guidelines：an announcement fromthe National Heart,Lung,and Blood Institute.Circulation.2013；128(15)：1713~1715.

［19］余静,马瑞新.女性高血压的特点和治疗.[J]新中国医学论坛报.

［20］孙宁玲.难治性高血压诊断治疗中国专家共识要点及解读.[J]中国循环杂志.2014,29(4)：241~243.

［21］BenaventeOR,CoffeyCS,ConwitR,etal；SPS3 Study Group.Bloodpressure targets in patients with recent lacunar stroke：the SPS3 rando mised trial.Lancet.2013；382(9891)：507~515.

［22］Mancia G,Fagard R,Narkiewicz K,et al.2013 ESH/ESC guidelines for themanagement of arterial hypertension：the TaskForce for theManagement of Arterial Hypertension of the European Society of Hypertension (ESH)and of the European Society of Cardiology (ESC).EurHeartJ.2013；34(28)：2159~2219.

（杨丽丽　张正义）

第二章　心力衰竭

心力衰竭（简称心衰，heart failure，HF）是各种心脏结构或功能性疾病导致心室充盈及（或）射血能力受损而引起的一组综合征。由于心室收缩功能下降，射血功能受损，心排血量不能满足机体代谢的需要，器官、组织血液灌注不足，同时出现肺循环和（或）体循环瘀血，临床表现主要是呼吸困难和无力而致体力活动受限和体液潴留。某些情况下心肌收缩力尚可使射血功能维持正常，但由于心肌舒张功能障碍左心室充盈压异常增高，使肺静脉回流受阻，而导致肺循环瘀血。后者常见于冠心病和高血压性心脏病心功能不全的早期或原发性肥厚型心肌病等，称之为舒张期心力衰竭。心功能不全或心功能障碍（cardiac dysfunction）理论上是一个更广泛的概念，伴有临床症状的心功能不全称之为心力衰竭，而有心功能不全者，不一定是心力衰竭。心衰为各种心脏疾病的严重和终末阶段，发病率高，是当今最重要的心血管病之一。

【病因】

（一）基本病因

几乎所有类型的心脏、大血管疾病均可引起心力衰竭。心力衰竭反映心脏的泵血功能障碍，也就是心肌的舒缩功能不全。从病理生理的角度来看，心肌舒缩功能障碍大致上可分为由原发性心肌损害及由于心脏长期容量及（或）压力负荷过重，导致心肌功能由代偿最终发展为失代偿两大类：

1. 原发性心肌损害

（1）缺血性心肌损害。冠心病心肌缺血和（或）心肌梗死是引起心力衰竭的最常见的原因之一。

（2）心肌炎和心肌病。各种类型的心肌炎及心肌病均可导致心力衰竭，以病毒性心肌炎及原发性扩张型心肌病最为常见。

（3）心肌代谢障碍性疾病。以糖尿病心肌病最为常见，其他如继发于甲状腺功能亢进或减低的心肌病，心肌淀粉样变性等。

2. 心脏负荷过重

（1）压力负荷（后负荷）过重。见于高血压、主动脉瓣狭窄、肺动脉高压、肺动脉瓣狭窄等左、右心室收缩期射血阻力增加的疾病。为克服增高的阻力，心室肌代偿性肥厚以保证射血量。持久的负荷过重，心肌必然发生结构和功能改变而终致失代偿，心脏排血量下降。

（2）容量负荷（前负荷）过重。见于以下两种情况：①心脏瓣膜关闭不全，血液反流，如主动脉瓣关闭不全、二尖瓣关闭不全等；②左、右心或动静脉分流性先天性心血管病如间隔缺损、动脉导管未闭等。此外，伴有全身血容量增多或循环血量增多的疾病如慢性贫血、甲状腺功能亢进症等，心脏的容量负荷也必然增加。容量负荷增加早期，心室腔代偿性扩大，心肌收缩功能尚能维持正常，但超过一定限度心肌结构和功能发生改变即出现失代偿表现。

（二）诱因

有基础心脏病的患者，其心力衰竭症状往往由一些增加心脏负荷的因素所诱发。常见的诱发心力衰竭的原因有：

1. 感染

感染为常见诱因，呼吸道感染占首位，特别是肺部感染，可能与肺瘀血后清除呼吸道分泌物的能力下降有关。急性风湿热复发、感染性心内膜炎、各种变态反应性炎症和感染性疾病所致的心肌炎症均会直接损害心肌功能，加重原有的心脏疾病。

2. 心律失常

快速性心律失常如最常见的心房颤动使心排血量降低。心动过速会增加心肌耗氧量，诱发和加重心肌缺血。严重心动过缓使心排血量下降。心律失常还会导致心房辅助泵作用丧失，使心室充盈功能受损。

3. 肺栓塞

心衰病人长期卧床，易产生血栓而发生肺栓塞，因右心室的血流动力学负荷增加而加重右心衰竭。

4. 过度劳累

过度体力劳累、情绪激动和气候变化、饮食过度或摄盐过多。

5. 妊娠和分娩

妊娠和分娩可加重心脏负荷和增加心肌耗氧量而诱发心衰，尤其孕产妇伴有出血或感染时更易诱发心衰。

6. 贫血与出血

慢性贫血病人心排血量增加，心脏负荷增加，血红蛋白的摄氧量减少，使心肌缺氧甚至坏死，引起贫血性心脏病。大量出血使血容量减少，回心血量和心排血量降低，并使心肌供血量减少和反射性心率增快，心肌耗氧量增加，从而导致心肌缺血缺氧。

7. 其他

主要包括输血输液过多或过快，电解质紊乱和酸碱平衡失调，如酸中毒是诱发心衰的常见诱因，电解质紊乱（电解质紊乱：水、电解质代谢紊乱可使全身各器官系统特别是心血管系统、神经系统的生理功能和机体的物质代谢发生相应的障碍，严重时常可导致死亡），诱发心衰最常见于低血钾、低血镁和低血钙。洋地黄过量、利尿过度、心脏抑制药物和抗心律失常药物及糖皮质激素类药物引起水钠潴留等。

【病理生理】

目前已经认识到心力衰竭是一种不断发展的疾病，一旦发生心力衰竭，即使心脏没有新的损害，在各种病理生理变化的影响下，心功能不全将不断恶化进展。当基础心脏病损及心功能时，机体首先发生多种代偿机制。这些机制可使心功能在一定的时间内维持在相对正常的水平，但这些代偿机制也均有其负性的效应。当代偿失效而出现心力衰竭时病理生理变化则更为复杂。其中最重要的可归纳为以下四个方面：

（一）代偿机制

当心肌收缩力减弱时，为了保证正常的心排血量，机体通过以下的机制进行代偿。

1. Frank-Starling 机制

即增加心脏的前负荷，使回心血量增多，心室舒张末期容积增加，从而增加心排血量及提高心脏做功量。心室舒张末期容积增加，意味着心室扩张，舒张末压力也增高，相应的心房压、静脉压也随之升高。待后者达到一定高度时即出现肺的阻性充血或腔静脉系统充血。

2. 心肌肥厚

当心脏后负荷增高时常以心肌肥厚作为主要的代偿机制，心肌肥厚心肌细胞数并不增多，以心肌纤维增多为主。细胞核及作为供给能源的物质线粒体也增大和增多，但程度和速度均落后于心肌纤维的增多。心肌从整体上显得能源不足，继续发展终至心肌细胞死亡。心肌肥厚心肌收缩力增强，克服后负荷阻力，使心排血量在相当长时间内维持正常，患者可无心力衰竭症状，但这并不意味心功能正常。心肌肥厚者，心肌顺应性差，舒张功能降低，心室舒张末压升高，客观上已存在心功能障碍。

3. 神经体液机制

当心脏排血量不足，心腔压力升高时，机体全面启动神经体液机制进行代偿，包括：

（1）交感神经兴奋性增强。心力衰竭患者血中去甲肾上腺素（NE）水平升高，作用于心肌 β_1 肾上腺素能受体，增强心肌收缩力并提高心率，以提高心排血量。但与此同时周围血管收缩，增加心脏后负荷，心率加快，均使心肌耗氧量增加。除了上述血流动力学效应外，NE 对心肌细胞有直接的毒性作用，可促使心肌细胞凋亡，参与心脏重塑（remodeling）的病理过程。此外，交感神经兴奋还可使心肌应激性增强而有促心律失常作用。

（2）肾素—血管紧张素—醛固酮系统（RAAS）激活。由于心排血量降低，肾血流量随之减低，RAAS 被激活。其有利的一面是心肌收缩力增强，周围血管收缩维持血压，调节血液的再分配，保证心、脑等重要脏器的血液供应。同时促进醛固酮分泌，使水、钠潴留，增加总体液量及心脏前负荷，对心力衰竭起到代偿作用。

近年的研究表明，RAAS 被激活后，血管紧张素 II（angiotensin II，Ang II）及醛固酮分泌增加使心肌、血管平滑肌、血管内皮细胞等发生一系列变化，称之为细胞和组织的重塑。在心肌上 Ang II 通过各种途径使新的收缩蛋白合成增加；细胞外的醛固酮刺激成纤维细胞转变为胶原纤维，使胶原纤维增多，促使心肌间质纤维化。在血管中使平滑肌细胞增生管腔变窄，同时降低血管内皮细胞分泌一氧化氮的能力，使血管舒张受影响。这些不利因素的长期作用，加重心肌损伤和心功能恶化，后者又进一步激活神经体液机制，如此形成恶性循环，使病情日趋恶化。

（二）心力衰竭时各种体液因子的改变

近年来不断发现一些新的肽类细胞因子参与心力衰竭的发生和发展，重要的有：

1. 脑钠肽和氨基末端 B 型利钠肽原（brain natriuretic peptide, BNP and NT-proBNP）

BNP 主要在心室的心肌细胞合成，以前体形式（proBNP）存在于心肌细胞的分泌颗粒中，当室壁张力增大，心肌受到牵拉时，储存的 proBNP 被释放出来，并分解为无活性的氨基末端 BNP 前体-NT-proBNP 和有生物活性的 BNP，分泌量亦随心室充盈压的高低变化。BNP 生理作用为扩张血管，增加排钠，对抗肾上腺素、肾素—血管紧张素等的水、钠潴留效应，NT-proBNP 无生物活性，在 BNP 分泌时以 1:1 比例同时进入血液。

心力衰竭时，心室壁张力增加，心室肌内不仅 BNP 分泌增加，NT-proBNP 的分泌也明显增加，使血浆中 NT-proBNP 及 BNP 水平升高，其增高的程度与心衰的严重程度呈正相关。2014 版《中国心力衰竭诊断和治疗指南》推荐 BNP 和 NT-proBNP 监测在急慢性心衰的诊断、危险分层、疗效评估、预后和院内外管理中的应用，为心衰诊治提供了重要的依据，有助于临床医生正确决策，帮助患者早诊早治，有效提高生存率。心衰住院期间 BNP 和（或）NT-proBNP 水平显著升高或居高不降，或降幅<30%，均预示再住院和死亡风险增加，表明治疗效果不佳，应考虑其他治疗策略，增强治疗力度。

新指南将 BNP 和 NT-proBNP 与心电图、二维超声心动图及多普勒超声、肌钙蛋白、X 线胸片一起列为心衰常规检查项目。主要用于：

①用于急性心衰评估。NT-proBNP<300pg/ml 和 BNP<100pg/ml 为排除急性心衰切点。对可疑患者，可用于鉴别气急的症状为心源性或肺源性。

②用于慢性心衰评估：推荐将 BNP/NT-proBNP 作为慢性心衰患者的常规检查（I 类，A 级推荐），用于因呼吸困难而疑为心衰患者的诊断和鉴别诊断（BNP<35pg/ml，NT-proBNP<125pg/ml 时不支持慢性心衰诊断），以及评估 CHF 严重程度和预后（I 类，A 级推荐）。诊断敏感性和特异性较低，但可用于排除心衰诊断（BNP<100pg/ml 不支持诊断）。

③危险分层和预后评估：BNP/NT-proBNP 对评估急性失代偿性心衰患者生存率有一定预测价值，其水平显著或持续升高者属高危人群，预后较差。

④指导临床治疗：与基线相比，治疗后 BNP/NT-proBNP 下降幅度≥30%，表明治疗奏效。

2. 精氨酸加压素（arginine vasopressin，AVP）

由垂体分泌，具有抗利尿和周围血管收缩的生理作用，对维持血浆渗透压起关键作用。AVP 的释放受心房牵张受体（atrial stretch receptors）的调控。心力衰竭时心房牵张受体的敏感性下降，使 AVP 的释放不能受到相应的抑制，而使血浆 AVP 水平升高，继而水的潴留增加；同时其周围血管的收缩作用又使心脏后负荷增加；对于心衰早期，AVP 的效应有一定的代偿作用，而长期的 AVP 增加，其负面效应将使心力衰竭进一步恶化。

3. 内皮素（endothelin）

是由血管内皮释放的肽类物质，具有很强的收缩血管的作用。心力衰竭时，受血管活性物质如去甲肾上腺素、血管紧张素、血栓素等的影响，血浆内皮素水平升高，且直接与肺动脉压力特别是肺血管阻力升高相关。除血流动力学效应外，内皮素还可导致细胞肥大增生，参与心脏重塑过程。目前，实验研究已证实内皮素受体拮抗剂 bosentan 可以对抗内皮素的血流动力学效应并减轻心肌肥厚，明显改善慢性心衰动物的近期及远期预后。

临床应用内皮素受体拮抗剂初步显示可改善心衰患者的血流动力学效应。

（三）关于舒张功能不全

心脏舒张功能不全的机制，大体上可分为两大类：一种是主动舒张功能障碍，其原因多为 Ca^{2+} 不能及时地被肌浆网回摄及泵出胞外，因为这两种过程均为耗能过程，所以当能量供应不足时，主动舒张功能即受影响。如冠心病有明显心肌缺血时，在出现收缩功能障碍前即可出现舒张功能障碍。另一类舒张功能不全是由于心室肌的顺应性减退及充盈障碍，它主要见于心室肥厚如高血压及肥厚型心肌病时，这一类病变将明显影响心室的充盈压，当左室舒张末压过高时，肺循环出现高压和瘀血，即舒张性心功能不全，此时心肌的收缩功能尚可保持较好，心脏射血分数正常，故又称为射血分数正常的心力衰竭。由于临床上这种情况可发生在高血压及冠心病，而目前这两种病又属多发病，因此这一类型的心功能不全日渐受到重视。但需要指出的是，当有容量负荷增加心室扩大时，心室的顺应性是增加的，此时即使有心室肥厚也不致出现单纯的舒张性心功能不全。

（四）心肌损害和心室重塑（ventricular remodeling）

原发性心肌损害和心脏负荷过重使心脏功能受损，导致上述的心室扩大或心室肥厚等各种代偿性变化。在心腔扩大、心室肥厚的过程中，心肌细胞、胞外基质、胶原纤维网等均有相应变化，也就是心室重塑过程。目前大量的研究表明，心力衰竭发生发展的基本机制是心室重塑。由于基础心脏病的性质不同，进展速度不同以及各种代偿机制的复杂作用，心室扩大及肥厚的程度与心功能的状况并不平行，有些患者心脏扩大或肥厚已十分明显，但临床上尚可无心力衰竭的表现。但如基础心脏疾病病因不能解除，或即使没有新的心肌损害，随着时间的推移，心室重塑的病理变化仍可自身不断发展，心力衰竭必然会出现。从代偿到失代偿除了因为代偿能力有一定的限度、各种代偿机制的负面影响之外，心肌细胞的能量供应相对及绝对的不足及能量的利用障碍导致心肌细胞坏死、纤维化也是一个重要的因素。心肌细胞减少使心肌整体收缩力下降，纤维化的增加又使心室的顺应性下降，重塑更趋明显，心肌收缩力不能发挥其应有的射血效应，如此形成恶性循环，终至不可逆转的终末阶段。

【心力衰竭的类型】

（一）左心衰、右心衰和全心衰

左心衰指左心室代偿功能不全而发生的心力衰竭，临床上较为常见，以肺循环瘀血为特征。单纯的右心衰竭主要见于肺源性心脏病及某些先天性心脏病，以体循环瘀血为主要表现。左心衰竭后肺动脉压力增高，使右心负荷加重，长时间后，右心衰竭也继之出现，即为全心衰。心肌炎、心肌病患者左、右心同时受损，左、右心衰可同时出现。

单纯二尖瓣狭窄引起的是一种特殊类型的心衰，不涉及左室的收缩功能，而直接因左心房压力升高而导致肺循环高压，有明显的肺瘀血和相继出现的右心功能不全。

（二）急性和慢性心衰

根据心衰发生的时间、速度、严重程度可分为慢性心衰和急性心衰。在原有慢性心脏疾病基础上逐渐出现心衰症状、体征的为慢性心衰。慢性心衰症状、体征稳定 1 个月以上称为稳定性心衰。慢性稳定性心衰恶化称为失代偿性心衰，如失代偿突然发生则称为急性心衰。急性心衰的另一种形式为心脏急性病变导致的新发心衰。

急性心衰系因急性的严重心肌损害或突然加重的负荷，使心功能正常或处于代偿期的心脏在短时间内发生衰竭或使慢性心衰急剧恶化。临床上以急性左心衰常见，表现为急性肺水肿或心源性休克。慢性心衰有一个缓慢的发展过程，一般均有代偿性心脏扩大或肥厚及其他代偿机制参与。

（三）收缩性和舒张性心衰

依据左心室射血分数（LVEF），心衰可分为 LVEF 降低的心衰（heart failure with reduced left ventricular ejection fraction，HF-rEF）和 LVEF 保留的心衰（heart failure with preserved left ventricular ejection fraction，HF-pEF）。一般来说，HF-REF 指传统概念上的收缩性心衰，而 HF-PEF 指舒张性心衰，严重的舒张期心衰见于原发性限制型心肌病、原发性肥厚型心肌病等。LVEF 保留或正常的情况下收缩功能仍可能是异常的，部分心衰患者收缩功能异常和舒张功能异常可以共存。LVEF 是心衰患者分类的重要指标，也与预后及治疗反应相关。

（四）心衰的分期与分级

1. 心力衰竭的分期

为了从整体上减少因心力衰竭而死亡的患者，仅仅针对已发生心力衰竭临床表现的患者是不够的，必须从预防着手，从源头上减少和延缓心力衰竭的发生。根据心衰发生发展的过程，从心衰的危险因素进展成结构性心脏病，出现心衰症状，直至难治性终末期心衰，可分成前心衰（A）、前临床心衰（B）、临床心衰（C）和难治性终末期心衰（D）4 个阶段（表 2-1）。这 4 个阶段不同于纽约心脏协会（NYHA）的心功能分级。

心力衰竭的分期对每一个患者而言只能是停留在某一期或向前进展而

表2-1　心衰发生发展的各阶段

阶段	定义	患病人群
A（前心衰阶段）	患者为心衰的高发危险人群，尚无心脏结构或功能异常，也无心衰的症状和（或）体征	高血压、冠心病、糖尿病患者；肥胖，代谢综合征、风湿热史、酗酒史
B（前临床心衰阶段）	患者无心衰的症状和（或）体征，但已发展成结构性心脏病	左室肥厚、无症状心脏瓣膜病、以往有心肌梗死病史
C（临床心衰阶段）	患者已有基础的结构性心脏病，以往或目前有心衰的症状和（或）体征	有结构性心脏病伴气短、乏力、运动耐量下降者
D（难治性终末期心衰阶段）	患者有进行性结构性心脏病，虽经积极的内科治疗，休息时仍有症状，且需特殊干预	因心衰需反复住院，且不能安全出院者；需长期静脉用药者，等待心脏移植者，应用心脏机械辅助装置者

不可能逆转。如 B 期患者，心肌已有结构性异常，其进展可导致 3 种后果：患者在发生心衰症状前死亡；进入到 C 期，治疗可控制症状；进入 D 期，死于心力衰竭，而在整个过程中猝死可在任何时间发生。

　　为此，只有在 A 期对各种高危因素进行有效的治疗，在 B 期进行有效干预，才能有效减少或延缓进入到有症状的临床心力衰竭。

　　2. 心力衰竭的分级

　　NYHA 分级是按诱发心力衰竭症状的活动程度将心功能的受损状况分为四级。这一分级方案于 1928 年由美国纽约心脏病学会（NYHA）提出，临床上沿用至今。上述的心力衰竭分期不能取代这一分级而只是对它的补充。实际上 NYHA 分级是对 C 期和 D 期患者症状严重程度的分级。

　　I 级：患者患有心脏病，但日常活动量不受限制，一般活动不引起疲乏、心悸、呼吸困难或心绞痛。

　　II 级：心脏病患者的体力活动受到轻度的限制，休息时无自觉症状，但平时一般活动可出现疲乏、心悸、呼吸困难或心绞痛。

　　III 级：心脏病患者体力活动明显受限，小于平时一般活动即引起上述的症状。

　　IV 级：心脏病患者不能从事任何体力活动。休息状态下也出现心衰的症状，体力活动后加重。

这种分级方案的优点是简便易行，为此，几十年以来仍为临床所使用。但其缺点是仅凭患者的主观陈述，有时症状与客观检查有很大差距，同时患者个体之间的差异也较大。

3. 6min 步行试验

是一项简单易行、安全、方便的试验，用以评定慢性心衰患者的运动耐力的方法。要求患者在平直走廊里尽可能快的行走，测定 6min 的步行距离，若 6min 步行距离<150m，表明为重度心衰；150~425m 为中度心衰；426~550m 为轻度心衰。本试验除用以评价心脏的储备功能外，常用以评价心衰治疗的疗效。

第一节 慢性心力衰竭

【流行病学】

慢性心力衰竭（chronic heart failure，CHF）是大多数心血管疾病的最终归宿，也是最主要的死亡原因。据统计，全球每 1000 人中就有 9 名心衰患者，约 60% 的患者会在确诊 5 年内死亡。随着我国人口老龄化和心血管健康威胁因素的广泛流行，心衰患病率未来仍将呈上升趋势，成为全社会的一个沉重负担和公共卫生的严峻挑战。据我国部分地区 42 家医院，对 10714 例心衰住院病例回顾性调查发现，其病因以冠心病居首，其次为高血压，而风湿性心脏瓣膜病比例则下降；各年龄段心衰病死率均高于同期其他心血管病，其主要死亡原因依次为左心衰竭（59%）、心律失常（13%）和猝死（13%）。

【临床表现】

临床上左心衰竭最为常见，单纯右心衰竭较少见。左心衰竭后继发右心衰竭而致全心衰者，以及由于严重广泛心肌疾病同时波及左、右心而发生全心衰者临床上更为多见。

（一）左心衰竭

以肺瘀血及心排血量降低表现为主：

1. 症状

（1）呼吸困难（dyspnea）。

①劳力性呼吸困难：是左心衰竭最早出现的症状，系因运动使回心血

量增加，左房压力升高，加重了肺瘀血。引起呼吸困难的运动量随心衰程度加重而减少。

②端坐呼吸（orthopnea）：肺瘀血达到一定的程度时，患者不能平卧，因平卧时回心血量增多且横膈上抬，呼吸更为困难。高枕卧位、半卧位甚至端坐时方可使憋气好转。

③夜间阵发性呼吸困难（paroxysmal nocturnal dyspnea）：患者已入睡后突然因憋气而惊醒，被迫采取坐位，呼吸深快。重者可有哮鸣音，称之为"心源性哮喘（cardiac asthma）"。大多于端坐休息后可自行缓解。其发生机制除因睡眠平卧血液重新分配使肺血量增加外，夜间迷走神经张力增加，小支气管收缩，横膈高位，肺活量减少等也是促发因素。

④急性肺水肿：是"心源性哮喘"的进一步发展，是左心衰呼吸困难最严重的形式。

（2）咳嗽、咳痰、咯血。咳嗽、咳痰是肺泡和支气管黏膜瘀血所致，开始常于夜间发生，坐位或立位时咳嗽可减轻，白色浆液性泡沫状痰为其特点。偶可见痰中带血丝。长期慢性瘀血肺静脉压力升高，导致肺循环和支气管血液循环之间形成侧支，在支气管黏膜下形成扩张的血管，此种血管一旦破裂可引起大咯血。

（3）乏力、疲倦、头晕、心慌。这些是心排血量不足，器官、组织灌注不足及代偿性心率加快所致的主要症状。

（4）少尿及肾功能损害症状。严重的左心衰竭血液进行再分配时，首先是肾血流量明显减少，患者可出现少尿。长期慢性的肾血流量减少可出现血尿素氮、肌酐升高并可有肾功能不全的相应症状。

2. 体征

（1）肺部湿性啰音。由于肺毛细血管压增高，液体可渗出到肺泡而出现湿性啰音。随着病情由轻到重，肺部啰音可从局限于肺底部直至全肺。患者如取侧卧位则下垂的一侧啰音较多。

（2）心脏体征。除基础心脏病的固有体征外，慢性左心衰的患者一般均有心脏扩大（单纯舒张性心衰除外）、肺动脉瓣区第二心音亢进及舒张期奔马律。

（二）右心衰竭

以体循环瘀血的表现为主：

1. 症状

（1）消化道症状。胃肠道及肝脏瘀血引起腹胀、食欲不振、恶心、呕吐等是右心衰最常见的症状。

（2）劳力性呼吸困难。继发于左心衰的右心衰呼吸困难业已存在。单纯性右心衰为分流性先天性心脏病或肺部疾患所致，也均有明显的呼吸困难。

2. 体征

（1）水肿。体静脉压力升高使皮肤等软组织出现水肿，其特征为首先出现于身体最低垂的部位，常为对称性可压陷性。胸腔积液也是因体静脉压力增高所致，因胸膜静脉还有一部分回流到肺静脉，所以胸腔积液更多见于同时有左、右心衰时，以双侧多见，如为单侧则以右侧更为多见，可能与右膈下肝瘀血有关。

（2）颈静脉征。颈静脉搏动增强、充盈、怒张是右心衰时的主要体征，肝颈静脉反流征阳性则更具特征性。

（3）肝脏肿大。肝脏因瘀血肿大常伴压痛，持续慢性右心衰可致心源性肝硬化，晚期可出现黄疸、肝功能受损及大量腹水。

（4）心脏体征。除基础心脏病的相应体征之外，右心衰时可因右心室显著扩大而出现三尖瓣关闭不全的反流性杂音。

（三）全心衰竭

右心衰继发于左心衰而形成的全心衰。当右心衰出现之后，右心排血量减少，因此阵发性呼吸困难等肺瘀血症状反而有所减轻。扩张型心肌病等表现为左、右心室同时衰竭者，肺瘀血症状往往不很严重，左心衰的表现主要为心排血量减少的相关症状和体征。

【影像学检查】

（一）X 线检查（IIa 类，C 级）

（1）有助于心衰和肺部疾病的鉴别。心影大小及外形为心脏病的病因诊断提供重要的参考资料，根据心脏扩大的程度和动态改变也间接反映心脏功能状态。

（2）肺瘀血的有无及其程度直接反映心功能状态。早期肺静脉压增高时，主要表现为肺门血管影增强，上肺血管影增多与下肺纹理密度相仿，甚至多于下肺。

由于肺动脉压力增高可见右下肺动脉增宽，进一步出现间质性肺水肿可使肺野模糊，Kerley B 线是在肺野外侧清晰可见的水平线状影，是肺小叶间隔内积液的表现，是慢性肺瘀血的特征性表现。

急性肺泡性肺水肿时肺门呈蝴蝶状，肺野可见大片融合的阴影。

（二）超声心动图（I 类 C 级）

（1）比 X 线更准确地提供各心腔大小变化及心瓣膜结构及功能情况。

（2）估计心脏功能。

①收缩功能：以收缩末及舒张末的容量差计算左室射血分数（LVEF值），虽不够精确，但方便实用。正常 LVEF 值>50%，LVEF≤40% 为收缩期心力衰竭的诊断标准。LVEF 可反映左心室功能，初始评估心衰或有可疑心衰症状患者均应测量，如临床情况发生变化或评估治疗效果、考虑器械治疗时，应重复测量（Ⅰ类，C级）。不推荐常规反复监测。

②舒张功能：超声多普勒是临床上最实用的判断舒张功能的方法，心动周期中舒张早期心室充盈速度最大值为 E 峰，舒张晚期（心房收缩）心室充盈最大值为 A 峰，E/A 为两者之比值。正常人 E/A 值不应小于 1.2，中青年应更大。舒张功能不全时，E 峰下降，A 峰增高，E/A 比值降低。

（三）核素心室造影及核素心肌灌注和（或）代谢显像

前者可准确测定左心室容量、LVEF 及室壁运动。后者可诊断心肌缺血和心肌存活情况，并对鉴别扩张型心肌病或缺血性心肌病有一定帮助。

（四）心脏核磁共振（CMR）

CMR 检测心腔容量、心肌质量和室壁运动准确性和可重复性较好。经超声心动图检查不能做出诊断时，CMR 是最好的替代影像检查。疑诊心肌病、心脏肿瘤（或肿瘤累及心脏）或心包疾病时，CMR 有助于明确诊断，对复杂性先天性心脏病患者则是首选检查。

（五）有创性血流动力学检查

对急性重症心力衰竭患者必要时采用漂浮导管在床边进行，经静脉插管直至肺小动脉，测定各部位的压力及血液含氧量，计算心脏指数（CI）及肺小动脉楔压（PCWP），直接反映左心功能，正常时 CI>2.5L/(min·m^2)；PCWP<12mmHg。

【诊断和鉴别诊断】

（一）诊断

心力衰竭的诊断是综合病因、病史、症状、体征及客观检查而做出的。首先应有明确的器质性心脏病的诊断。心衰的症状体征是诊断心衰的重要依据。疲乏、无力等由于心排血量减少的症状无特异性，诊断价值不大，而左心衰竭的肺瘀血引起不同程度的呼吸困难，右心衰竭的体循环瘀血引起的颈静脉怒张、肝大、水肿等是诊断心衰的重要依据。

（二）鉴别诊断

心力衰竭主要应与以下疾病相鉴别：

1. 支气管哮喘

左心衰竭夜间阵发性呼吸困难，常称之为"心源性哮喘"应与支气管哮喘相鉴别。前者多见于老年人有高血压或慢性心瓣膜病史，后者多见于青少年有过敏史；前者发作时必须坐起，重症者肺部有干湿性啰音，甚至咳粉红色泡沫痰，后者发作时双肺可闻及典型哮鸣音，咳出白色黏痰后呼吸困难常可缓解。测定血浆 BNP 水平对鉴别心源性和支气管性哮喘有较重要的参考价值。

2. 心包积液、缩窄性心包炎

由于腔静脉回流受阻同样可以引起颈静脉怒张、肝大、下肢水肿等表现，应根据病史、心脏及周围血管体征进行鉴别，超声心动图检查可得以确诊。

3. 肝硬化腹水伴下肢水肿

应与慢性右心衰竭鉴别，除基础心脏病体征有助于鉴别外，非心源性肝硬化不会出现颈静脉怒张等上腔静脉回流受阻的体征。

【治疗】

（一）治疗原则和目的

从建立心衰分期的观念出发，心衰的治疗应包括防止和延缓心衰的发生；缓解临床心衰患者的症状，改善其长期预后和降低死亡率。为此，必须从长计议，采取综合治疗措施，包括对各种可导致心功能受损的危险因素如冠心病、高血压、糖尿病的早期治疗；调节心力衰竭的代偿机制，减少其负面效应如拮抗神经体液因子的过分激活，阻止心肌重塑的进展；对临床心衰患者，除缓解症状外，还应达到以下目的：①提高运动耐量，改善生活质量；②阻止或延缓心肌损害进一步加重；③降低死亡率。

（二）治疗方法

1. 病因治疗

（1）基本病因的治疗。对所有有可能导致心脏功能受损的常见疾病如高血压、冠心病、糖尿病、代谢综合征等，在尚未造成心脏器质性改变前即应早期进行有效的治疗。如控制高血压、糖尿病等；药物、介入及手术治疗改善冠心病心肌缺血；慢性心瓣膜病以及先天畸形的介入或换瓣、纠治手术等，均应在出现临床心衰症状前进行。对于少数病因未明的疾病如原发性扩张型心肌病等亦应早期干预，从病理生理层面延缓心室重塑过程。病因治疗的最大障碍是发现和治疗过晚，很多患者常满足于短期治疗缓解症状，拖延时日终至发展为严重的心力衰竭不能耐受手术，而失去了治疗的时机。

（2）消除诱因。常见的诱因为感染，特别是呼吸道感染，应积极选用适当的抗菌药物治疗。对于发热持续 1 周以上者应警惕感染性心内膜炎的可能性。心律失常特别是心房颤动也是诱发心力衰竭的常见原因，对心室率很快的心房颤动应尽快控制心室率，如有可能应及时复律。潜在的甲状腺功能亢进、贫血等也可能是心力衰竭加重的原因，应注意检查并予以纠正。

2. 一般治疗

（1）调整生活方式。

①休息和适度运动：失代偿期需卧床休息，多做被动运动以预防静脉血栓形成。临床情况改善后在不引起症状的情况下，鼓励体力活动，以防止肌肉"去适应状态"（废用性萎缩）。NYHA Ⅱ～Ⅲ级患者可在康复专业人员指导下进行运动训练（Ⅰ类，B 级），能改善症状、提高生活质量。

②控制钠盐摄入：对控制 NYHA Ⅲ～Ⅳ级心衰患者的充血症状和体征有帮助。心衰急性发作伴有容量负荷过重的患者，要限制钠摄入<2g/d。一般不主张严格限制钠摄入和将限钠扩大到轻度或稳定期心衰患者，因其对肾功能和神经体液机制具有不利作用，并可能与慢性代偿性心衰患者预后较差相关。关于每日摄钠量及钠的摄入是否应随心衰严重程度等做适当变动，尚不确定。

③限水：严重低钠血症（血钠<130mmol/L）患者液体摄入量应<2.0 L/d。严重心衰患者液量限制在 1.5~2.0L/d，有助于减轻症状和充血。轻中度症状患者常规限制液体并无益处。

④营养和饮食：宜低脂饮食，戒烟，肥胖患者应减轻体重。严重心衰伴明显消瘦（心脏恶病质）者，应给予营养支持。

（2）心理和精神治疗。抑郁、焦虑和孤独在心衰恶化中发挥重要作用，也是心衰患者死亡的重要预后因素。综合性情感干预包括心理疏导可改善心功能，必要时酌情应用抗焦虑或抗抑郁药物。

（3）氧气治疗。氧气治疗可用于急性心衰，对慢性心衰并无指征。无肺水肿的心衰患者，给氧可导致血流动力学恶化，但对心衰伴睡眠呼吸障碍者，无创通气加低流量给氧可改善睡眠时低氧血症。

（4）监测体质量。每日测定体质量以早期发现液体潴留非常重要。如在 3d 内体质量突然增加 2kg 以上，应考虑患者已有水、钠潴留（隐性水肿），需要利尿或加大利尿剂的剂量。

3. 药物治疗

1）利尿剂的应用。利尿剂是心力衰竭治疗中最常用的药物，通过排钠排水减轻心脏的容量负荷，对缓解瘀血症状，减轻水肿有十分显著的效果。利尿剂通过抑制肾小管特定部位钠或氯的重吸收，消除心衰时的水钠潴留。在利尿剂开始治疗后数天内就可降低颈静脉压，减轻肺瘀血、腹水、外周水肿和体质量，并改善心功能和运动耐量。对慢性心衰患者原则上利尿剂应长期维持，水肿消失后，应以最小剂量（如氢氯噻嗪 25mg，隔日 1 次）无限期使用，这种用法不必加用钾盐。但是不能将利尿剂作单一治疗。

（1）适应证。有液体潴留证据的所有心衰患者均应给予利尿剂（Ⅰ类，C 级）。

（2）制剂的选择。

①噻嗪类利尿剂：以氢氯噻嗪（双氢克尿塞）为代表，作用于肾远曲小管，抑制钠的再吸收。由于 Na^+–K^+ 交换机制也使钾的吸收降低。噻嗪类为中效利尿剂，轻度心力衰竭可首选此药，开始 25mg 每日 1 次，逐渐加量。对较重的患者用量可增至每日 75~100mg 分 2~3 次服用，同时补充钾盐，否则可因低血钾导致各种心律失常。噻嗪类利尿剂可抑制尿酸的排泄，引起高尿酸血症，长期大剂量应用还可干扰糖及胆固醇代谢，应注意监测。

②袢利尿剂：以呋塞米（速尿）为代表，作用于 Henle 袢的升支，在排钠的同时也排钾，为强效利尿剂。口服用 20mg，2~4h 达高峰。对重度慢性心力衰竭者用量可增至 100mg 每 2 次。效果仍不佳者可用静脉注射，每次用量 100mg，每日 2 次。更大剂量不能收到更好的利尿效果。低血钾是这类利尿剂的主要副作用，必须注意补钾。

③保钾利尿剂：常用的有：a.螺内酯（安体舒通）：作用于肾远曲小管，干扰醛固酮的作用，使钾离子吸收增加，同时排钠利尿，但利尿效果不强。在与噻嗪类或袢利尿剂合用时能加强利尿并减少钾的丢失，一般用 20mg，每日 3 次。b.氨苯蝶啶：直接作用于肾远曲小管，排钠保钾，利尿作用不强。常与排钾利尿剂合用，起到保钾作用，一般 50~100mg，每日 2 次。c.阿米洛利（amiloride）：作用机制与氨苯蝶啶相似，利尿作用较强而保钾作用较弱，可单独用于轻型心衰的患者，5~10mg，每日 2 次。保钾利尿剂，可能产生高钾血症。一般与排钾利尿剂联合应用时，发生高血钾的可能性较小。

④血管加压素 V_2 受体拮抗剂：新型利尿剂托伐普坦（tolvaptan）是血

管加压素 V_2 受体拮抗剂，具有仅排水不利钠的的作用，伴顽固性水肿或低钠血症者疗效更显著。可用于常规利尿剂效果不佳、有低钠血症或伴肾功能损害的患者。

（3）应用方法。从小剂量开始，逐渐增加剂量直至尿量增加，体质量每天减轻 0.5~1.0kg 为宜。一旦症状缓解、病情控制，即以最小有效剂量长期维持，并根据液体潴留的情况随时调整剂量，每天体质量的变化是最可靠的监测利尿剂效果和调整利尿剂剂量的指标（表2-2）。

表2-2　慢性 HF-rEF 常用利尿剂及其剂量

药物	起始剂量	每天最大剂量	每天常用剂量
袢利尿剂			
呋塞米	20~40mg，1 次/d	120~160mg	20~80mg
布美他尼	0.5~1mg，1 次/d	6~8mg	1~4mg
托拉塞米	10mg，1 次/d	100mg	10~40mg
噻嗪类利尿剂			
氢氯噻嗪	12.5~25mg 1~2 次/d	100mg	25~50mg
美托拉宗	2.5mg，1 次/d	20mg	2.5~10mg
吲达帕胺	2.5mg，1 次/d	5mg	2.5~5mg
保钾利尿剂			
阿米洛利	2.5mg，1 次/d	20mg	5~10mg
氨苯蝶啶	25mg，1 次/d	200mg	100mg
血管加压素V_2受体拮抗剂			
托伐普坦	7.5~15mg，1 次/d	60mg	7.5~30mg

（4）不良反应。电解质紊乱是长期使用利尿剂最容易出现的副作用，特别是高血钾或低血钾均可导致严重后果，应注意监测。血管紧张素转换酶抑制剂、血管紧张素受体阻滞剂等有较强的保钾作用，与不同类型利尿剂合用时应特别注意监测血钾变化。对于血钠过低者应谨慎区别是由于血液稀释还是体内钠不足。前者常为难治性水肿，患者水钠均有潴留，而水

的潴留更多。患者尿少而比重低，严重者可出现水中毒，可试用糖皮质激素。体内钠不足多因利尿过度所致，患者血容量减低，尿少而比重高，此时应给以高渗盐水补充钠盐。出现低血压和肾功能恶化，应区分是利尿剂不良反应，还是心衰恶化或低血容量的表现。

2) 肾素—血管紧张素—醛固酮系统抑制剂

(1) 血管紧张素转换酶抑制剂 (ACEI)。是被证实能降低心衰患者病死率的第一类药物，也是循证医学证据积累最多的药物，是公认的治疗心衰的基石和首选药物。ACEI用于心力衰竭时，其主要作用机制为：抑制肾素血管紧张素系统 (RAS)，除对循环RAS的抑制可达到扩张血管，抑制交感神经兴奋性的作用，更重要的是对心脏组织中的RAS的抑制，在改善和延缓心室重塑中起关键的作用；抑制缓激肽的降解，可使具有血管扩张作用的前列腺素生成增多，同时亦有抗组织增生的作用。ACEI除了发挥扩管作用改善心衰时的血流动力学、减轻瘀血症状外，更重要的是降低心衰患者代偿性神经—体液的不利影响，限制心肌、小血管的重塑，以达到维护心肌的功能，推迟充血性心力衰竭的进展，降低远期死亡率的目的。

①适应证：所有LVEF下降的心衰患者必须终身使用，除非有禁忌证或不能耐受（Ⅰ类，A级）。A期为心衰高发危险人群，应考虑用ACEI预防心衰（Ⅱa类，A级）。

②禁忌证：曾发生致命性不良反应如喉头水肿，严重肾功能衰竭；妊娠妇女禁用。以下情况慎用：双侧肾动脉狭窄，血肌酐>265.2 μmol/L（3mg/d1），血钾>5.5mmol/L，伴症状性低血压（收缩压<90mmHg，1mmHg=0.133 kPa），左心室流出道梗阻（如主动脉瓣狭窄，肥厚型梗阻性心肌病）等。

③制剂和剂量：ACEI目前种类很多，长效制剂每日用药1次可提高患者的依从性。卡托普利 (captopril) 为最早用于临床的含巯基的ACEI，用量为12.5~25mg每日2次；贝那普利 (benazepril) 半衰期较长，并有1/3经肝脏排泄，对有早期肾功损害者较适用，用量为5~10mg，每日1次；培哚普利 (perindopril) 亦为长半衰期制剂，可每日用1次，2~4mg。对重症心衰在其他治疗配合下从极小量开始逐渐加量，至慢性期长期维持终生用药。

④应用方法：从小剂量开始，逐渐递增，直至达到目标剂量，一般每隔1~2周剂量倍增1次。滴定剂量及过程需个体化。调整到合适剂量应终生维持使用，避免突然撤药。应监测血压、血钾和肾功能，如果肌酐增高>30%，应减量，如仍继续升高，停用（表2-3）。

表2-3　慢性 HF-rEF 常用的 ACEI 及其剂量

药物	起始剂量	目标剂量
卡托普利	6.25mg，3次/d	50mg，3次/d
依那普利	2.5mg，2次/d	10mg，2次/d
福辛普利	5mg，1次/d	20~30mg，1次/d
赖诺普利	5mg，1次/d	20~30mg，1次/d
培哚普利	2mg，1次/d	4~8mg，1次/d
雷米普利	2.5mg，1次/d	10mg，1次/d
贝那普利	2.5mg，1次/d	10~20mg，1次/d

⑤不良反应：常见有两类：与血管紧张素 II（Ang II）抑制有关的，如低血压、肾功能恶化、高血钾；与缓激肽积聚有关的，如咳嗽和血管性水肿。

（2）血管紧张素受体阻滞剂（ARB）。其阻断 RAS 的效应与 ACEI 相同甚至更完全，但缺少抑制缓激肽降解作用，其治疗心力衰竭的临床对照研究的经验尚不及 ACEI。当心衰患者因 ACEI 引起的干咳不能耐受者可改用 ARB，如坎地沙坦（candesatan）、氯沙坦（losartan）、缬沙坦（valsartan）等。与 ACEI 相关的副作用，除干咳外均可见于应用 ARB 时，用药的注意事项也类同。

ARB 可阻断 Ang II 与 Ang II 的 1 型受体（AT$_1$R）结合，从而阻断或改善因 AT$_1$R 过度兴奋导致的不良作用，如血管收缩、水钠潴留、组织增生、胶原沉积、促进细胞坏死和凋亡等，这些都在心衰发生发展中起作用。ARB 还可能通过加强 Ang II 与 Ang II 的 2 型受体结合发挥有益效应。

①适应证：基本与 ACEI 相同，推荐用于不能耐受 ACEI 的患者（I类，A级）。也可用于经利尿剂、ACEI 和 β 受体阻滞剂治疗后临床状况改善仍不满意，又不能耐受醛固酮受体拮抗剂的有症状心衰患者（IIb 类，A级）。

②应用方法：小剂量起用，逐步将剂量增至目标推荐剂量或可耐受的最大剂量（表 2-4）。

③注意事项：与 ACEI 相似，如可能引起低血压、肾功能不全和高血钾等；开始应用及改变剂量的 1~2 周内，应监测血压（包括不同体位血压）、肾功能和血钾。此类药物与 ACEI 相比，不良反应（如干咳）少，极

表 2-4　慢性 HF-rEF 常用的 ARB 及其剂量

药物	起始剂量	目标剂量
坎地沙坦	4mg，1次/d	32mg，1次/d
缬沙坦	20~40mg，1次/d	80~160mg，2次/d
氯沙坦	25mg，1次/d	100~150mg，1次/d
厄贝沙坦	75mg，1次/d	300mg，1次/d
替米沙坦	40mg，1次/d	80mg，1次/d
奥美沙坦	10mg，1次/d	20~40mg，1次/d

少数患者也会发生血管性水肿。

　　3）醛固酮受体拮抗剂的应用

　　螺内酯等抗醛固酮制剂作为保钾利尿药，在心衰治疗中的应用已有较长的历史。近年来的大样本临床研究证明小剂量（亚利尿剂量，20mg1~2次/d）的螺内酯阻断醛固酮效应，对抑制心血管的重构、改善慢性心力衰竭的远期预后有很好的作用。对中重度心衰患者可加用小剂量醛固酮受体拮抗剂，但必须注意血钾的监测。对近期有肾功能不全、血肌酐升高或高钾血症以及正在使用胰岛素治疗的糖尿病患者不宜使用。

　　醛固酮对心肌重构，特别是对心肌细胞外基质促进纤维增生的不良影响独立和叠加于 AngⅡ 的作用。衰竭心脏心室醛固酮生成及活化增加，且与心衰严重程度成正比。长期应用 ACEI 或 ARB 时，起初醛固酮降低，随后即出现"逃逸现象"。因此，加用醛固酮受体拮抗剂，可抑制醛固酮的有害作用，对心衰患者有益。此类药还可能与 β 受体阻滞剂一样，可降低心衰患者心脏性猝死率。

　　（1）适应证。LVEF≤35%、NYHAⅡ~Ⅳ级的患者；已使用 ACEI（或 ARB）和 β 受体阻滞剂治疗，仍持续有症状的患者（Ⅰ类，A 级）；AMI 后、LVEF≤40%，有心衰症状或既往有糖尿病史者（Ⅰ类，B 级）。

　　（2）应用方法。从小剂量起始，逐渐加量，尤其螺内酯不推荐用大剂量：依普利酮，初始剂量 12.5mg、1 次/d，目标剂量 25~50mg、1 次/d；螺内酯，初始剂量 10~20mg、1 次/d，目标剂量 20mg、1 次/d。

　　（3）注意事项。血钾>5.0mmol/L、肾功能受损者（肌酐>221μmol/L）不宜应用。使用后定期监测血钾和肾功能，如血钾>5.5mmol/L，应减量或停用。避免使用非甾体类抗炎药物和环氧化酶-2 抑制剂，尤其是老年人。

螺内酯可引起男性乳房增生症，为可逆性，停药后消失。依普利酮不良反应少见。

4）β受体阻滞剂的应用

从传统的观念来看，β受体阻滞剂以其负性肌力作用而禁用于心力衰竭。但现代的研究表明，心力衰竭时机体的代偿机制虽然在早期能维持心脏排血功能，但在长期的发展过程中将对心肌产生有害的影响，加速患者的死亡。代偿机制中交感神经激活是一个重要的组成部分，而β受体阻滞剂可对抗交感神经激活，阻断上述各种有害影响，其改善心衰预后的良好作用大大超过了其有限的负性肌力作用。为此，20世纪80年代以来，不少学者在严密观察下审慎地进行了β受体阻滞剂治疗心衰的临床验证，迄今有超过20项安慰剂对照的大规模临床研究证实了β受体阻滞剂治疗缺血性或非缺血性心肌病CHF，与对照组相比其结果证实患者不仅可以耐受用药，还可明显提高运动耐量降低死亡率。目前，认为在临床上所有有心功能不全且病情稳定的患者均应使用β受体阻滞剂，除非有禁忌或不能耐受。应用本类药物的主要目的并不在于短时间内缓解症状，而是长期应用达到延缓病变进展减少复发和降低猝死率的目的。

由于长期持续性交感神经系统的过度激活和刺激，慢性心衰患者的心肌 β_1 受体下调和功能受损，β受体阻滞剂治疗可恢复 β_1 受体的正常功能，使之上调。研究表明，长期应用（>3个月时）可改善心功能，提高LVEF；治疗4~12个月，还能降低心室肌重量和容量、改善心室形状，提示心肌重构延缓或逆转。

这是由于β受体阻滞剂发挥了改善内源性心肌功能的"生物学效应"。这种有益的生物学效应与此类药的急性药理作用截然不同。

（1）适应证。结构性心脏病，伴LVEF下降的无症状心衰患者，无论有无MI，均可应用。有症状或曾经有症状的NYHAⅡ~Ⅲ级、LVEF下降、病情稳定的慢性心衰患者必须终生应用，除非有禁忌证或不能耐受。NYHA Ⅳa级心衰患者在严密监护和专科医师指导下也可应用。伴二度及以上房室传导阻滞、活动性哮喘和反应性呼吸道疾病患者禁用。

（2）应用方法。推荐用美托洛尔（metoprolol）、比索洛尔（bisoprolol）或卡维地洛（carvedilol），均能改善患者预后。LVEF下降的心衰患者一经诊断，症状较轻或得到改善后应尽快使用β受体阻滞剂，除非症状反复或进展。绝大多数临床研究均采用美托洛尔缓释片（琥珀酸美托洛尔），比酒石酸美托洛尔证据更充分，但部分患者治疗开始时可用酒石酸美托洛尔过渡。

β受体阻滞剂治疗心衰要达到目标剂量或最大可耐受剂量。目标剂量是在既往临床试验中采用，并证实有效的剂量。起始剂量宜小，一般为目标剂量的1/8，每隔2~4周剂量递增1次，滴定的剂量及过程需个体化（表2-5）。

表2-5　慢性HF-rEF常用的β受体阻滞剂及其剂量

药物	起始剂量	目标剂量
琥珀酸美托洛尔	11.875~23.75mg，1次/d	142.5~190mg，1次/d
比索洛尔	1.25mg，1次/d	10mg，2次/d
卡维地洛	3.125~6.25mg，2次/d	25~50mg，2次/d
酒石酸美托洛尔	6.25mg，2~3次/d	50mg，2~3次/d

这样的用药方法是由β受体阻滞剂治疗心衰发挥独特的生物学效应所决定的。这种生物学效应往往需持续用药2~3个月才逐渐产生，而初始用药主要产生的药理作用是抑制心肌收缩力，可能诱发和加重心衰，为避免这种不良影响，起始剂量须小，递加剂量须慢。

静息心率是评估心脏β受体有效阻滞的指标之一，通常心率降至55~60次/min的剂量为β受体阻滞剂应用的目标剂量或最大可耐受剂量。

（3）不良反应。应用早期如出现某些不严重的不良反应一般不需停药，可延迟加量直至不良反应消失。起始治疗时如引起液体潴留，应加大利尿剂用量，直至恢复治疗前体质量，再继续加量。

①低血压。一般出现于首剂或加量的24~48h内，通常无症状，可自动消失。首先考虑停用可影响血压的药物如血管扩张剂，减少利尿剂剂量，也可考虑暂时将ACEI减量。如低血压伴有低灌注的症状，则应将β受体阻滞剂减量或停用，并重新评定患者的临床情况。

②液体潴留和心衰恶化：用药期间如心衰有轻或中度加重，应加大利尿剂用量。如病情恶化，且与β受体阻滞剂应用或加量相关，宜暂时减量或退回至前一个剂量。如病情恶化与β受体阻滞剂应用无关，则无须停用，应积极控制使心衰加重的诱因，并加强各种治疗措施。

③心动过缓和房室传导阻滞：如心率低于55次/min，或伴有眩晕等症状，或出现二度或三度房室传导阻滞，应减量甚至停药。

进一步的研究是β受体阻滞剂的制剂选择问题，美托洛尔、比索洛尔等选择性β受体阻滞剂无血管扩张作用；卡维地洛作为新的非选择性并有

扩张血管作用的 β 受体阻滞剂，用于心力衰竭治疗，大规模 I 期临床试验其结果均显示可显著降低死亡率。

由于 β 受体阻滞剂确实具有负性肌力作用，临床应用仍应十分慎重。应待心衰情况稳定已无体液潴留后，首先从小量开始，美托洛尔 12.5mg/d、比索洛尔（bisoprolol）1.25mg/d、卡维地洛 6.25mg/d，逐渐增加剂量，适量长期维持。临床疗效常在用药后 2~3 个月才出现。β 受体阻滞剂的禁忌证为支气管痉挛性疾病、心动过缓、二度及二度以上房室传导阻滞。

5）正性肌力药

（1）洋地黄类药物。洋地黄类药物作为正性肌力药物的代表，用于治疗心衰已有 200 余年的历史，但直到近 20 年才有较大系列前瞻性的、有对照的临床研究报告。1997 年结束的包括 7788 例大样本，以死亡为观察终点的地高辛研究证实在其他药物没有差别的情况下与对照组相比加用地高辛（digoxin）可明显改善症状，减少住院率，提高运动耐量，增加心排血量，但观察终期的生存率地高辛组与对照组之间没有差别。

药理作用：①正性肌力作用：洋地黄主要是通过抑制心肌细胞膜上的 Na^+-K^+-ATP 酶，使细胞内 Ca^{2+} 浓度升高而使心肌收缩力增强。而细胞内 K^+ 浓度降低，成为洋地黄中毒的重要原因。②电生理作用：一般治疗剂量下，洋地黄可抑制心脏传导系统，对房室交界区的抑制最为明显。大剂量时可提高心房、交界区及心室的自律性，当血钾过低时，更易发生各种快速性心律失常。③迷走神经兴奋作用：对迷走神经系统的兴奋作用是洋地黄的一个独特的优点。可以对抗心衰时交感神经兴奋的不利影响，但尚不足以取代 β 受体阻滞剂的作用。

洋地黄制剂的选择：常用的洋地黄制剂为地高辛、洋地黄毒苷（digitoxin）及毛花苷 C（lanatoside C，西地兰）、毒毛花苷 K（strophanthin K）等。①地高辛：口服片剂 0.25mg/片，口服后经小肠吸收，2~3h 血浓度达高峰，4~8h 获最大效应。地高辛 85% 由肾脏排出，10%~15% 由肝胆系统排至肠道。本药的半衰期为 1.6d，连续口服相同剂量 7d 后血浆浓度可达有效稳态，纠正了过去洋地黄制剂必须应用负荷剂量才能达到有效药浓度的错误观点。目前所采用的自开始即使用维持量的给药方法称之为维持量法。免除负荷量用药能大大减少洋地黄中毒的发生率。本制剂适用于中度心力衰竭维持治疗，0.25mg/次，每日 1 次。对 70 岁以上或肾功能不良的患者宜减量。②毛花苷 C：为静脉注射用制剂，注射后 10min 起效，1~2h 达高峰，每次 0.2~0.4mg 稀释后静注，24h 总量 0.8~1.2mg，适用于急性心力衰竭或慢性心衰加重时，特别适用于心衰伴快速心房颤动者。③毒毛花苷 K：亦为快速作用类，静脉注射后 5min 起作用，1/2~1h 达高峰，每次静脉用量为 0.25mg，24h 总量 0.5~0.75mg，用于急性心力衰竭时。

①适应证：适用于慢性 HF-REF 已应用利尿剂、ACEI（或 ARB）、β 受体阻滞剂和醛同酮受体拮抗剂，LVEF≤45%，仍持续有症状的患者，伴有快速心室率的房颤患者尤为适合（Ⅱa 类，B 级）。已应用地高辛者不宜轻易停用。心功能 NYHA Ⅰ级患者不宜应用地高辛。

对于心腔扩大舒张期容积明显增加的慢性充血性心力衰竭效果较好。这类患者如同时伴有心房颤动则更是应用洋地黄的最好指征。对于代谢异常而发生的高排血量心衰如贫血性心脏病、甲状腺功能亢进以及心肌炎、心肌病等病因所致心衰，洋地黄治疗效果欠佳。

肺源性心脏病导致右心衰，常伴低氧血症，洋地黄效果不好且易于中毒，应慎用。肥厚型心肌病主要是舒张不良，增加心肌收缩性可能使原有的血流动力学障碍更为加重，洋地黄属于禁用。洋地黄类药物通过抑制衰竭心肌细胞膜 Na^+-K^+-ATP 酶，使细胞内 Na^+ 水平升高，促进 Na^+-Ca^{2+} 交换，提高细胞内 Ca^{2+} 水平，发挥正性肌力作用。目前认为其有益作用可能是通过降低神经内分泌系统活性，发挥治疗心衰的作用。

②应用方法：用维持量 0.125~0.25mg/d，老年或肾功能受损者剂量减半。控制房颤的快速心室率，剂量可增加至 0.375~0.50mg/d。应严格监测地高辛中毒等不良反应及药物浓度。

洋地黄中毒及其处理：①影响洋地黄中毒的因素：洋地黄用药安全窗很小，轻度中毒剂量约为有效治疗量的两倍。心肌在缺血、缺氧情况下则中毒剂量更小。低血钾是常见的引起洋地黄中毒的原因；肾功能不全以及与其他药物的相互作用也是引起中毒的因素；心血管病常用药物如胺碘酮、维拉帕米（异搏定）及奎尼丁等均可降低地高辛的经肾排泄率而增加中毒的可能性。②洋地黄中毒表现：洋地黄中毒最重要的反应是各类心律失常，最常见者为室性期前收缩，多表现为二联律，非阵发性交界区心动过速，房性期前收缩，心房颤动及房室传导阻滞。快速房性心律失常又伴有传导阻滞是洋地黄中毒的特征性表现。洋地黄可引起心电图 ST-T 改变，但不能据此诊断洋地黄中毒。洋地黄类药物的胃肠道反应如恶心、呕吐，以及中枢神经的症状，如视力模糊、黄视、倦怠等在应用地高辛时十分少见，特别是普及维持量给药法（不给负荷量）以来更为少见。测定血药浓度有助于洋地黄中毒的诊断，在治疗剂量下；地高辛血浓度为 1.0~2.0ng/ml，但这种测定需结合临床表现来确定其意义。③洋地黄中毒的处理：发生洋地黄中毒后应立即停药。单发性室性期前收缩、一度房室传导阻滞等停药后常自行消失；对快速性心律失常者，如血钾浓度低则可用静脉补钾，如血钾不低可用利多卡因或苯妥英钠。电复律一般禁用，因易致心室颤动。有传导阻滞及缓慢性心律失常者可用阿托品 0.5~1.0mg 皮下或静脉注射，一般不需安置临时心脏起搏器。

（2）非洋地黄类正性肌力药。

①肾上腺素能受体兴奋剂：多巴胺是去甲肾上腺素的前体，其作用随应用剂量的大小而表现不同，较小剂量 [2~5μg/(kg·min)] 表现为心肌收缩力增强，血管扩张，特别是肾小动脉扩张，心率加快不明显。这些都是治疗心衰所需的作用。如果用大剂量 [5~10μg/(kg·min)] 则可出现不利于心衰治疗的负性作用。多巴酚丁胺是多巴胺的衍生物，可通过兴奋 β_1 受体增强心肌收缩力，扩血管作用不如多巴胺明显，对加快心率的反应也比多巴胺小。起始用药剂量与多巴胺相同。

以上两种制剂均只能短期静脉应用，在慢性心衰加重时，起到帮助患者渡过难关的作用。

②磷酸二酯酶抑制剂：其作用机制是抑制磷酸二酯酶活性促进 Ca^{2+} 通道膜蛋白磷酸化，Ca^{2+} 通道激活使 Ca^{2+} 内流增加，心肌收缩力增强。目前临床应用的制剂为米力农，用量为 50μg/kg 稀释后静注，继以 0.375~0.75μg/(kg·min) 静脉滴注维持。磷酸二酯酶抑制剂短期应用对改善心衰症状的效果是肯定的，但已有大系列前瞻性研究证明长期应用米力农治疗重症 CHF 患者，其死亡率较不用者更高，其他的相关研究也得出同样的结论。因此，此类药物仅限于重症心衰，完善心衰的各项治疗措施后症状仍不能控制时短期应用。

心衰患者的心肌处于血液或能量供应不足的状态，过度或长期应用正性肌力药物将扩大能量的供需矛盾，使心肌损害更为加重，而导致死亡率反而增高。这在理论上也是可以理解的，即使是已有 200 余年应用历史的洋地黄，可以改善心衰症状的事实也是公认的，但大样本研究证明它的远期结果并不能降低总死亡率。为此，在心衰治疗中不应以正性肌力药取代其他治疗用药。

6）肼苯达嗪和硝酸异山梨酯

心力衰竭时，由于各种代偿机制的作用，周围循环阻力增加，心脏的前负荷也增大。20 世纪 70 年代以后，曾有一些多中心临床试验结果表明扩张血管疗法能改善心力衰竭患者的血流动力学，减轻瘀血症状。各种扩管药曾广泛用于治疗心衰。

20 世纪 80 年代末以来，由于应用 ACEI 治疗心衰除了其扩血管效应外，尚有更为重要的治疗作用，已取代了扩血管药在心衰治疗中的地位。

7）伊伐布雷定

该药是心脏窦房结起搏电流（If）的一种选择性特异性抑制剂，以剂量依赖性方式抑制 If 电流，降低窦房结发放冲动的频率，从而减慢心率。由于心率减缓，舒张期延长，冠状动脉血流量增加，可产生抗心绞痛和改善心肌缺血的作用。

（1）适应证。适用于窦性心律的 HF-REF 患者。使用 ACEI 或 ARB、β 受体阻滞剂、醛固酮受体拮抗剂，已达到推荐剂量或最大耐受剂量，心率仍然≥70 次/min，并持续有症状（NYHA Ⅱ~Ⅳ级），可加用伊伐布雷定（Ⅱa 类，B 级）。不能耐受 β 受体阻滞剂、心率≥70 次/min 的有症状患者，也可使用伊伐布雷定（Ⅱb 类，C 级）。

（2）应用方法。起始剂量 2.5 mg、2 次/d，根据心率调整用量，最大剂量 7.5mg、2 次/d，患者静息心率宜控制在 60 次/min 左右，不宜低于 55 次/min。

（3）不良反应。心动过缓、光幻症、视力模糊、心悸、胃肠道反应等，均少见。

8）神经内分泌抑制剂的联合应用

（1）ACEI 和 β 受体阻滞剂的联用。两药合用称之为"黄金搭档"，可产生相加或协同的有益效应，使死亡危险性进一步下降。CIBIS Ⅲ研究提示，先用 β 受体阻滞剂组较之先用 ACEI 组，临床结局并无差异，还可降低早期心脏性猝死发生率。因此，两药孰先孰后并不重要，关键是尽早合用，才能发挥最大的益处。

β 受体阻滞剂治疗前，不应使用较大剂量的 ACEI。在一种药低剂量基础上，加用另一种药，比单纯加量获益更多。两药合用后可交替和逐步递加剂量，分别达到各自的目标剂量或最大耐受剂量。为避免低血压，β 受体阻滞剂与 ACEI 可在 1 天中不同时间段服用。

（2）ACEI 与醛固酮受体拮抗剂联用。临床研究证实，两者联合进一步降低慢性心衰患者的病死率（Ⅰ类，A 级），又较为安全，但要严密监测血钾水平，通常与排钾利尿剂合用以避免发生高钾血症。在上述 ACEI 和 β 受体阻滞剂黄金搭档基础上加用醛同酮受体拮抗剂，三药合用可称之为"金三角"，应成为慢性 HF-REF 的基本治疗方案。

（3）ACEI 与 ARB 联用。现有临床试验的结论不一致，两者能否合用治疗心衰，仍有争论。两者联合使用时，不良反应如低血压、高钾血症、血肌酐水平升高，甚至肾功能损害发生率增高（ONTARGET 试验），应慎用。AMI后并发心衰的患者亦不宜合用。

随着晚近的临床试验结果颁布，醛固酮受体拮抗剂的应用获得积极推荐，在ACEI和β受体阻滞剂黄金搭档之后优先考虑加用，故一般情况下ARB不再考虑加用，尤其禁忌将ACEI、ARB和醛固酮受体拮抗剂三者合用。

（4）ARB与β受体阻滞剂或醛同酮受体拮抗剂联用。不能耐受ACEI的患者，ARB可代替应用。此时，ARB和β受体阻滞剂的合用，以及在此基础上再加用醛固酮受体拮抗剂，类似于"黄金搭档"和"金三角"。

9）有争议、正在研究或疗效尚不能肯定的药物

（1）血管扩张剂。在慢性心衰的治疗中无证据支持应用直接作用的血管扩张剂或α受体阻滞剂。常合用硝酸酯类以缓解心绞痛或呼吸困难的症状，对治疗心衰则缺乏证据。硝酸酯类和肼屈嗪合用可能对非洲裔美国人有益（A-HeFT试验），这两种药物在中国心衰患者中应用是否同样获益，尚无研究证据。

（2）中药治疗。我国各地应用中药治疗心衰已有一些研究和报道，一项以生物标记物为替代终点的多中心、随机、安慰剂对照的研究表明在标准和优化抗心衰治疗基础上联合应用该中药，可显著降低慢性心衰患者NT-proBNP水平。未来中药还需要开展以病死率为主要终点的研究，以提供令人更加信服的临床证据。

（3）能量代谢药物。心衰患者特别是长期应用利尿剂时会导致维生素和微量元素的缺乏。心肌细胞能量代谢障碍在心衰的发生和发展中可能发挥一定作用。部分改善心肌能量代谢的药物如曲美他嗪、辅酶Q_{10}和左卡尼汀在心衰治疗方面进行了有益的探索性研究，但总体证据不强，缺少大样本前瞻性研究。

曲美他嗪在近几年国内外更新的冠心病指南中获得推荐，故心衰伴冠心病可考虑应用。

（4）肾素抑制剂阿利吉仑。该药是直接肾素抑制剂，最新临床试验（ASTRONAUT）显示慢性失代偿性心衰患者使用阿利吉仑治疗后心血管病死率及心衰住院率与安慰剂对照组相比无显著改善，且增加高钾血症、低血压、肾功能衰竭的风险，尤其不推荐在伴糖尿病患者中使用。

（5）他汀类药物。目前不推荐此类药用于治疗心衰。但如慢性心衰患者的病因或基础疾病为冠心病，或伴其他状况而需要常规和长期应用他汀类药物，仍是可以的。

（6）钙通道阻滞剂（CCB）。慢性HF-REF患者应避免使用大多数

CCB，尤其是短效的二氢吡啶类以及具有负性肌力作用的非二氢吡啶类（如维拉帕米和地尔硫卓），因为其不能改善患者的症状或提高运动耐量，短期治疗可导致肺水肿和心源性休克，长期应用使心功能恶化，死亡危险增加。

但心衰患者如伴有严重的高血压或心绞痛，其他药物不能控制而须应用 CCB，可选择氨氯地平或非洛地平，二者长期使用安全性较好（PRAISE Ⅰ、Ⅱ和 V-HeFTⅢ试验），虽不能提高生存率，但对预后并无不利影响。

（7）抗凝和抗血小板药物。慢性心衰出现血栓栓塞事件发生率较低，每年 1%~3%，一般无须常规抗凝或抗血小板治疗。单纯扩张型心肌病患者伴心衰，如无其他适应证，不需应用阿司匹林。如心衰患者伴其他基础疾病，或伴各种血栓栓塞的高危因素，视具体情况应用抗血小板和（或）抗凝药物。

（8）不推荐的药物治疗。噻唑烷二酮类（格列酮类）降糖药可引起心衰，加重并增加心衰住院的风险，非甾体类抗炎药和环氧化酶-2 抑制剂可引起水钠潴留、肾功能恶化和心衰加重，均应避免使用。

所有 NYHA Ⅱ~Ⅳ级慢性 HF-REF 患者明确适用的药物见表 2-6，慢性 HF-REF 药物治疗流程见图 2-1。

表 2-6 NYHA Ⅱ~Ⅳ级慢性 HF-rEF 患者明确适用的药物

药物	推荐	推荐类别	证据水平
ACEI	所有慢性 HF-rEF 患者均需使用，且需终身使用，除非有禁忌证或不能耐受	Ⅰ	A
β受体阻滞剂	所有慢性 HF-rEF 患者，病情相对稳定以及结构性心脏病且 LVEF≤40%者，且需终身使用，除非有禁忌证或不能耐受	Ⅰ	A
醛固酮受体拮抗剂	所有已用 ACEI 或（ARB）和 β 受体阻滞剂治疗，仍持续有症状（NYHA Ⅱ~Ⅳ）且 LVEF≤35%的患者，推荐使用；	Ⅰ	A
	AMI 后 LVEF≤40%，有心衰症状或既往有糖尿病病史，推荐使用	Ⅰ	B

续表

药物	推荐	推荐类别	证据水平
ARB	LVEF≤40%，不能耐受ACEI者，推荐使用；	I	A
	LVEF≤40%，尽管使用ACEI和β受体阻滞剂仍有症状的患者，如不能耐受醛固酮受体拮抗剂，可改用ARB	Ⅱb	A
利尿剂	有液体潴留证据的心衰患者均应使用利尿剂，且应在出现水钠醋留的早期应用	I	C
地高辛	适用于已用ACEI或（ARB）和β受体阻滞剂、醛固酮受体拮抗剂和利尿剂治疗，仍持续有症状，LVEF≤45%，尤其适用于心衰合并心室率快的房颤患者；	Ⅱa	B
	适用于窦性心律，LVEF≤45%，不能耐受β受体阻滞剂者	Ⅱb	B
伊伐布雷定	窦性心律，LVEF≤35%，已用 ACEI 或（ARB）和醛固酮受体拮抗剂（或 ARB）治疗的心衰患者，如果β受体阻滞剂已达到指南推荐剂量或最大耐受剂量、心率仍然≥70 次/min，且持续有症状（NYHAⅡ~Ⅳ），应考虑使用；	Ⅱa	B
	如不能耐受β受体阻滞剂，心率≥70 次/min，也可考虑应用	Ⅱb	C

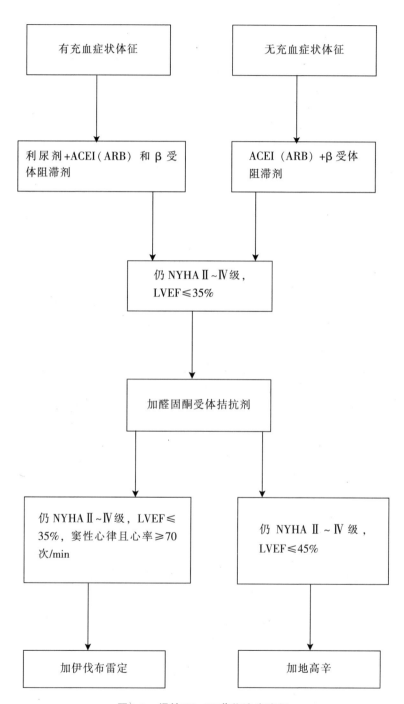

图2-1 慢性HF-rEF药物治疗流程

4. 非药物治疗

（1）心脏再同步化治疗（cardiac resynchronization therapy，CRT）。

心衰患者心电图上有 QRS 波时限延长>120ms，提示可能存在心室收缩不同步。对于存在左右心室显著不同步的心衰患者，CRT 治疗可恢复正常的左右心室及心室内的同步激动，减轻二尖瓣反流，增加心输出量，改善心功能。

中到重度心衰（NYHA Ⅲ-Ⅳ级）患者应用 CRT，或兼具 CRT 和置入式心脏转复除颤器（ICD）两者功能的心脏再同步化治疗除颤器（CRT-D）的临床研究，均证实可降低全因死亡率和因心衰恶化住院的风险，改善症状、提高生活质量和心室功能（CARE-HF 和 COMPANION 试验）。

对轻到中度（主要为 NYHA Ⅱ级）心衰患者所做的研究（MADIT-CRT、REVERSE 和 RAFT 试验）及对这 3 项研究所做的荟萃分析表明，CRT 或 CRT-D 可使此类轻度心衰患者获益，可延缓心室重构和病情进展。所有这些研究都是在药物治疗基础上进行的，提示这一器械治疗可在常规、标准和优化的药物治疗后进一步改善慢性心衰的预后。

对于房颤伴心衰的患者，目前尚无确实证据评估 CRT 的疗效。其他情况，如单纯右束支传导阻滞、右心室起搏伴心室不同步等，是否可从 CRT 获益，目前不明确。

最近的 BLOCK-HF 研究证实 LVEF 降低、NYHA Ⅰ~Ⅲ级的心衰患者，如果有永久起搏器治疗指征，但无 CRT 指征，仍应首选双心室起搏治疗。

EchoCRT 研究提示 LVEF 下降、NYHA Ⅲ~Ⅳ级合并左心室收缩不同步的心衰患者，如果 QRS 不增宽（≤130ms），CRT 治疗不但不能减少病死率及心衰住院率，反而增加病死率。

①适应证：适用于窦性心律，经标准和优化的药物治疗至少 3~6 个月仍持续有症状、LVEF 降低，根据临床状况评估预期生存超过 1 年，且状态良好，并符合以下条件的患者。

NYHA Ⅲ 或 Ⅳa 级患者：LVEF≤35%，且伴 LBBB 及 QRS≥150 ms，推荐置入 CRT 或 CRT-D（Ⅰ类，A 级）。LVEF≤35%，并伴以下情况之一：伴 LBBB 且 120ms≤QRS<150ms，可置入 CRT 或 CRT-D（Ⅱa 类，B 级）；非 LBBB 但 QRS≥150ms，可置入 CRT/CRT-D（Ⅱa 类，A 级）；有常规起搏治疗但无 CRT 适应证的患者，如 LVEF≤35%，预计心室起搏比例>40%，无论 QRS 时限，预期生存超过 1 年，且状态良好，可置入 CRT（Ⅱa 类，C 级）。

NYHA Ⅱ级患者：LVEF≤30%，伴 LBBB 及 QRS≥150ms，推荐置入 CRT，最好是 CRT-D（Ⅰ类，A 级）；LVEF≤30%，伴 LBBB 且 130ms≤

QRS<150ms，可置入 CRT 或 CRT-D（Ⅱa 类，B 级）；LVEF≤30%，非 LBBB 但 QRS≥150ms，可置入 CRT 或 CRT-D（Ⅱb 类，B 级）；非 LBBB 且 QRS<150ms，不推荐（Ⅲ类，B 级）。

NYHA Ⅰ级患者：LVEF≤30%，伴 LBBB 及 QRS≥150ms，缺血性心肌病，推荐置入 CRT 或 CRT-D（Ⅱb 类，C 级）。

永久性房颤、NYHA Ⅲ或Ⅳa 级，QRS≥120 ms、LVEF≤35%，能以良好的功能状态预期生存大于 1 年的患者，以下 3 种情况可以考虑置入 CRT 或 CRT-D：固有心室率缓慢需要起搏治疗（Ⅱb 类，C 级）；房室结消融后起搏器依赖（Ⅱb 类，B 级）；静息心室率≤60 次/min、运动时心率≤90 次/min（Ⅱb 类，B 级）。但需尽可能保证双心室起搏，否则可考虑房室结消融。

②处理要点：应严格掌握适应证，选择适当治疗人群，特别是有效药物治疗后仍有症状的患者。要选择理想的左心室电极导线置入部位，通常为左心室侧后壁。术后优化起搏参数，包括 AV 间期和 VV 间期的优化。尽量维持窦性心律及降低心率，尽可能实现 100% 双心室起搏。术后继续规范化药物治疗。

（2）ICD。

中度心衰患者逾半数以上死于严重室性心律失常所致的心脏性猝死（MADIT-Ⅱ试验），ICD 能降低猝死率，可用于心衰患者猝死的一级预防，也可降低心脏停搏存活者和有症状的持续性室性心律失常患者的病死率，即用作心衰患者猝死的二级预防。

SCD-HeFT 试验表明 ICD 可使中度心衰（NYHAⅡ~Ⅲ级）患者病死率较未置入的对照组降低 23%，而胺碘酮不能改善生存率。MADIT-Ⅱ试验入选 AMI 后 1 个月、LVEF≤30% 的患者，与常规药物治疗相比，ICD 减少 31% 的死亡危险。

而另外 2 项研究入选 AMI 后早期（≤40d）患者，ICD 治疗未获益，因而推荐 ICD 仅用于 AMI 后 40d 以上患者。对于非缺血性心衰，ICD 的临床证据不如缺血性心衰充足。

①适应证：二级预防：慢性心衰伴低 LVEF，曾有心脏停搏、心室颤动（室颤）或室性心动过速（室速）伴血流动力学不稳定（Ⅰ类，A 级）。一级预防：LVEF≤35%，长期优化药物治疗后（至少 3 个月以上）NYHA Ⅱ或Ⅲ级，预期生存期>1 年，且状态良好。缺血性心衰：MI 后至少 40d，ICD 可减少心脏性猝死和总死亡率（Ⅰ类，A 级）；非缺血性心衰：ICD 可减少心脏性猝死和总死亡率（Ⅰ类，B 级）。

②处理要点和注意事项：适应证的掌握主要根据心脏性猝死的危险分

层、患者的整体状况和预后，要因人而异。猝死的高危人群，尤其为 MI 后或缺血性心肌病患者，符合 CRT 适应证，应尽量置人 CRT-D。所有接受 ICD 治疗的低 LVEF 患者，应密切注意置入的细节、程序设计和起搏功能。

5. 慢性收缩性心力衰竭的治疗小结

按心力衰竭分期：

A 期：积极治疗高血压、糖尿病、脂质紊乱等高危因素。

B 期：除 A 期中的措施外，有适应证的患者使用 ACEI，或 β 受体阻滞剂。

C 期及 D 期：按 NYHA 分级进行相应治疗。

按心功能 NYHA 分级：

Ⅰ级：控制危险因素；ACEI。

Ⅱ级：ACEI；利尿剂；β 受体阻滞剂；用或不用地高辛。

Ⅲ级：ACEI；利尿剂；β 受体阻滞剂；地高辛。

Ⅳ级：ACEI；利尿剂；地高辛；醛固酮受体拮抗剂；病情稳定后，谨慎应用 β 受体阻滞剂。

6. 舒张性心力衰竭的治疗

舒张性心功能不全由于心室舒张不良使左室舒张末压（LVEDP）升高，而致肺瘀血，多见于高血压和冠心病，但这两类患者也还可能同时存在收缩功能不全亦使 LVEDP 增高，何者为主有时难以区别。如果客观检查 LVEDP 增高，而左心室不大，LVEF 值正常则表明以舒张功能不全为主。最典型的舒张功能不全见于肥厚型心肌病变。治疗的原则与收缩功能不全有所差别，主要措施如下：

（1）β 受体阻滞剂。改善心肌顺应性使心室的容量—压力曲线下移，表明舒张功能改变。

（2）钙通道阻滞剂。降低心肌细胞内钙浓度，改善心肌主动舒张功能，主要用于肥厚型心肌病。

（3）ACEI。有效控制高血压，从长远来看改善心肌及小血管重构，有利于改善舒张功能，最适用于高血压心脏病及冠心病。

（4）尽量维持窦性心律，保持房室顺序传导，保证心室舒张期充分的容量。

（5）对肺瘀血症状较明显者，可适量应用静脉扩张剂（硝酸盐制剂）或利尿剂降低前负荷，但不宜过度，因过分的减少前负荷可使心排血量下降。

（6）在无收缩功能障碍的情况下，禁用正性肌力药物。

7. "顽固性心力衰竭" 及不可逆心力衰竭的治疗

"顽固性心力衰竭" 又称为难治性心力衰竭，是指经各种治疗，心衰不见好转，甚至还有进展者，但并非指心脏情况已至终末期不可逆转者。对这类患者应努力寻找潜在的原因，并设法纠正，如风湿活动、感染性心内膜炎、贫血、甲状腺功能亢进、电解质紊乱、洋地黄类过量、反复发生的小面积的肺栓塞等，或者患者是否有与心脏无关的其他疾病如肿瘤等。同时调整心衰用药，强效利尿剂和血管扩张制剂及正性肌力药物联合应用等。对高度顽固水肿也可使用血液滤过或超滤，对适应证掌握恰当，超滤速度及有关参数调节适当时，常可即时明显改善症状。扩张型心肌病伴有QRS波增宽>120ms 的 CHF 患者可实施 CRT，安置三腔心脏起搏器使左、右心室恢复同步收缩，可在短期内改善症状。

对不可逆 CHF 患者大多是病因无法纠正的，如扩张型心肌病、晚期缺血性心肌病患者，心肌情况已至终末状态不可逆转。其唯一的出路是心脏移植。从技术上看心脏移植成功率已很高，5 年存活率已可达 75% 以上，但限于我国目前的条件，尚无法普遍开展。

有心脏移植指征在等待手术期间，应用体外机械辅助泵可维持心脏功能，有限延长患者寿命。

第二节　急性心力衰竭

急性心力衰竭（acute heart failure，AHF）是指由于急性心脏病变引起心排血量显著、急骤降低导致的组织器官灌注不足和急性瘀血综合征。临床上急性左心衰较为常见，以肺水肿或心源性休克为主要表现，是严重的急危重症。

【病因和发病机制】

心脏解剖或功能的突发异常，使心排血量急剧降低和肺静脉压突然升高均可发生急性左心衰。常见的病因有：

（1）与冠心病有关的急性广泛前壁心肌梗死、乳头肌梗死断裂、室间隔破裂穿孔等。

（2）感染性心内膜炎引起的瓣膜穿孔、腱索断裂所致瓣膜性急性反流。

（3）其他高血压心脏病血压急剧升高，原有心脏病的基础上快速心律失常或严重缓慢性心律失常，输液过多过快等。

主要的病理生理基础为心脏收缩力突然严重减弱，或左室瓣膜急性反流，心排血量急剧减少，左室舒张末压（LVEDP）迅速升高，肺静脉回流不畅。由于肺静脉压快速升高，肺毛细血管压随之升高使血管内液体渗入到肺间质和肺泡内形成急性肺水肿。肺水肿早期可因交感神经激活，血压可升高，但随着病情持续进展，血压将逐步下降。

【病理生理】

（一）急性心力衰竭的恶性循环

AHF 最后常见的表现是心肌无能力维持心输出量以满足周围循环的需要。不考虑 AHF 基础病因，AHF 的恶性循环（如无恰当治疗）会导致慢性心力衰竭和死亡。要使 AHF 病人对治疗有反应，心功能不全必须是可逆的，在心肌缺血、心肌顿抑或心肌冬眠所致的 AHF 特别重要，这些情况经过恰当的治疗，功能不全的心肌是可以恢复到正常。

（二）心肌顿抑（myocardial stunning）

心肌顿抑是心肌长期缺血后发生的心肌功能不全，即使在恢复正常的血流后，心肌顿抑仍可短期持续存在，这种现象是实验性和临床上的描述。心肌顿抑的强度和持续时间取决于先前的缺血性损伤。

（三）心肌冬眠（myocardial hibernation）

心肌冬眠被定义为由于冠脉血流严重减少所致心肌损伤，但心肌细胞仍然完整。通过改善心肌血流和氧合作用，冬眠心肌能恢复它的正常功能。冬眠心肌可视为对氧摄取减少的一种适应，以预防心肌缺血和坏死。

心肌冬眠和心肌顿抑能同时存在，在重建血流和氧合作用时能改善冬眠心肌，而顿抑心肌仍保持正性肌力储备和对正性肌力的刺激有反应。由于这些机制取决于心肌损伤持续时间，快速恢复心肌氧合作用和血流是逆转这些病理生理改变的主导因素。

【临床表现】

突发严重呼吸困难，呼吸频率常达 30~40 次/min，强迫坐位、面色灰白、发绀、大汗、烦躁，同时频繁咳嗽，咳粉红色泡沫状痰。极重者可因脑缺氧而致神志模糊。发病开始可有一过性血压升高，病情如不缓解，血压可持续下降直至休克。听诊时两肺满布湿性啰音和哮鸣音，心尖部第一心音减弱，频率快，同时有舒张早期第三心音而构成奔马律，肺动脉瓣第二心音亢进。胸部 X 线片显示：早期间质水肿时，上肺静脉充盈、肺门血管影模糊、小叶间隔增厚；肺水肿时表现为蝶形肺门；严重肺水肿时，为弥漫满肺的大片阴影。重症患者采用漂浮导管行床边血流动力学监测，肺毛细血管楔压（PCWP）随病情加重而增高，心脏指数（CI）则相反。

Killip 分级：是用于在 AMI（急性心梗）所致的心力衰竭的临床分级。在治疗 AMI 时，Killip 分级是提供临床评估心肌病变的严重性：

Ⅰ级：无 AHF。

Ⅱ级：AHF，肺部中下肺野湿性啰音，心脏奔马律，胸片见肺瘀血。

Ⅲ级：严重 AHF，严重肺水肿，满肺湿啰音。

Ⅳ级：心源性休克。

【诊断和鉴别诊断】

根据典型症状与体征，一般不难做出诊断。急性呼吸困难与支气管哮喘的鉴别前已述及，与肺水肿并存的心源性休克与其他原因所致休克也不难鉴别。

【治疗】

急性左心衰竭时的缺氧和高度呼吸困难是致命的威胁，必须尽快使之缓解。

【一般治疗】

（一）患者取坐位，双腿下垂，以减少静脉回流

（二）吸氧

立即高流量鼻管给氧，对病情特别严重者应采用面罩呼吸机持续加压（CPAP）或双水平气道正压（BiPAP）给氧，使肺泡内压增加，一方面可以使气体交换加强，另一方面可以对抗组织液向肺泡内渗透。AHF 病人治疗的重点是在细胞水平获得足够的氧合水平，以预防终末器官功能不全和发生多脏器功能衰竭。维持血氧饱和度（SaO_2）在正常范围（95%~98%）是非常重要的，以使最大的氧释放至组织产生氧合作用。（Ⅰ类，C 级）

保证气道通畅，增加吸氧浓度，如果无效可行气管内插管。（Ⅱa 类，C 级）

增加氧的剂量能改善转归的证据很少，已有的证据仍有争议。研究证明氧过多能减少冠脉血流、降低心输出量、血压升高和增加全身血管阻力。毫无疑问，低氧血症的 AHF 病人应增加吸氧浓度（Ⅱa 类，C 级）。但无低氧血症的病人，增加吸氧浓度则有争议且有害。

（三）无气管插管的通气支持（无创性通气）

有两种技术用于通气支持：持续气道正压（CPAP）或无创性正压通气（NIPPV），NIPPV 是提供病人机械通气而无须气管内插管的一种方法。

1. 理由

应用 CPAP 能使肺功能恢复和增加功能性残气量，改善肺顺应性，降低经膈肌的压力摆动，减少膈肌的活动性能，减少呼吸做功，因而降低代谢的需求。NIPPV 是一种更复杂的技术，需要使用呼吸机：一定容量的空气（或氧/空气混合）从预置压力的呼吸机通过鼻或面罩释放给病人，吸气时附加一个 PEEP 导致 CPAP 模式（也称之为双水平正压支持，BiPAP）。这种通气模式的生理效益与 CPAP 相同，也包括吸气辅助，后者进一步增加平均胸内压力，从而增加 CPAP 的效益，但更重要的是进一步减少呼吸做功和总的代谢需求。

2. 左心衰竭时使用 CPAP 和 NIPPV 的证据

心源性肺水肿病人已有 5 个随机对照研究和最近的荟萃分析，比较了使用 CPAP 与标准治疗。在这些研究中观察终点为需要气管插管、机械通气和住院死亡率。这些研究的结果表明，与单独标准治疗比较，CPAP 能改善 AHF 病人的氧合作用、症状和体征，减少需要气管内插管和住院死亡率。急性心源性肺水肿病人已有 3 个使用 NIPPV 的随机对照试验，结果表明 NIPPV 似乎能减少气管内插管的需要，但不转化为减少死亡率或长期改善心功能。

3. 结论

随机对照试验提示，在急性心源性肺水肿病人使用 CPAP 和 NIPPV 能明显减少需要气管插管和机械通气（Ⅱa 类，A 级）。

（四）AHF 时气管内插管和机械通气

有创性机械通气不用于可逆性低氧血症病人，可通过氧疗、CPAP 或 NIPPV 得到较好地恢复。但与可逆性 AHF 诱发呼吸肌疲劳不同，后者常是气管内插管和机械通气的原因。AHF 诱发呼吸肌疲劳罕见，与已有病变的呼吸肌恶化有关。呼吸肌收缩力减弱最常见的原因是与低氧血症和低心输出量有关的氧释放减少。呼吸肌疲劳可通过呼吸频率减少、高碳酸血症和意识障碍诊断，需要插管和机械通气：缓解呼吸窘迫（减少呼吸肌做功）；保护气道免于胃反流损伤；改善肺部气体交换，逆转高碳酸血症和低氧血症；保证支气管灌洗，预防支气管栓塞和肺不张。

【药物治疗】

（一）吗啡及其类似物

严重 AHF，特别是烦躁不安和呼吸困难的病人，在治疗的早期阶段是使用吗啡的指征（Ⅱb 类，B 级）。

吗啡引起静脉扩张和轻度动脉扩张，减慢心率，缓解 CHF 和 AHF 病人的呼吸困难和其他症状。吗啡剂量为 3mg 静脉注射，必要时每间隔 15min 重复 1 次，共 2~3 次。老年患者可酌减剂量或改为肌肉注射。

（二）快速利尿

有液体潴留症状的 AHF 病人是使用利尿剂的指征（I 类，B 级）

1. 临床应用

首先静脉给予一个负荷量，随后持续静脉滴注比单独"弹丸"注射更有效。呋塞米 20~40mg 静注，于 2min 内推完，10min 内起效，可持续 3~4h，4h 后可重复 1 次。除利尿作用外，本药还有静脉扩张作用，有利于肺水肿缓解。袢利尿剂与多巴酚丁胺、多巴胺或硝酸酯联合应用比单独使用利尿剂更有效和较少副作用（Ⅱb 类，B 级）

2. 利尿剂的效益和作用机理

利尿剂通过增加水、氯化钠和其他离子的排泄而使尿量增多，导致血浆和细胞外液容量、总体液和钠的减少，降低左、右心室充盈压，减少外周血管充血和肺水肿，静脉注射袢利尿剂也起到血管扩张的作用，表现为早期（5~30min）降低右房、肺动脉楔压和肺血管阻力降低。大剂量"弹丸"注射（>1mg/kg）有引起反射性血管收缩的危险。与长期使用利尿剂相反，对于严重失代偿心力衰竭的患者，利尿剂用于正常负荷状态能短期降低神经内分泌活性，特别是急性冠脉综合征病人应使用小剂量利尿剂。

3. 利尿剂抵抗

在获得水肿缓解目标前，对利尿剂的反应减弱或消失的临床状态，利尿剂抵抗与预后不良有关，在严重慢性心力衰竭长期利尿治疗的病人更常见，也见于静脉袢利尿剂后急性容量耗竭。造成利尿剂抵抗的原因有许多种（表2-7），目前人们已探索出许多克服利尿剂抵抗的治疗方法（表2-8），持续滴注速尿比单次"弹丸"注射更有效。

表2-7 利尿剂抵抗的原因

静脉内容量耗竭

神经内分泌激活

容量丧失后 Na^+ 摄取反跳

远端肾单位肥厚

减少肾小管分泌（肾功能衰竭，NSAIDs）

减少肾的灌注（低心输出量）

肠道吸收利尿剂受损

药物或食物（摄入高钠）顺从性差

表2-8 利尿剂抵抗的治疗

限制 Na^+/H_2O 摄入，监测电解质

补充血容量不足

增加利尿剂剂量和/或给药次数

采取静脉"弹丸"注射（较口服）或静脉滴注 5~40mg/h（较大剂量"弹丸"注射更有效）

利尿剂联合治疗：速尿+HCT；速尿+螺内酯；美托拉宗+速尿（肾衰时也有作用）减少 ACEI 剂量或使用小剂量 ACEI

如对以上治疗无反应可考虑超滤或透析治疗

4. 副作用

虽然大多数病人都能安全使用利尿剂，但副作用常见且可能危及生命，副作用包括神经内分泌激活，特别是 RAS 和交感神经系统、低钾、低镁和低氯性碱中毒，后者可能导致严重心律失常，利尿剂也可发生肾毒性和加重肾功能衰竭。过度利尿会降低静脉压、肺动脉楔压和心脏舒张期充盈，尤其是严重心衰、舒张功能不全为主或缺血性右心功能不全病人。静脉给予乙酰唑胺有助于纠正碱中毒。

5. 新型利尿剂

血管加压素 V_2 受体拮抗剂抑制血管加压素对肾集合管的作用，因此增加游离水的清除。利尿作用取决于钠的水平，在低钠时其作用增强。腺苷受体拮抗剂减少近侧肾小管 Na^+ 和水重吸收而起到利尿作用，但不引起尿钾排泄。

（三）血管扩张剂

大多数 AHF 病人血管扩张剂是指征，并作为一线治疗药物（见表2-9）。

1. 硝酸酯

在 AHF，特别是 ACS 患者，硝酸酯能缓解肺充血而不减少心输出量或增加心肌对氧的需求。它降低心脏的前、后负荷，不减少组织灌注。对心输出量的影响取决于治疗前的前负荷和后负荷，以及心脏对压力感受器引起交感神经张力增加的反应能力。AHF 随机试验显示，血流动力学能耐受的最大剂量硝酸酯合并小剂量速尿，优于单独大剂量速尿治疗。（I 类，B 级）在控制严重肺水肿，大剂量硝酸酯优于单独使用大剂量利尿剂。

在实际应用中，硝酸酯有一个"U"形曲线效应，在预防 AHF 复发中，给予次最适度剂量血管扩张剂可能有一个有限度的效益，但大剂量也能降低其效益。硝酸盐的缺点是迅速产生耐受性，特别是静脉给予大剂量

表2-9 血管扩张剂的应用

血管扩张剂	指征	剂量	主要副作用	其他
硝酸甘油，5-单硝酸异山梨酯	AHF，当血压适当时	开始时 20μg/min，增加至 200μg/min	低血压，头痛	持续使用耐受
硝酸异山梨酯	AHF，当血压适当时	开始1mg/h，增至 10mg/h	低血压，头痛	持续使用耐受
硝普钠	高血压危象、心源性休克，联合使用 intoropes	0.3~5μg/kg·min	低血压，氰化物中毒	药物对光敏感
Nesiritide	急性失代偿心衰	2μg/kg IV，0.015~0.03μg/kg·min	低血压	

时，其有效性仅维持 16~24h。

2. 硝普钠

建议严重心衰和后负荷明显增加（如高血压心衰或二尖瓣反流）的病人使用硝普钠（0.3μg/kg·min，并逐渐增加剂量至 1μg/kg·min，直至 5μg·kg/min）（Ⅰ类，C 级）。长期使用硝普钠由于它的代谢产物硫氰酸盐和氰化物而引起的毒性反应，特别是严重肾或肝功能衰竭的病人。应逐渐减少剂量以避免反跳作用。在 ACS 引起的 AHF 硝酸甘油优于硝普钠，因为硝普钠能引起冠脉偷窃综合征。

3. Nesiritide

Nesiritide 是新一类血管扩张剂，已用于治疗 AHF。Nesiritide 是一种重组人脑肽或 BNP，与内源性激素完全相同，其产生是通过室壁张力增加、心肌肥厚和容量超负荷的反应。Nesiritide 有使静脉、动脉和冠脉扩张的特性，从而降低前、后负荷，增加心输出量，无直接正性肌力作用。

充血性心力衰竭患者静脉输注 Nesiritide 可获得有益的血流动力学作用，导致增加钠盐的排泄和抑制 RAS 系统和交感神经系统，缓解呼吸困难。与硝普钠比较，Nesiritide 在改善血流动力学方面更有效，但副作用较少。Nesiritide 临床使用的经验仍有限，该药可以引起低血压，有些病人无效，Nesiritide 并不改善病人的临床转归。

（四）正性肌力药

外周血管灌注不足（低血压、肾功能减退）有或无肺充血或肺水肿，对最适宜剂量的利尿剂和血管扩张剂无效时，是使用正性肌力药物的指征（Ⅱa类，C级）。

正性肌力药物有潜在的危害性，因为它增加氧的需求和钙负荷，故应小心使用。在失代偿 CHF 病人，其症状、临床过程和预后取决于血流动力学，因此改善血流动力学参数可能成为治疗的目标，在这种情况下正性肌力药物可能有用并拯救生命（表 2-10）。但是，改善血流动力学参数的有益作用部分被心律失常（部分病人为心肌缺血）的风险和过度增加能量耗竭引起心肌功能不全长期进展所抵消。

1. 多巴胺

多巴胺是一种内源性儿茶酚胺，是去甲肾上腺素的前体，它的作用是剂量依赖的，可以作用于 3 种不同受体：多巴胺能受体、β-肾上腺素能受体和 α-肾上腺素能受体。

小剂量（$3\mu g/kg/min$）多巴胺只作用于外周多巴胺能受体，直接和间接地降低外周血管阻力，其中以扩张肾、内脏、冠脉和脑血管床最明显，

表2-10　正性肌力药物的应用

	静脉推注	静脉滴注
多巴酚丁胺	无	$2\sim20\mu g/kg/min$（β+）
多巴胺	无	$<3\mu g/kg/min$：肾脏效应
		$3\sim5\mu g/kg/min$：正性肌力（β+）
		$>5\mu g/kg/min$：血管加压（α+）
米力农	$25\sim75\mu g/kg$，$>10\sim20min$	$0.375\sim0.75\mu g/kg/min$
依诺昔酮（Enoximone）	$0.25\sim0.75mg/kg$	$1.25\sim7.5\mu g/kg/min$
Levosimendan	$12\sim24\mu g/kg$，$>10min$	$0.1\mu g/kg/min$,可减少至 0.05 或增至 $0.2\mu g/kg/min$
去甲肾上腺素	无	$0.2\sim1.0\mu g/kg/min$
肾上腺素	在复苏时1mg, iv, $3\sim5min$后重复, 气管内给药无益	$0.05\sim0.5\mu g/kg/min$

可改善肾血流、肾小球滤过率、利尿和钠的排泄率，改善肾脏低灌注和肾衰竭病人对利尿剂的反应。

较大剂量（>3μg/kg/min）多巴胺直接和间接地刺激β-肾上腺素能受体，增加心肌收缩力和心排出量。剂量>5μg/kg/min 作用于α-肾上腺素能受体，增加外周血管阻力，由于增加左室后负荷、肺动脉压和血管阻力，从而使心衰恶化。

2. 多巴酚丁胺

多巴酚丁胺是一种正性肌力药物，主要通过刺激β$_1$和β$_2$受体（3：1比率）起作用，它的临床作用是直接剂量依赖正性肌力作用和增快心率的结果，继发性适应心输出量的增加，如降低心衰病人交感神经张力，导致血管阻力降低。小剂量多巴酚丁胺使动脉轻度扩张，通过降低后负荷增加心搏出量，大剂量多巴酚丁胺使血管收缩。

心率通常以剂量依赖的方式增加，心率增加的程度较其他儿茶酚胺类药物小。但是，在房颤病人心率增加比较明显，因为加快了房室传导。体循环动脉压通常轻度增加，但可能不变或降低。同样，肺动脉压和肺毛细血管楔压通常是降低的，但在个别心衰病人可能不变甚至增加。

在心衰伴低血压病人，多巴胺可用作正性肌力药物（>3μg/kg/min），在心衰伴低血压和少尿病人，小剂量（≤3μg/kg/min）多巴胺静脉滴注用于改善肾血流量和利尿，如无反应可终止治疗。（Ⅱb类，C级）

多巴酚丁胺用于增加心输出量，开始通常以 2~3μg/kg/min 静脉滴注，然后根据症状、利尿反应或血流动力学监测调整剂量。其血流动力学作用与剂量成比例，可以增加至 20μg/kg/min，在停止输注后药物迅速排泄，使用十分方便。

接受β-受体阻滞剂美托洛尔治疗的病人，多巴酚丁胺的剂量可以增至 15~20μg/kg/min，以便恢复它的正性肌力作用。接受卡维地洛的病人多巴酚丁胺的作用不同，多巴酚丁胺的剂量增加至 5~20μg/kg/min 时，它能导致肺血管阻力增加。

单独根据血流动力学资料，多巴酚丁胺的正性肌力作用与磷酸二酯酶抑制剂（PDEI）是相加的，二者联合使用的正性肌力作用强于单独使用每一种药物。

延长多巴酚丁胺输注时间（24~48h）与耐药性相关，且部分丧失血流动力学作用。撤停多巴酚丁胺可能有困难，因为会复发低血压、充血或肾功能不全。这种情况有时能通过逐步减少多巴酚丁胺用量（即每隔 1d 减少剂量 2μg/kg/min）和最优化口服血管扩张剂治疗解决，如肼苯达嗪和

（或）ACEI。

静脉多巴酚丁胺增加房性和室性心律失常发生率，这种作用与剂量相关，且比磷酸二酯酶抑制剂更多见，当静脉使用利尿剂时应迅速补充钾盐。心动过速也限制其使用，多巴酚丁胺可使冠心病患者激发胸痛。在冬眠心肌患者，以损害心肌和丧失心肌恢复的条件下，短期增加心肌收缩性。当有外周组织低灌注（低血压、肾功能减退）有或无充血或对最适宜剂量的利尿剂和血管扩张剂无效的肺水肿，是使用多巴酚丁胺的适应证。（Ⅱa类，C级）

3. 磷酸二酯酶抑制剂（PDEIs）

Ⅲ型磷酸二酯酶抑制剂阻止cAMP降解为AMP，米力农和依诺昔酮是用于临床的两种PDEIs。当用于严重心衰时，这些药物有明显正性肌力和扩张外周血管作用，增加心搏出量和心输出量，降低肺动脉压、肺动脉楔压、全身和肺血管阻力。

有外周组织低灌注证据，有或无充血，对最适宜剂量的利尿剂和血管扩张剂无效，血压正常的患者是使用Ⅲ型PDEI的适应证。（Ⅱb类，C级）

多巴酚丁胺与β-受体阻滞剂同时使用和（或）对多巴酚丁胺反应不良时，PDEI更可取。（Ⅱa类，C级）

米力农和依诺昔酮比氨力农较少发生血小板减少症。

（五）血管加压素治疗心源性休克

由于心源性休克合并血管阻力升高，增加衰竭心脏的后负荷和进一步减少终末器官的血流量，因此任何血管加压素只能短时间谨慎使用。

（六）肾上腺素

肾上腺素是一种儿茶酚胺，与β_1、β_2和α受体亲和力高，当多巴酚丁胺无效且血压仍低时，可用肾上腺素0.05~0.5μg/kg/min静脉滴注，使用肾上腺素需要直接监测动脉压和用PAC监测血流动力学的反应。

（七）去甲肾上腺素

去甲肾上腺素是一种儿茶酚胺，与α受体亲和力高，通常用于增加全身血管阻力。去甲肾上腺素诱发的心率增快比肾上腺素轻，其剂量与肾上腺素相同。去甲肾上腺素常与多巴酚丁胺联合使用以改善血流动力学。去甲肾上腺素能改善终末器官的灌注。

（八）强心甙

强心甙抑制心肌Na^+-K^+-ATP酶，因此增加Ca^{2+}/Na^+交换，产生一个正性肌力作用。在CHF时，强心甙能减轻症状和改善临床状况，减少因心衰住院的风险，但对存活率无影响。在AHF，强心甙使心输出量轻度增加和降低充盈压。此外，对心肌梗死和 AHF 病人，洋地黄是危及生命的致心律失常事件的预测因素，因此建议强心甙不用于 AHF，尤其是心肌梗死后。

AHF 时使用强心甙的指征是心动过速诱发的心力衰竭，即用其他药物（如 β-受体阻滞剂）不能控制房颤的心室率。AHF 时有效地控制过速性心律失常的心室率能控制心衰症状。可考虑用毛花苷 C 静脉给药，最适合用于有心房颤动伴有快速心室率并已知有心室扩大伴左心室收缩功能不全者，首剂可给 0.4~0.8mg，2h 后可酌情再给 0.2~0.4mg。对急性心肌梗死，在急性期24h 内不宜用洋地黄类药物；二尖瓣狭窄所致肺水肿洋地黄类药物也无效。后两种情况如伴有心房颤动快速室率则可应用洋地黄类药物减慢心室率，有利于缓解肺水肿。强心甙的禁忌证包括心动过缓，二、三度房室传导阻滞，病态窦房结综合征，颈动脉窦综合征，预激综合征，肥厚性梗阻型心肌病，低钾和高钙血症等。

AHF 时药物的应用流程见图 2-2。

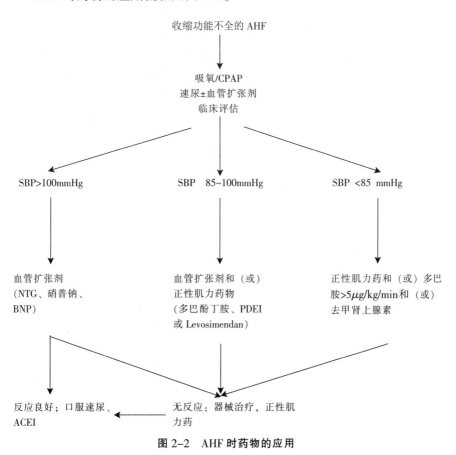

图 2-2　AHF 时药物的应用

【AHF 的基础疾病的治疗】

（一）冠心病

冠心病诱发或并发的 AHF 可以表现为全心衰竭（包括心源性休克）、左心衰（包括肺水肿）或右心衰。AMI 再灌注治疗能明显改善或预防 AHF。ACS 引起的心源性休克，应尽快行冠脉造影和血运重建术（Ⅰ类，A 级）。不建议使用大剂量葡萄糖、胰岛素和钾盐的代谢支持（Ⅱa 类，A 级）。

当获得血流动力学状态稳定的所有措施失败时，应考虑左室辅助泵机械支持，尤其是等待心脏移植的病人。

左心衰竭/肺水肿的紧急处理与其他原因引起的肺水肿相似，正性肌力药物可能有害，应考虑使用主动脉内球囊反搏（IABP）。

长期治疗策略包括冠脉血管重建、RAAS 抑制剂和 β-受体阻滞剂。

（二）心瓣膜病

急性主动脉瓣、二尖瓣关闭不全或主动脉瓣、二尖瓣狭窄，人造心瓣膜血栓形成或主动脉夹层可引起 AHF。然而，感染性心内膜炎是引起 AHF 的常见原因，严重急性主动脉瓣或二尖瓣反流应早期手术治疗。

如果长期二尖瓣反流和心脏指数下降至 $<1.5L/min/m^2$ 和射血分数 $<35\%$，紧急手术干预不能改善预后。心内膜炎并发严重急性主动脉瓣反流是紧急手术的适应证。

（三）人造瓣膜血栓形成所致AHF的治疗

人造瓣膜血栓形成（PVT）所致 AHF 死亡率高，其治疗仍然有争论，对右心人造瓣膜和手术有高风险病人可行溶栓治疗，对左心人造瓣膜血栓更倾向于手术治疗（Ⅱa 类，B 级）。

血流动力学不稳定（NYHA Ⅲ/Ⅳ 级、肺水肿、低血压）的危重病人急诊手术的死亡率高，但溶栓治疗要 12h 才有效，这个延迟可导致病情进一步恶化，如溶栓治疗失败会增加再手术的风险。

NYHA Ⅰ/Ⅱ 级或非梗阻性血栓病人的手术死亡率低，最近非随机试验的资料显示，这些病人长期抗栓和（或）溶栓治疗有相同的疗效。当纤维组织向血栓内生长时（血管翳），溶栓治疗无效。十分大和（或）活动的血栓，溶栓治疗与主要栓塞和卒中的高风险有关，在所有这些病人应选择手术治疗。在决定手术治疗前，采用经食道超声排除血管翳形成或人造瓣膜的结构缺陷。

溶栓治疗的方法：tPA10mg 静脉推注，随后 90min 静脉滴注 90mg；链激酶 250~50 万 IU 静脉注射 20min，随后 10h 静脉滴注 100 万~150 万 IU。溶栓后所有病人都应静脉滴注普通肝素（控制 aPTT 在 1.5~2.0 倍）；尿激酶 4400IU/kg/h，持续静脉滴注 12h，不使用肝素或 2000IU/kg/h 持续静脉滴注 24h，同时使用肝素。

（四）主动脉夹层

急性主动脉夹层（尤其是 I 型夹层）可出现心衰症状，有或无疼痛，AHF 通常与高血压危象、主动脉瓣关闭不全或心肌缺血有关。

（五）AHF 与高血压

AHF 是已知高血压急症并发症之一，后者定义为需要立即降压（不一定需要降至正常值）以预防或限制器官损害包括脑病、主动脉夹层或急性肺水肿等的一种状态。高血压诱发肺水肿的流行病学资料显示，它通常见于有长期高血压史、左室肥厚或治疗不当的老年人（尤其是 >65 岁的妇女）与高血压危象相关的 AHF 临床征象几乎只有肺充血征象，后者可为轻度或十分严重至两肺急性肺水肿，因为它迅速发生，故称之为"闪电"肺水肿，需要迅速处理。

伴随高血压的急性肺水肿治疗目标是降低左心室前、后负荷，减少心肌缺血和维持足够的通气。应立即用以下方法开始治疗：吸氧、CPAP 或非侵入性通气，如有必要可行机械通气，通常需要较短时间，并静脉给予抗高血压药物。

降压治疗目标是迅速（数分钟内）降低收缩压或舒张压 30mmHg，随后进一步降至危象前的水平（需要几个小时），不要企图恢复至正常血压，因为会引起器官灌注不足。若高血压持续，可单独或联合使用以下药物：①静脉注射袢利尿剂，尤其是 CHF 病史长，有明显的液体潴留病人；②静脉硝酸甘油或硝普钠，降低静脉前负荷和动脉后负荷，增加冠状动脉血流；③使用钙通道阻滞剂（如尼卡地平），因为这些病人常有舒张功能不全和后负荷增加。尼卡地平可引起肾上腺素能激活（心动过速），增加肺内分流（低氧血症）和中枢神经系统并发症。

在同时存在肺水肿的情况下，在治疗高血压危象的药物中不建议使用 β-受体阻滞剂。但是，在某些情况下，尤其是与嗜铬细胞瘤相关的高血压危象，缓慢静脉注射拉贝洛尔（Labetalol）10mg，监测心率和血压，随后静脉滴注 50~200mg/h 可能有效。

（六）肾功能衰竭

心衰和肾衰常同时存在，心衰通过激活神经内分泌机制引起肾脏低灌注。伴随的治疗（如利尿剂、ACEI 通过扩张出球小动脉；非类固醇抗炎药通过抑制入球小动脉扩张）也有助于肾衰的发生。初期对肾脏低灌注可通过肾血流量和出球小动脉收缩的自身调节代偿，但在后期，严重心衰病人的肾功能主要依赖于入球血流量以至肾衰和少尿常见。

尿液分析结果取决于肾衰的病因，当肾衰是继发于低灌注时，尿 Na⁺/K⁺比率<1 是其特征，根据尿钠增加、尿氮浓度降低和典型的尿沉渣发现可诊断急性肾小管坏死。

轻—中度肾功能损害通常是无症状且能耐受，但即使轻—中度血清肌酐增加和（或）肾小球滤过率降低与不良预后独立相关。

给予肾衰病人 ACEI 会增加严重肾衰和高钾血症的发生率，血清肌酐>3.5mg/dl（>266μmol/L）是持续 ACEI 治疗的相对禁忌证。

中–重度肾功能衰竭（即血肌酐>2.5~3mg/dl（190~226μmol/L）也与对利尿剂的反应降低有关——HF 病人的一种明显的死亡预测因素，这样的病人可能需要不断地增加祥利尿剂的剂量和（或）增加一种不同作用机制的利尿剂（如 metozatone），但这样可能会合并低血钾和肾小球滤过率进一步下降。

严重肾功能不全和顽固性液体潴留病人，可能需要持续静脉–静脉血液滤过（CVVH），CVVH 联合正性肌力药物可以增加肾血流、改善肾功能和恢复利尿效应。肾功能丧失可能需要透析治疗，特别是有低钠血症、酸中毒和不能控制的明显体液潴留。腹膜透析、血液透析或血液滤过之间的选择取决于可使用的技术和基础血压。心衰病人在使用造影剂后是处于肾损害的最高风险，这归因于肾脏灌注减少和造影剂对肾小管的直接损害。最广泛用于预防的措施，即"水化"治疗不能耐受，造影剂的渗透性和溶液超负荷可能有利于肺水肿，其他预防造影剂诱发的肾衰竭和伴随HF的病人能较好地耐受的方法，包括使用最少剂量的等渗造影剂，避免肾毒性药物，如非甾体类抗炎药和选择性 DA1 受体拮抗剂 fenoldopam。围手术期血液透析可有效地预防严重肾功能不全病人的肾病。（Ⅱb 类，B 级）

（七）心律失常和AHF

1. 过缓性心律失常

在 AHF 病人心动过缓常见于 AMI，特别是右冠状动脉闭塞时。过缓性心律失常的治疗最初用阿托品 0.25~0.5mg 静脉注射，如有需要可重复。对房室分离伴心室反应性低的病人，静脉滴注异丙肾上腺素 2~20μg/min，但应避免用于心肌缺血病人。心室率缓慢的房颤可静脉注射氨茶碱 0.2~0.4mg/kg/h，如药物治疗无反应，应植入临时起搏器，在植入起搏器前后要尽快治疗心肌缺血（Ⅱa 类，C 级）。

2. 室上性心动过速

室上性心动过速可引起 AHF。在 AMI 偶可见房颤、房扑和阵发性室上性心动过速，迟发性（>12h）心律失常通常与更严重的心衰有关（60%为 killip Ⅲ 或 Ⅳ 级）。

3. 心衰时阵发性室上速的治疗建议

控制房颤和 AHF 病人的心室率是重要的，尤其是舒张功能不全的病人（Ⅱa 类，A 级）。

AHF 和房颤病人应抗凝。阵发性房颤应考虑药物或电复律，在复律前如果房颤持续>48h，应抗凝治疗 3 周并用药物获得最佳心率。如血流动力学不稳定应紧急电复律，在复律前要用经食道超声排除血栓。

急性房颤要避免使用异搏定和硫氮卓酮，因可恶化心力衰竭和引起三度房室传导阻滞。可使用胺碘酮和 β-受体阻滞剂控制心率和预防复发（Ⅰ类，A 级）。

可考虑快速洋地黄化，尤其是继发于 AHF 的房颤。仅有轻度收缩功能减退的病人，房颤或窄 QRS 波的室上性心动过速的治疗可考虑使用维拉帕米。射血分数低，特别是宽 QRS 波病人要避免使用Ⅰ类抗心律失常药。在药物复律中，多非利特（Dofetilide）是一种有希望的新药，但对其疗效和安全性仍有待进一步的研究。如能耐受 β-受体阻滞剂，可试用于室上性心动过速。宽 QRS 波心动过速病人可静脉注射腺苷终止发作。AHF 伴低血压病人可考虑电复律。AHF 伴 AMI 病人和舒张性心力衰竭病人不能耐受快速性室上性心律失常。要监测血清钾和镁的水平，尤其是有室性心律失常病人（Ⅱb 类，B 级）。见表 2-11。

4. 危及生命的心律失常治疗

室速或室颤需立即电复律，胺碘酮和 β-受体阻滞剂能预防这些心律失常发生（Ⅰ类，A 级）。

（八）围手术期 AHF

围手术期 AHF 通常与心肌缺血有关。有以下心血管危险因素至少 1 种的病人，围手术期心脏并发症包括心肌梗死和死亡约 5%：年龄>70 岁、心绞痛、心梗史、充血性心力衰竭、治疗的室性心律失常、治疗的糖尿病、运动耐量受限、高脂血症或吸烟等。术后头 3d 内发病率最高。最重要的是，术后冠心病的不稳定性通常为寂静型，即不合并胸痛。

（九）机械辅助装置和心脏移植

对常规治疗无反应的 AHF 病人，或作为心脏移植桥梁，或干预可能导致心功能明显恢复是暂时性机械辅助循环的适应证（Ⅱb 类，B 级）。

表 2-11　AHF 时心律失常的治疗

室颤或无脉搏的室速	200–300–360J 除颤（最好以 200J 双相除颤），如对首次电击无效，可静脉注射肾上腺素 1mg 或加压素 40IU 和/或胺碘酮 150~300mg
室性心动过速	如病情不稳定可电复律，如病情稳定用胺碘酮或利多卡因行药物复律
窦性心动过速或室上速	当临床和血流动力学能耐受时，使用 β–受体阻滞剂：美托洛尔 5mg 静脉注射（如能耐受可重复）；艾司洛尔 0.5~1.0mg/kg，静脉注射 1min，随后 50~300μg/kg/min 静脉滴注或拉贝洛尔 1~2mg 静脉注射，随后静脉滴注 1~2mg/min（总量 50~200mg）。拉贝洛尔也可用于与高血压危象或嗜铬细胞瘤相关的 AHF，10mg 静脉注射，总量为 300mg
房颤或房扑	如有可能则复律，地高辛 0.125~0.25mg 静脉注射或 β–受体阻滞剂或胺碘酮减慢房室传导。胺碘酮能引起药物复律而不损伤左心室血流动力学。病人应肝素化
心动过缓	阿托品 0.25~0.5mg 静脉注射，总量 1~2mg。作为一种临时措施，异丙肾上腺素 1mg 加入生理盐水 100ml 静脉滴注，最大量为 75ml/h（2~12μg/min）。如有阿托品抵抗，可经皮或经静脉临时起搏。对阿托品抵抗的 AMI 病人使用甘氨茶碱钠 0.25~0.5mg/kg 静脉注射，随后 0.2~0.4mg/kg/h

主动脉内球囊反搏泵（IABP）：在心源性休克或严重急性左心衰，主动脉内球囊反搏已成为标准治疗的一个组成部分：①对快速补液、血管扩张剂和正性肌力药物支持无反应；②明显二尖瓣返流或室间隔破裂并发的急性左心衰，使用 IABP 获得血流动力学稳定，以便进行明确诊断的检查或治疗；③左心衰竭伴严重心肌缺血，IABP 可为冠脉造影或血管成形术做准备。

IABP 能戏剧性地改善血流动力学，但它的使用只限于基础病变能被纠正（如冠脉重建、瓣膜置换或心脏移植）或能自发性恢复的病人（如 AMI 后十分早期的心肌顿抑、心肌炎）。IABP 禁用于主动脉夹层或明显主动脉瓣关闭不全病人，也不应用于严重外周血管病变、心衰病因不能被纠正或多器官功能衰竭的病人（Ⅰ类，B 级）。

（张正义　关晓丽）

【参考文献】

[1]中华医学会心血管病分会,中华心血管病杂志编辑委员会.中国心力

衰竭诊断和治疗指南 2014[J].中华心血管病杂志 2014,42(2):675~690.

[2]裴晓晓.2014 年英国临床优化研究所关于成人急性心力衰竭的诊治指南简介[J].心血管病学杂志,2015,36(6):763~764.

[3]葛均波,徐永健.内科学[M].第八版.北京:人民卫生出版社,2013.

[4]Yancy,CW;Jessup,M;Bozkurt,B;Butler,J;Casey,DE;Drazner,MH;Fonarow,GC;Geraci,SA;Horwich,T;Januzzi,JL;Johnson,MR;Kasper,EK;Levy,WC;Masoudi,FA;McBride,PE;McMurray,JJV;Mitchell,JE;Peterson,PN;Riegel,B;Sam,F;Stevenso2013 ACCF/AHA Guideline for the Management of Heart Failure:A Report of the American College of Cardiology Foundation/American Heart Association Task Force on Practice Guidelines.CIRCULATION,2013;128(16).

[5]射血分数正常心力衰竭诊治的中国专家共识[J].《中国医刊》,2010,45(11):63-6.

[6]中华医学会心血管病学分会急性心力衰竭诊断和治疗指南 2010[J].中华心血管病杂志 2010,38(3):195~208.

[7]胡大一.心力衰竭循证治疗手册[J].化学工业,2008.

[8]华伟.心力衰竭患者心脏再同步治疗 2008 指南解读[J].中国循证心血管医学杂志 2008,1(1):22~23.

第三章　缺血性心肌病

缺血性心肌病（ischemic cardiomyopathy，ICM）是指由于长期心肌缺血导致心肌局限性或弥漫性纤维化，从而产生心脏收缩和（或）舒张功能受损，引起心脏扩大或僵硬、充血性心力衰竭、心律失常等一系列临床表现的临床综合征。1970 年，Raftery 和 Burch 研究指出心肌缺血能导致心肌弥散性纤维化，继而产生一种与原发性充血性心肌病不易区别的临床综合征。Burch 等将这种临床综合征命名为"缺血性心肌病"。这个名称后来扩大了含义，经常用来描述由于心肌缺血引起的许多心脏异常。缺血最常见原因是冠状动脉粥样硬化，也可由冠状动脉痉挛、冠状动脉栓塞、先天性冠状动脉异常或冠脉血管炎等引起。1984 年 George.A 和 Pantely 将之定义为：由于收缩功能降低和（或）舒张功能改变引起的心室功能损害。这种损害可能是急性的，也可能是慢性的，或慢性损害过程中急性发作。急性损害通常是由于短暂的缺血，慢性损害通常引起心肌纤维化。这种因严重冠状动脉粥样硬化引起的纤维化可以是局限性的，也可以是弥散性的。没有其他合并存在的疾病能解释出现的症状和心室功能损害，排除了孤立性室壁瘤，或由于冠状动脉疾病引起的结构异常，如二尖瓣反流和室间隔穿孔。

1995 年世界卫生组织（World Health Orgnaization，WHO）对缺血性心肌病的定义为：表现为扩张型心肌病，伴收缩功能损害，是由于心肌长期缺血引起的，故其发病与冠心病有着密切联系。

【病因】

该病基本病因是冠状动脉动力性和（或）阻力性因素引起的冠状动脉狭窄或闭塞性病变。心脏不同于人体内其他器官，它在基础状态下氧摄取率大约已占冠状动脉血流输送量的 75%，当心肌耗氧量增加时就只能通过增加冠状动脉血流来满足氧耗需求，当各种原因导致冠状动脉管腔出现长期的严重狭窄引起局部血流明显减少时就会引起心肌缺血。能引起心肌缺血的病因有以下几个方面：

（一）冠状动脉粥样硬化

冠状动脉粥样硬化是心肌缺血的常见病因。动脉粥样硬化为动脉壁的细胞、细胞外基质、血液成分、局部血流动力学环境及遗传诸因素间一系列复杂作用的结果。流行病学研究表明冠状动脉粥样硬化的发病受多种因素共同作用的影响，其中血压升高、高血糖、高胆固醇血症、纤维蛋白原升高以及吸烟等都是导致动脉粥样硬化的主要危险因素。高热量饮食、肥胖或超重、缺乏体力活动、A 型性格以及冠心病的族史也是易患冠心病的危险因素。

ICM 患者，尤其是充血型缺血性心肌病，往往有多支冠状动脉发生显著性粥样硬化性狭窄。正是由于多支冠状动脉严重狭窄引起较大范围心肌发生长期灌注不足，缺血心肌变性、坏死，心肌纤维化，心室壁被大片瘢痕组织代替，心室肥厚、扩大心肌收缩力减退和心室顺应性下降，导致心功能不全。

（二）血栓形成

近年来的研究肯定了冠状动脉急性血栓堵塞是导致急性冠脉综合征的主要原因，在动脉粥样硬化斑块的基础上血栓急性形成，血栓局部的斑块约 3/4 有破溃及（或）出血。部分患者血栓可溶解再通，也有少数患者发生血栓机化，造成血管腔持续性的狭窄或闭塞。在急性期恢复后的幸存者中，大多数患者会遗留广泛室壁运动减弱或消失，心室腔明显扩大。

（三）血管炎

多种风湿性疾病可以累积冠状动脉发生冠状动脉炎，经反复炎性活动、修复机化可引起冠状动脉管腔狭窄，导致心肌缺血。如系统性红斑狼疮类风湿性关节炎、结节性多动脉炎、病毒性冠状动脉炎等。结节性多动脉炎也称为结节性动脉周围炎，是主要累积中、小动脉的一种坏死性血管炎，病变可呈节段性，好发于动脉分叉处，向下延伸致小动脉，易形成小动脉瘤。约 60% 的结节性多动脉炎的患者可发生冠状动脉炎，引起心肌缺血，可诱发心绞痛或心肌梗死，甚至引起缺血性心肌病。

（四）其他

能引起慢性心肌缺血的因素还有冠状动脉微血管病变（X 综合征）以及冠状动脉结构异常，比如心肌桥。人的冠状动脉主干及其大的分支，主要行走在心包脏层下脂肪组织内或心包脏层的深面。有时它们被浅层心肌所掩盖在心肌内行走一段距离后，又浅出到心肌表面，这段被心肌掩盖的动脉段叫壁冠状动脉，而掩盖冠状动脉的这部分心肌叫心肌桥。当心肌桥收缩时压迫其包围的冠状动脉，可以导致冠状动脉严重狭窄，影响局部心肌供血，造成心肌缺血。

另外，冠状动脉在体液和神经因素作用下，交感神经和肾素—血管紧张素—醛固酮系统的激活是缺血性心脏病心力衰竭的重要发病机制。近年来发现，血管内皮细胞功能不全、心肌细胞凋亡、脂肪酸 β 氧化及葡萄糖氧化的异常和线粒体膜电位的变化在缺血性心脏病心力衰竭的发生发展过程起着重要的作用。

【临床表现】

根据患者的不同临床表现，可将缺血性心肌病划分为两大类，即充血型缺血性心肌病和限制型缺血性心肌病。根据该病的不同类型分述其相应临床表现。

(一) 充血型缺血性心肌病

该病患者占心肌病的绝大部分。常见于中、老年人，以男性患者居多，男女比例为 (5~7)∶1。

1. 心绞痛

是缺血性心肌病患者常见的临床症状之一。多有明确的冠心病病史，并且绝大多数有 1 次以上心肌梗死的病史。但心绞痛并不是心肌缺血患者必备的症状，有些患者也可以仅表现为无症状性心肌缺血，始终无心绞痛或心肌梗死的表现。这种反复发生和经常存在的无症状性心肌缺血或心肌梗死，可以逐步引起充血型缺血性心肌病。患者未出现心绞痛多由于其痛阈较高，缺乏心绞痛这一具有保护意义的报警系统。可是在这类患者中，无症状性心肌缺血持续存在，对心肌的损害也持续存在，直至出现充血型心力衰竭。出现心绞痛的患者心绞痛症状可能随着病情的进展，充血性心力衰竭的逐渐恶化，心绞痛发作逐渐减轻甚至消失，仅表现为胸闷、乏力、眩晕或呼吸困难等症状。

2. 心力衰竭

往往是缺血性心肌病发展到一定阶段必然出现的表现，早期进展缓慢，一旦发生心力衰竭进展迅速。多数患者在胸痛发作或心肌梗死早期即有心力衰竭表现，这是由于急性心肌缺血引起心肌舒张和收缩功能障碍所致。常表现为劳力性呼吸困难，严重时可发展为端坐呼吸和夜间阵发性呼吸困难等左心室功能不全表现，伴有疲乏、虚弱症状。心脏听诊第一心音减弱，可闻及舒张中晚期奔马律。两肺底可闻及散在湿啰音。晚期如果合并有右心室功能衰竭，出现食欲不振、周围性水肿和右上腹闷胀感等症状。体检可见颈静脉充盈或怒张，心界扩大、肝脏肿大、压痛，肝颈静脉回流征阳性。这种周围性水肿发展缓慢而隐匿，为指陷性水肿，往往从下垂部位开始，逐渐向上发展。

3. 心律失常

长期、慢性的心肌缺血导致心肌坏死、心肌顿抑、心肌冬眠以及局灶性或弥漫性纤维化直至瘢痕形成可导致心肌电活动障碍，包括冲动的形成、发放及传导均可产生异常。在充血型缺血性心肌病的病程中可以出现各种类型的心律失常，尤以室性期前收缩、心房颤动和束支传导阻滞多见。在同一个缺血性心肌病患者身上，心律失常表现复杂多变。主要原因为：①心律失常形成原因复杂，如心肌坏死、纤维化、缺血或其他原因对心肌的损伤；②心律失常形成的机制复杂，包括折返机制、自律性增高或触发机制；③心律失常的类型复杂，同一个病人不仅可以发生室上性和室性心律失常，还可以发生传导阻滞；④病变晚期心律失常类型瞬时多变，约半数的缺血性心肌病死于各种严重的心律失常。

4. 血栓和栓塞

心脏腔室内形成血栓和栓塞的病例多见于：①心脏腔室明显扩大者；②心房颤动而未抗凝治疗者；③心排出量明显降低者。

长期卧床而未进行肢体活动的患者易并发下肢静脉血栓形成，脱落后发生肺栓塞。另外，缺血性心肌病患者心脏的平均室壁厚度要比有反复心肌梗死但无充血型缺血性心肌病患者、充血型扩张性心肌病者或心脏瓣膜病者的心室壁要薄，是因广泛的冠状动脉病变，严重限制了血供，使未坏死的心肌不能适度肥大或者心肌暂时性肥大后终因缺血而又萎缩。

(二) 限制型缺血性心肌病

尽管大多数缺血性心肌病患者表现类似于扩张性心肌病，少数患者的临床表现却主要以左心室舒张功能异常为主，而心肌收缩功能正常或仅轻度异常，类似于限制性心肌病的症状和体征，故被称为限制型缺血性心肌病或者硬心综合征。患者常有劳力性呼吸困难和（或）心绞痛，因此活动受限。往往因反复发生肺水肿而就诊。患者可以无心肌梗死病史，心脏常不扩大。患者左室舒张末压升高、舒张末期容量增加而射血分数仅轻度减少，即使在发生急性心肌梗死时，有部分患者虽然发生了肺瘀血甚至肺水肿，却可以有接近正常的左心室射血分数。充分说明这些患者的心功能异常是以舒张功能失常为主的。该型缺血性心肌病患者常有异常的压力—容量曲线，患者在静息状态下，左室舒张末压也高于正常，当急性缺血发作时，心室的顺应性进一步下降（即心脏僵硬度的进一步增加）使得左室舒张末压增高到产生肺水肿，而收缩功能可以正常或仅轻度受损。

【检查】

（一）实验室检查

并发急性心肌梗死，白细胞可升高。

（二）辅助检查

1. 充血型缺血性心肌病

（1）心电图。多有异常可表现为各种类型的心律失常，以窦性心动过速、频发多源性室性期前收缩和心房纤颤及左束支传导阻滞最为常见。同时常有 ST-T 异常和陈旧性心肌梗死的病理性 Q 波。有时心肌缺血也可引起暂时性 Q 波，待缺血逆转后，Q 波可消失。

（2）X 线检查。检查可显示心脏全心扩大或左室扩大征象，可有肺瘀血、肺间质水肿、肺泡水肿和胸腔积液等。有时可见冠状动脉和主动脉钙化。

（3）超声心动图。可见心脏普遍性扩大，常以左室扩大为主，并有舒张末期和收缩末期心室腔内径增大，收缩末期和舒张末期容量增加左室射血分数下降，室壁呈多节段性运动减弱、消失或僵硬。有时可见到心腔内附壁血栓形成。进行性心力衰竭者还可见有右室增大和心包积液。

（4）心室核素造影。显示心腔扩大、室壁运动障碍及射血分数下降。心肌显像可见多节段心肌放射性核素灌注异常区域。

（5）心导管检查。左室舒张末压、左房压和肺动脉楔压增高，心室造影可见局部或弥漫性多节段多区域性室壁运动异常左室射血分数显著降低，二尖瓣反流等。

（6）冠状动脉造影。患者常有多支血管病变狭窄在 70% 以上。

（7）尸体解剖。表现为左心室肥厚和扩张，冠状动脉弥散且严重的粥样硬化病变，肉眼能发现瘢痕，组织学检查见左心室散在区域性纤维化，电镜发现广泛的细胞损害，而在光镜下有时表现正常。

（8）存活心肌检查。多巴酚丁胺负荷心脏超声、心脏 SPECT、心脏 PET 和心脏核磁共振均可进行存活心肌检测，相比而言，心脏 SPECT、心脏 PET 具有较高的敏感性，多巴酚丁胺负荷心脏超声有较高的特异性，心脏核磁共振也是一种比较精确的检测方法。

2. 限制型缺血性心肌病

（1）X 线胸片。有肺间质水肿、肺瘀血及胸腔积液心脏多不大，也无心腔扩张。有时可见冠状动脉和主动脉钙化。

（2）心电图。可表现为各种心律失常，窦性心动过速，房早、房颤、室性心律失常及传导阻滞等。

（3）超声心动图。常表现为舒张受限心室肌呈普遍性轻度收缩力减弱，无室壁瘤局部室壁运动障碍，无二尖瓣反流。

（4）心导管。即使在肺水肿消退后，仍表现为左室舒张末压轻度增高舒张末期容量增加和左室射血分数轻度减少。

（5）冠状动脉造影。常有 2 支以上的弥漫性血管病变。

【诊断】

（1）有明确冠心病史，至少有 1 次或以上心肌梗死（有 Q 波或无 Q 波心肌梗死）。

（2）心脏明显扩大。

（3）心功能不全征象和（或）实验室依据。

两个否定条件为：

（1）排除冠心病的某些并发症如室间隔穿孔、心室壁瘤和乳头肌功能不全所致二尖瓣关闭不全等，因为这些并发症虽也可产生心脏扩大和心功能不全，但其主要原因为上述机械性并发症导致心脏血流动力学紊乱的结果，其射血分数虽有下降，但较少<0.35，并非是心脏长期缺氧、缺血和心肌纤维化的结果，故不能称为缺血性心肌病。上述是心肌梗死和冠心病的并发症，其治疗主要措施为手术矫治，而缺血性心肌病主要是内科治疗，两者有较大区别。

（2）排除其他心脏病或其他原因引起的心脏扩大和心衰。

【鉴别诊断】

缺血性心肌病最常见的病因是冠心病，即主要是由冠状动脉粥样硬化性狭窄、闭塞、痉挛等病变引起。少数是由于冠状动脉先天性异常、冠脉动脉炎等疾病所致。

（一）扩张型心肌病

扩张型心肌病是一种原因不明的心肌病，主要特征是单侧或双侧心腔扩大，心肌收缩功能减退，临床表现为反复发生的充血性心力衰竭与心律失常等。其临床特征与 ICM 非常相似，鉴别诊断也相当困难，特别是 50 岁以上的患者，若伴有心绞痛则极易误诊为 ICM。由于扩张型心肌病与 ICM 的治疗原则迥然不同，故对二者进行正确的鉴别具有重要的临床意义。

（二）酒精性心肌病

酒精性心肌病是指由于长期大量饮酒所致的心肌病变，主要表现为心脏扩大、心力衰竭及心律失常等，在临床上与扩张型 ICM 有许多相似之处，鉴别较为困难。与 ICM 比较，酒精性心肌病依据临床特点有助于二者的鉴别。

（三）克山病

克山病是一种原因不明的地方性心肌病，临床上根据其起病急缓及心功能状态不同而分为急型、亚急型、慢型及潜在型四种。慢型克山病患者主要表现为心脏增大及充血性心力衰竭，其心电图、心脏超声及胸部 X 线检查所见均与扩张型 ICM 有许多相似之处，依据克山病的临床特点有助于二者的鉴别诊断。

（四）心肌炎

以病毒引起的心肌炎为多见，常为全身性感染的一部分。多发生在急性病毒感染之后，患者常先有呼吸道炎症或消化道炎症的表现。临床表现轻重不一。轻者仅有胸闷、心前区隐痛、心悸和乏力等症状；重者心脏增大、发生心力衰竭或严重心律失常如完全性房室传导阻滞、室性心动过速，甚至心室颤动而致死。少数患者在急性期后心脏逐渐增大，产生进行性心力衰竭。其心电图、超声心动图及核素心肌显像改变与缺血性心肌病患者相应改变类似。但心肌炎患者多属青少年或中年，血清中病毒感染的相关抗体增高，咽拭子或粪便中分离出病毒有助于鉴别。心内膜或心肌组织活检可见心肌细胞坏死、炎性细胞浸润，从心肌中分离出致病病毒可有助于本病的鉴别。冠状动脉造影一般无冠状动脉狭窄。

（五）甲状腺功能减退性心脏病

甲状腺功能减退性心脏病患者心脏增大而心肌张力减弱。心肌细胞内有黏蛋白和黏多糖沉积，呈假性肥大，严重时心肌纤维断裂、坏死，间质有明显水肿，水肿液中含多量的黏液素。临床上多有明显的甲状腺功能减退的表现，如怕冷、表情淡漠、动作迟缓、毛发稀疏并有黏液性水肿，可有劳累后呼吸困难、乏力和心绞痛。一般都有明显的黏液性水肿体征。心脏浊音界增大，心尖搏动弥散而微弱，心音低弱。心电图示窦性心动过缓，P 波和 QRS 波群低电压，T 波在多数导联中低平或倒置，若心脏病变累及传导系统，可引起束支传导阻滞或房室传导阻滞。超声心动图提示心腔扩大、搏动减弱，常可见到心包积液。但老年患者黏液性水肿的表现可以不典型，若偶有心绞痛症状而心脏增大并发生心力衰竭和心律失常时易被误诊为缺血性心肌病。

（六）缩窄性心包炎

常继发于反复的心包积液，有结核性或化脓性心包炎病史。心包脏层和壁层广泛粘连、增厚和钙化，心包腔闭塞形成一个纤维组织的外壳。病变常引起腔静脉的入口处及右心房处心包膜明显纤维化，因而主要导致腔静脉系统瘀血。影响心室正常的充盈，使回心血量减少，引起心排出量降低和静脉压增高的临床表现：可出现不同程度的呼吸困难、腹部膨隆、乏力和肝区疼痛。有颈静脉怒张、肝脏肿大、腹腔积液及下肢指陷性水肿，心尖冲动不易触及，心浊音界正常或轻度增大，心音低，有时可闻及心包叩击音，血压偏低，脉压小。X线检查示心影正常或稍大，搏动微弱或消失，心缘僵直不规则，正常弧度消失，多数患者可见心包钙化影。心电图示低电压及ST-T异常改变。超声心动图示心室容量减小，心房扩大，室间隔矛盾运动，心室壁增厚及活动消失，心包钙化者可见反光增强。心导管检查可见右心室压力曲线呈舒张早期下陷而在后期呈高原波。

（七）心脏淀粉样变性

心脏淀粉样变性是由于淀粉样物质沉积于血管壁和其他组织中引起的全身性或局限性疾病，主要累及心、肾、肝、脾、肌肉、皮肤和胃肠道等组织器官，多见于中老年人。心脏淀粉样变性的主要特点为蛋白—多糖复合物沉积，此复合物有可以与 γ 球蛋白、纤维蛋白原、清蛋白及补体结合的特殊位点。沉积可分为局限性或弥漫性，弥漫性者淀粉样病变广泛沉积于心室肌纤维周围，引起心室壁僵硬，收缩和舒张功能都受到限制，病变可累及心脏传导系统及冠状动脉，常有劳力性呼吸困难、进行性夜间呼吸困难，心绞痛、乏力及水肿。超声心动图类似限制型心肌病改变，可表现右房室增大，右室心尖闭塞，而左室常不增大，室间隔和室壁呈对称性增厚，心肌中可见散在不规则反射回声，乳头肌肥大增粗，可有二、三尖瓣关闭不全征象，半数以上病例可有轻至中度心包积液。此外，可有肺动脉高压征象。X线检查可有心脏增大，心脏冲动减弱，以及肺瘀血征象。心电图示QRS波低电压，有房性心律失常或传导阻滞。明确诊断常需做心内膜活检。

（八）原发性限制型心肌病

原发性限制型心肌病是心内膜及心肌纤维化引起舒张期心室难以舒展及充盈所致。发病原因未明，可能与感染引起的嗜酸性粒细胞增多症有关，嗜酸性粒细胞常分泌一种蛋白质，引起心内膜及心肌纤维化，病变以左心室为主，纤维化在心尖部位最明显，心室内壁的纤维化使心室的顺应性减弱甚至丧失，在舒张早期心室快速充盈后血液的进一步充盈受到限制。根据两心室内膜和心肌纤维化的程度及临床表现，可分为右心室型、左心室型及混合型，以左心室型最多见。右心室型和混合型常以右心衰竭为主，左心室型则以呼吸困难、咳嗽及两肺底湿性啰音为主。与限制型缺血性心肌病的鉴别有时是非常困难的，在某些情况下甚至常常不能鉴别。可是，一般情况下两者还是有明显的不同点。限制型心肌病有两型，一型见于热带地区，发病年龄较早，且多为青少年；另一型常见于温带地区，均为成年人，多数在 30 岁左右，男性居多，在该型的早期，约半数患者发病时有发热、嗜酸性粒细胞增多，全身淋巴结肿大、脾脏肿大。这些患者往往无冠心病病史，心绞痛少见，冠状动脉造影无阻塞性病变。

（九）其他

应注意与由后负荷失衡引起的心肌病变以及由于冠心病的并发症等原因而导致的心力衰竭相鉴别，如高血压性心脏病、主动脉瓣狭窄以及室间隔穿孔、乳头肌功能不全等。

【并发症】

可并发心绞痛、急性心肌梗死和心源性猝死。

【治疗】

由于本病的最主要发病原因是冠心病，临床表现同原发性扩张性心肌病。故其治疗主要以早期诊断、早期治疗心肌缺血为主，控制冠心病，防治冠心病危险因素，积极治疗各种形式的心肌缺血，推迟或减缓充血型心力衰竭的发生和发展，控制心功能的进一步恶化。

（一）减轻或消除冠心病危险因素

冠心病危险因素包括吸烟、血压升高、糖尿病、高胆固醇血症、超重、有患冠心病的家族史以及男性，其中除家族史和性别外，其他危险因素都可以治疗或预防。

1. 降低血压

控制舒张期或收缩期血压升高，降低左心室射血阻力，可以预防心力衰竭的恶化，阻止左心室功能的进行性损害。

2. 降低血清胆固醇

冠心病危险因素的下降直接与血清胆固醇水平降低幅度的大小和持续时间的长短有关。对血清总胆固醇和（或）低密度脂蛋白（LDL）升高者，应通过合理膳食进行防治，必要时合并应用调脂药物。应多吃含蛋白质丰富、胆固醇少的食物，如瘦肉、鱼（带鱼除外）、虾、豆类及豆制品、蔬菜和水果；少吃含饱和脂肪酸和胆固醇高的食品，如动物内脏、带鱼、未去皮的鸡肉以及肥肉。经膳食和改善生活方式无效者可考虑降脂药物治疗。

3. 治疗糖尿病

应积极治疗糖尿病，将血糖水平控制在合理范围内。

4. 控制或减轻体重

肥胖与超重和血浆中总胆固醇、甘油三酯、LDL、VLDL、血浆胰岛素、葡萄糖水平和血压之间呈正相关；与 HDL 水平呈负相关。可以通过减少热量摄入和增加运动量来达到目标。

5. 戒烟

研究表明吸烟为冠心病发病的一个独立危险因素，如与其他危险因素同时存在，则起协同作用。可以影响体内的凝血机制促使心肌缺氧以及诱发冠状动脉痉挛，促进血小板的黏附和纤维蛋白原含量升高，加速冠状动脉粥样硬化的发展。因此，冠心病患者戒烟非常重要。

（二）改善心肌缺血

对于有心绞痛发作或心电图有缺血改变而血压无明显降低者，可考虑应用血管扩张药改善心肌缺血。

1. 硝酸甘油

口服硝酸甘油，存在明显的"首过效应"，生物利用度极低，故口服硝酸甘油制剂效果非常差。舌下含服可迅速被口腔黏膜吸收，1~3min 起效，4~5min 血药浓度可达峰值。每次舌下含服 0.3~0.6mg，有效作用时间可维持 10~30min。硝酸甘油静脉点滴剂量可维持在 10~30μg/min，剂量大于 40μg/min 时不仅扩张静脉系统，对动脉阻力血管也起作用。预防心绞痛发作也可应用缓释剂或药膜皮肤贴敷。

2. 硝酸异山梨酯（isosorbide dinitrate，消心痛）

速效长效硝酸制剂。有片剂、气雾剂、缓释剂、软膏、静脉注射剂。片剂每次 5~10mg 含于舌下或嚼碎后含于口腔，血药浓度 6min 达峰值，有效作用时间持续 10~60min，口服亦有效，通常剂量 10~30mg，每 4~6h 次。静脉滴注，2~7mg/h，30min 左右血浆药物浓度可达稳定。该药同样有缓释制剂可减少用药次数。此外，硝酸异山梨酯口腔喷雾剂，药物喷在口腔颊黏膜上，可迅速吸收，每按压 2 次喷出的药液相当于含硝酸甘油 0.3mg 或硝酸异山梨酯 5mg 的效果。

长期连续应用硝酸酯类药物可以产生耐药性和药物依赖性。机体对硝酸酯类药物产生的耐药性仅是部分性的，增加剂量仍然有效；这种耐药性在停药数小时后即可消失，再次应用该药物仍可重新发挥作用。产生耐药性的机制主要是由于血管平滑肌细胞膜的巯基受体减少，导致平滑肌细胞内 NO 和 c-GMP 的合成减少造成的。机体对硝酸酯类药物可以产生药物依赖性，如果突然停药，可产生反跳性冠状动脉痉挛，引起撤药综合征，表现为剧烈胸痛，可以发生心肌梗死甚至猝死。故长期使用硝酸酯类药物，不宜突然停药。

3. β-受体阻滞药

机制是阻断拟交感胺类对心率和心肌收缩力的刺激作用，减慢心率、降低血压、减低心肌收缩力和氧耗量，从而缓解心绞痛的发作。此外，还减少运动时血流动力的反应，使同一运动量水平上心肌氧耗量减少；使不缺血的心肌区小动脉（阻力血管）缩小，从而使更多的血液通过极度扩张的侧支循环（输送血管）流入缺血区。不良反应有左室射血时间延长和心脏容量增加，虽然可能使心肌缺血加重或引起心肌收缩力降低，但其使心肌耗氧量减少的作用远超过其不良反应。常用的制剂是美托洛尔 25~100mg，2~3 次/d，其缓释制剂每天仅需口服 1 次；比索洛尔 5~10mg，1 次/d。

本药常与硝酸酯制剂联合应用，比单独应用效果好。但要注意：①本药与硝酸酯制剂有协同作用，因而剂量应偏小，开始剂量尤其要注意减少，以免引起直立性低血压等不良反应；②停用本药时应逐步减量，如突然停用有诱发心肌梗死的可能；③支气管哮喘以及心动过缓、高度房室传导阻滞者不用为宜；④我国多数患者对本药敏感，可能难以耐受大剂量。

4. 钙通道拮抗药

本类药物抑制钙离子进入心肌内，也抑制心肌细胞兴奋—收缩耦联中钙离子的作用。因而抑制心肌收缩，减少心肌氧耗；扩张冠状动脉，解除冠状动脉痉挛，改善心内膜下心肌的供血；扩张周围血管，降低动脉压，减低心脏负荷；还降低血黏度，抗血小板聚集，改善心肌的微循环。治疗心绞痛是通过降低心肌耗氧量、改善心肌缺血区的血流灌注和抑制血小板聚集来实现的。需要注意大规模临床试验表明，CCB 应用于不稳定性心绞痛不能预防急性心肌梗死的发生和降低死亡率，目前仅推荐应用全量硝酸酯类和 β 受体阻滞剂之后仍有持续心肌缺血的患者，或者对 β 受体阻滞剂有禁忌的患者。若确定为冠状动脉痉挛所致的变异型心绞痛，治疗首选非二氢吡啶类 CCB。对心功能不全的患者，应用 β 受体阻滞剂后加用 CCB 应特别谨慎。

5. 代谢类药物

曲美他嗪通过抑制脂肪酸氧化、增加葡萄糖代谢而增加缺氧状态下高能磷酸键的合成，治疗心肌缺血，无血流动力学影响，可与其他药物合用。可作为传统治疗不能耐受或控制不佳时补充或替代治疗。口服 40~60mg/d，每次 20mg，2~3 次/d。

6. 窦房结抑制剂伊伐布雷定

该药是目前唯一的高选择 If 离子通道抑制剂，通过阻断窦房结起搏电流 If 通道、降低心率、发挥抗心绞痛作用，对房室传导功能无影响。该药适用于对 β 受体阻滞剂和 CCB 不能耐受、无效或禁忌又需要控制窦性心率的患者。

（三）治疗充血性心力衰竭

缺血性心肌病一旦发生心力衰竭，应重点纠正呼吸困难、外周水肿和防治原发病，防止心功能的进一步恶化，改善活动耐受性，提高生活质量和存活率。

1. 一般治疗

应给予易消化的清淡食物，以流质或半流质为宜，少食多餐，以减轻心脏的负担，有利于心力衰竭的恢复。有明显劳力性呼吸困难的患者应卧床休息，间断吸氧，并给予镇静药物。

2. 治疗水、电解质紊乱

充血性心力衰竭患者常有水、钠潴留、血容量增加，导致肺瘀血、肺水肿，腹腔积液以及周围水肿，引起充血型缺血性心肌病患者的水、电解质紊乱。对此，首先应限盐，除非有严重的水肿，可不必严格限水。利尿药可去除体内过多的水分，减少血容量和心脏前负荷，也能因降低血压而减轻心脏后负荷，增加心排血量而改善心功能。为防止出现或加重电解质紊乱，应避免长期单独应用一种利尿药，并交替或联合应用潴钾和排钾利尿药。主张在使用噻嗪类或髓袢利尿药联合应用 ACEI 类药物。后者可减轻前、后负荷，改善心功能，并且可以通过对抗醛固酮作用而间接利尿，并可减轻利尿药引起的低血钾。依据病情可选用氢氯噻嗪（双氢克尿噻）25mg，1~3 次/d；依那普利 10mg，2 次/d。掌握好适应证，避免滥用利尿药，尤其是快速强效利尿药，以免发生严重的电解质紊乱、低血容量或休克等严重后果。在应用利尿药过程中，要严密观察临床症状、血压、液体出入量、电解质及酸碱平衡以及肾功能等变化。

3. 血管紧张素转换酶抑制剂（ACEI）

能阻断肾素—血管紧张素—醛固酮系统（RAAS），使得血管紧张素Ⅱ与醛固酮生成减少，可使周围动脉扩张，对静脉亦有扩张作用，使外周阻力降低，钠、水潴留减少，从而降低心脏前后负荷，心排血量增加。常用制剂有卡托普利，起始剂量 6.25~12.5mg，3 次/d；通常用量为 25mg，3 次/d。依那普利为长效口服制剂，用量为 10mg，2 次/d。主要副作用有血尿素氮升高、高血钾、皮疹、低血压等，有相当一部分服用 ACEI 类药物的患者出现咳嗽，停药后可消失。

4. 洋地黄以及其他正性肌力药物

洋地黄类制剂能直接增强心肌收缩力，提高心排血量；可直接或间接兴奋迷走神经，降低窦房结自律性，使窦性心率减慢，同时使房室交界区的有效不应期延长，传导减慢，故可减慢房扑、房颤时的心室率；可直接作用于肾小管，产生利尿作用；洋地黄制剂可使衰竭、已扩大的心脏体积缩小及改善收缩效率，使心肌耗氧量降低，这种效应远远超过了因心肌收缩力加强所致的心肌耗氧量增加，其净效应是使衰竭的心肌总耗氧量降低；应用洋地黄制剂使得周围血管总的外周阻力降低。故洋地黄制剂可用于以收缩功能不全为主，伴心脏明显扩大、奔马律、有窦性心动过速或室上性快速型心律失常的各种心力衰竭。对于近 2 周内未用过洋地黄的伴有快速性室上性心动过速的急性心力衰竭和重度心力衰竭，可采用负荷量加维持量给药法：如地高辛，先给予负荷量 0.75~1mg，继之以每天维持量 0.125~0.5mg。对病情较轻的心力衰竭患者可采用维持量疗法：每天口服地高辛 0.25~0.5mg，经过 5 个半衰期后（6~8d）即可达到稳定血药浓度。也可应用快速静脉强心苷制剂，毛花 C（西地兰）0.2~0.4mg，缓慢静脉注射。由于洋地黄的治疗剂量约为中毒量的 60%，而缺血、扩大的心脏对洋地黄中毒的敏感性增强，故缺血性心肌病患者易引起洋地黄中毒，应采用小剂量给药方法，密切观察，避免出现洋地黄中毒。除洋地黄外，具有正性肌力作用的药物还有 β 肾上腺素能受体兴奋剂。这类药物可兴奋 β_1 受体，使心率加快，心肌收缩力增强，冠状动脉扩张，传导速度加快；β_2 受体兴奋时，扩张外周动脉。常用的药物有多巴胺、多巴酚丁胺以及沙丁胺醇等。

5. β 受体阻滞药

对于心力衰竭经洋地黄控制不理想有交感神经活性增高者，均可用 β 受体阻滞药治疗。β 受体阻滞药治疗心力衰竭的机制在于可以减低左室流出道及外周阻力；使 β 受体上调，增加心肌收缩反应性；减慢心率，节约心肌能量；抑制 β 受体脱敏；改善左心舒张及充盈功能。由于 β 受体阻滞药有明显的负性肌力和负性频率作用，应用 β 受体阻滞药后有时可诱发心力衰竭或使心力衰竭加重或导致窦性心动过缓、房室传导阻滞、哮喘、疲乏、抑郁等副作用，故 β 受体阻滞药应从小剂量开始，逐步调整至有效剂量。

（四）限制型缺血性心肌病的处理

主要病理改变为心肌缺血引起的纤维化和灶性瘢痕，表现为心室舒张功能不全性心力衰竭。故要着重应用改善舒张功能的药物，以硝酸酯类、β-受体阻滞药为主进行治疗。该类型患者不宜使用洋地黄和拟交感胺类正性肌力药物。

（五）并发症的防治

1. 心律失常

在缺血性心肌病的患者中，各种心律失常非常常见，心律失常会加重原有心功能不全的症状和体征，应注意防治。在应用抗心律失常药物时，应考虑到有些抗心律失常药物对心肌的负性肌力作用可影响心脏功能。

2. 血栓与栓塞

有心腔扩张并伴心房纤颤者，特别是过去有血栓栓塞病史者，易发生附壁血栓以及其他脏器的栓塞。抗凝和抗血小板治疗可以防止血栓栓塞。

（六）经皮冠状动脉腔内成形术

经皮冠状动脉腔内成形术（percutaneous transluminal coronaryangioplasty, PTCA）及PCI，是采用经皮穿刺股动脉法将球囊导管逆行送入冠状动脉的病变部位，加压充盈球囊以扩张狭窄处，使血管管腔增大，从而改善心肌血供、缓解症状。PTCA主要是通过充气的球囊使内膜断裂、斑块碎裂、动脉壁向外牵张膨出的机制增加血管管径，改善缺血效应。目前PTCA不仅可以解决单支血管病变，而且可以解决多支血管或一支血管多处病变以及被保护的左主干病变。现在，PTCA的成功率已经从早期的69%~76%提高到91%~95%。对于高龄患者（>75岁）、多支血管病变、左心室功能紊乱和不稳定冠状动脉综合征患者，成功率亦可达90%以上；但是慢性完全阻塞（>3个月）、严重钙化或弥漫性病变的成功率较低。除PTCA外尚有其他介入性方法可以解除冠状动脉的狭窄病变，如定向内膜旋切术、冠脉内膜切吸术、经皮腔内旋蚀术等。

（七）外科手术

1. 冠状动脉旁路移植术（coronary artery bypass grafting, CABG）

患者冠状动脉造影发现左主干病变（≥50%）或显著三支病变（≥70%）伴左室功能受损（EF<50%），狭窄的远端血管腔比较通畅并适合外科血管旁路手术，且存活的心肌数量充分时，应施行CABG。但最近公布的STICH试验证实，对于EF<35%的缺血性心肌病患者强化药物治疗和药物治疗+CABG，两组的全因病死率无明显差异。另外一项临床试验对601例缺血性心肌病的患者先行SPECT和多巴酚丁胺负荷心脏超声评价冬眠心

肌，然后对有存活心肌的患者行药物+CABG 治疗，而没有存活心肌的患者则行强化药物治疗，结果发现两组间生存率无明显差异。

2. 左心室重建及成形术

动力性心肌成形术和室壁瘤切除术等可重塑心室大小、形状和降低心室扩张，改善心室收缩功能，提高患者生活质量。

3. 人工辅助循环和人工心脏

左心辅助装置（LVAD）是指用机械装置替代心脏的泵血功能，保证全身组织、器官的血液供应。机械辅助装置的应用可以减轻心脏的前、后负荷并降低心肌的耗氧量；提高舒张期血压，增加冠状动脉血流，促进侧支循环和改善心肌收缩力；有利于心脏泵功能的强化及损伤心肌的恢复，促进受损心室再重构，从而成为一种独特而有效的治疗心力衰竭的手段。多项试验结果显示 LVAD 可以明显改善患者的临床症状，使心功能得到不同程度的恢复，提高生存率。随着科学技术的进步、辅助装置制造工艺的改进以及使用经验的积累等，辅助循环装置将会更广泛地应用于临床。

4. 心脏移植

完善的内科治疗及常规心脏手术均无法治愈的各种终末期心脏病；其他重要脏器无不可逆性病变或影响长期生存的因素；精神状态稳定，肺动脉压不高的病例即可施行心脏移植。供体来源和移植后排斥反应是心脏移植面临的重大问题。

（八）血管新生治疗

通过导管或转基因方法将血管内皮生长因子（VEGF）、纤维母细胞生长因子（FGF）、血管生成素（angiopoietin）、肝细胞生长因子（HGF）和粒细胞集落刺激因子等送至病变局部，直接刺激心肌血管生成，促进冠脉侧支循环的建立，为缺血心肌提供重要的血流来源，但治疗的靶向性及安全性仍是继续研究的课题。

（九）细胞治疗

近年来，大量研究表明，具有分化和增殖能力的干细胞移植可以修复缺血性心肌病坏死心肌组织，促进血管新生，改善心脏功能；干细胞通过直接分化为心肌细胞、分化为血管内皮细胞、改善心肌间质成分、旁分泌功能等机制发挥作用。动物实验证实以上效果后随即开展了一期和二期的临床试验，但至今干细胞治疗仍未应用于临床。最近公布的 FOCUS-CCTRN 临床试验表明（JAMA，2012 年 3 月），对于接受自体骨髓间单个核细胞或安慰剂治疗的两组患者，6 个月后，两组间心功能改善（左室收缩末容积的变化）和心绞痛改善（心肌可逆性缺血和最大耗氧量的变化）

没有明显差异。总之，在干细胞种类、数量、增殖能力、移植途径、干细胞移植后的归巢、干细胞和基因的联合治疗等问题在干细胞治疗大规模应用于临床之前尚需进一步研究。

（十）心脏再同步化治疗（CRT/CRT-D）

心脏再同步化治疗（cardiac resynchronization therapy CRT）通过改善心脏不协调运动，增加左室充盈时间，减少室间隔矛盾运动，减少二尖瓣反流，逆转左室重构，从而改善心力衰竭患者的心功能，增加运动耐量，开创严重心力衰竭治疗的另一途径。患者有持续的中到重度心力衰竭（NYHAⅢ），窦性心律，QRS 间期增宽（≥120ms），严重的左室收缩功能不全（LVEF≤35%左室扩大≥5.5cm），在经过合理的药物治疗后没有改善，可考虑 CRT/CRT-D（循症医学等级 A）。CRT 虽能改善心功能，但不能改善由冠脉缺血导致的心肌冬眠和心室重塑。而且按照以上的入选标准，仍有 20%~40%的患者对 CRT 无应答。学者们正在研究通过优化入选标准和电极植入位置提高 CRT 的应答率。由南京医科大学第一附属医院组织的多中心临床试验就是基于上述目的，应用 Emory 大学研发的门控核素心肌显像同步性分析软件指导 CRT 患者的筛选和电极植入，这项临床试验正在进行中。

【预后】

缺血性心肌病预后不良。预后不良的预测因素包括有显著的心脏扩大、射血分数减低、心房纤颤和室性心动过速等心律失常。如果有显著的心脏扩大，尤其是有进行性心脏增大者，2 年内可能有 50%的病死率。如果有射血分数严重减低，不管病变血管的数目多少，预后均不佳。相反，如果射血分数正常，不管病变血管数目多少，预后则较好。在射血分数中等下降的病人中，三支血管病变较单支或两支血管病变患者的预后相对要差。引起死亡的主要原因是进展性充血性心力衰竭、心肌梗死和继发于严重的心律失常或左心功能失常的猝死。由于几乎所有缺血性心肌病患者都有室性期前收缩，有人认为虽然室性期前收缩的出现可能会导致病死率的增加，但对预后的影响其实并不重要。由血栓脱落导致栓塞引起死亡的病例较为少见。充血型缺血性心肌病 5 年病死率可高达 50%以上。对于限制型缺血性心肌病的自然病程和预后目前尚不清楚。

【预防】

由于引起缺血性心肌病的主要原因是冠状动脉粥样硬化性心脏病，故在本病的预防上要重点预防冠心病。

对人群进行健康教育，提高公民的自我保健意识，避免或改变不良的生活习惯、戒烟、注意合理饮食、适当运动，保持心理平衡等，减少冠心病的发生。

定期进行常规体检，早期发现冠心病的高发人群，如有高血压、高血脂、糖尿病、肥胖、吸烟以及有冠心病的家族史等情况，给予积极控制和处理。

（张正义 赵嫄）

【参考文献】

[1]Burch GE,Giles TD,Colcolough HL.Ischemic cardiomyopathy.[J].Am Heart1970 Mar;79(3):291~292.

[2]李新立,周艳丽.缺血性心肌.中国实用内科杂志.1005-2194(2012)07-0495-03.

[3]陆再英,钟南山.内科学[M].第7版.北京:人民卫生出版社,2008:298~299.

[4]Kadenbach B,Ramzan R,Moosdorf R,et al.The role of mitochondrial membrane potential in ischemic heart failure[J]Mitochondrion,2011,11(5):700~706.

[5]Schinkel AF,Bax JJ,Delgado V,et al.Clinical relevance of hibernating myocardium in ischemic left ventricular dysfunction [J].Am J Med,2010,123(11):978~986.

[6]Bonow RO,Maurer G,Lee KL,et al.Myocardial viability and survival in ischemic left ventricular dysfunction [J].N Engl J Med,2011,364 (17):1617~1625.

[7]Eric J.Velazquez,MD.Long-term Survival of Patients with Ischemic Cardiomyopathy Treated by CABG versus Medical Therapy [J].Ann Thorac Surg.2012 Feb;93(2):523~530.

[8]Jiang C,Lu H,VincentKA,et al.Gene expression profiles in human cardiac cells subjected to hypoxia or expressing a hybrid form of HIF-1α[J].Physiol.Genomics,2002,8(1)23~32.

[9]Perin EC,Willerson JT,Pepine CJ,et al.Effect of transendocardial delivery of autologous bone marrow mononuclear cells on functional capacity,left ventricular function,and perfusion in chronic heart failure:the FOCUS-CCTRN trial

[J].JAMA,2012,307(16):1717~1726.

[10]St John SM,Ghio S,Plappert T,et al,Cardiac resynchronization induces major structural and functional reverse remodeling in patients with New York Heart Association class Ⅰ/Ⅱ heart failure.[J].Circulation,2009,120 (19):1858~1865.

第四章 心肌病与心包疾病

第一节 心肌病

心肌病是一组异质性心肌疾病，可由遗传性或获得性病因引起心肌病变。

原发性心肌病是指非冠状动脉疾病、高血压病、心脏瓣膜病和先天性心脏病导致的以心肌病变为主要表现的疾病，其包括家族性和非家族性。根据 2008 ESC 共识，提出了最新的心肌病定义和分类，包括肥厚型心肌病、扩张型心肌病、致心律失常性右室心肌病、限制型心肌病和未分类型心肌病。

【肥厚型心肌病】

肥厚型心肌病（hypertrophic cardiomyopathy，HCM），是指无导致心肌异常负荷因素的原发于心肌的遗传性疾病，需排除高血压，心脏瓣膜病，运动员心脏肥厚等导致的心室壁增厚或质量增加。

非高血压和心脏瓣膜病引起的左室肥厚发生率约为 1/500，多为家族性常染色体显性遗传，由编码心肌肌原纤维节不同蛋白的基因变异所致，且多表现为不对称性心肌肥厚（尤其是室间隔部位）以及肌细胞排列紊乱。左室容积常减少，左室缩短分数高于正常。少数（≤10%）患者可进展为左室扩张和收缩功能障碍。高强度体育锻炼也可引起左室形态发生生理性改变，但心肌厚度极少与 HCM 患者的病理表型相似（男性运动员 <2%）。

（一）临床表现

HCM 的临床表现为：呼吸困难、胸痛、心律失常、晕厥、猝死。

（二）诊断标准

ESC2014 肥厚型心肌病诊断和治疗指南提供的诊断标准为：

1. 成人

成人中 HCM 定义为：任意成像手段（超声心动图、心脏核磁共振成像或计算机断层扫描）检测显示，并非完全因心脏负荷异常引起的左室心肌某节段或多个节段室壁厚度≥15mm。

遗传或非遗传疾病可能表现出来的室壁增厚程度稍弱（13~14mm），对于这部分患者，需要评估其他特征以诊断是否为 HCM，评估内容包括家族病史、非心脏性症状和迹象、心电图异常、实验室检查和多模式心脏成像。

2. 儿童

与成人一样，诊断 HCM 需要保证左室（LV）室壁厚度≥预测平均值+2 SD（即 Z 值>2，Z 值定义为所测数值偏离平均值的 SD 数量）。

3. 亲属

对于 HCM 患者的一级亲属，若心脏成像（超声心动图、心脏核磁共振或 CT）检测发现无其他已知原因的 LV 室壁某节段或多个节段厚度 ≥ 13mm，即可确诊 HCM。

（三）治疗原则

治疗原则包括两个方面：①缓解症状：包括心悸、头晕、气促、心前区疼痛等，应改善心衰和血流动力学效应；②预防心源性猝死：包括限制运动量，使用抗心律失常药物，植入 ICD 等。

2014 年 ESC 肥厚型心肌病指南指出心源性猝死风险评估是 HCM 临床管理必不可少的一部分。新指南推荐依据病史、二维或多普勒心脏超声心动图、48h 动态心电图结果，将年龄、SCD 家族史、不明原因的晕厥、左心室流出道压力阶差、最大左心室壁厚度、左心房直径和非持续性室性心动过速作为评估 SCD 的临床指标，计算 HCM 患者 SCD 风险评分，将患者分为低危（5 年风险<4%）、中危（4%≤5 年风险<6%）、高危（5 年风险≥6%）。低危患者通常不建议植入 ICD，中危患者可考虑植入 ICD，高危患者应当植入 ICD。

【扩张型心肌病】

扩张型心肌病（dilated cardiomyopathy，DCM），是指无引起整体收缩功能障碍的异常负荷因素或冠脉疾病下而发生的左室扩张合并左室收缩功能障碍性疾病，伴或不伴右室扩张和功能障碍。

DCM 可由遗传性或非遗传性因素导致，25%的西方患者有家族史，且多为常染色体显性遗传。对于有家族性早发心源性死亡、传导系统疾病或骨骼肌疾病者应高度怀疑家族性 DCM。

心脏炎症晚期可发生 DCM，但不同于急性心肌炎（左室大小常在正常范围），炎症性 DCM 定义为合并有慢性炎症细胞的左室扩张和射血分数降低。其确诊主要靠组织学和（或）免疫细胞化学检测。

轻度扩张型充血性心肌病用于描述既无限制性血流动力学障碍，也无明显左室扩张（超过正常上限但小于 10%~15%）的严重左室收缩功能障碍的晚期心衰。50%以上的患者具有 DCM 家族史，临床表现及预后与典型 DCM 患者相似。

DCM 的另一种形式是围产期心肌病，表现为妊娠最后 1 个月或分娩后 5 个月内出现心衰症状，多见于 30 岁以上的妇女，与妊娠高血压、双胎妊娠和应用宫缩抑制剂相关。

（一）临床表现

DCM 的症状包括：充血性心力衰竭、心律失常、栓塞、胸痛。

（二）诊断标准

诊断标准为：①临床表现为心脏扩大、心室收缩功能减低伴或不伴有充血性心力衰竭，常有心律失常，可发生栓塞和猝死等并发症；②心脏扩大 X 线检查心胸比>0.5，超声心动图示全心扩大，尤以左心室扩大为著，左室舒张末期内径≥60mm，心脏可呈球形；③心室收缩功能减低，超声心动图检测室壁运动弥漫性减弱，射血分数小于正常值。

（三）处理原则

处理原则：

（1）病因治疗。

（2）症状治疗。包括充血性心力衰竭治疗、限制体力活动、低钠饮食、预防栓塞、改善心肌代谢、预防猝死。

（3）外科治疗。可考虑进行心脏移植。

ESC2015 指南提出对扩张型心肌病患者的风险分级及管理：

（1）建议扩张型心肌病患者进行最优的药物治疗 ACEI、β 受体阻断剂、盐皮质激素拮抗剂）以减少突发死亡及渐进性心衰风险。（Ⅰ，A）

（2）增加导致心室性心律失常及扩张型心肌病患者心律失常的因素及并发症的识别与治疗。（Ⅰ，C）

（3）对于病情稳定且具有冠状动脉疾病及心室性心律失常出现的患者，建议进行冠状动脉造影。（Ⅰ，B）

（4）对扩张型心肌病且不能耐受心室性心搏过速、有望以好的存活状态存活一年的患者，建议用植入型心律转复除颤器进行治疗。（Ⅰ，A）

（5）对于经过最优的药物疗法治疗 3 个月以上的、扩张型心肌病、有症状的心衰（NYHA 分级处于 II 到 III 级）、射血分数≤35%且期望以好的功能状态存活一年以上的患者，建议用植入型心律转复除颤器进行治疗。（I，B）

（6）对于束支导致心室性心搏过速且不能耐受药物治疗的扩张型心肌病患者，进行导管消融术。（I，B）

（7）对于扩张型心肌病及确定导致 LMNA 蛋白突变及相关危险因素的患者，建议用植入型心律转复除颤器进行治疗。（IIa，B）

（8）携带植入型心律转复除颤器但仍经受复发性休克的患者，建议考虑使用胺碘酮治疗。（IIa，C）

（9）对于患有扩张型心肌病且心室性心搏过速（不是由难以耐受药物治疗导致）的患者，建议考虑使用导管消融术。（IIb，C）

（10）心脏猝死分级中应当考虑电生理检查及程序化心室刺激。（IIb，B）

（11）不建议对纽约心脏病协会定义的无症状扩张型心肌病患者进行胺碘酮治疗。（III，A）

（12）不建议使用钠离子通道阻断剂及决奈达隆等药物治疗扩张型心肌病患者的心室性心律失常。（III，A）

【致心律失常性右室心肌病】

致心律失常性右室心肌病（arrhythmogenic right ventricular cardiomy-opathy，ARVC）：指右室功能障碍（局部或整体），伴或不伴左室疾病，同时有组织学证据（右室心肌被脂肪和纤维组织逐步取代）和（或）符合相应标准的心电图异常表现（室速呈左束支传导阻滞图形，频发室性期前收缩）。

ARVC 组织学表现为右室心肌被脂肪和纤维组织逐步取代。病变主要累及右室前壁漏斗部、心尖部及后下壁，三者构成"发育不良三角"。尽管 ARVC 较为罕见，估计发病率为 1/5000，但在欧洲某些地区，ARVC 是青年猝死的常见原因。多数 ARVC 为基因编码 plakophilin-2 和其他心肌细胞桥粒蛋白变异的常染色体显性遗传，但也有一些病例确认为常染色体隐性遗传。

（一）临床表现

ARVC 的临床表现为右心室扩大、心律失常和猝死。

（二）治疗及管理

ARVC 治疗目标包括：

（1）降低死亡率，包括心律失常或心力衰竭导致的死亡。

（2）阻止右心室、左心室或双室功能障碍和心衰进展。

（3）通过减少/消除心悸、VT 复发或植入型心律转复除颤器（ICD）放电改善症状和提高生活质量。

（4）改善心衰症状，增加功能储备。

治疗方法包括改变生活方式、药物治疗、导管消融、ICD 和心脏移植。

致心律失常性右室发育不良/心肌病（ARVC/D，Arrhythmogenic right ventricular cardiomyopathy/dysplasia）临床表现复杂多变，ESC2015 指南提出对致心律失常性右室心肌病患者的风险分级及管理

（1）建议致心律失常性右室心肌病患者不要进行剧烈的竞技体育运动。（Ⅰ，C）

（2）推荐使用 β 阻断剂的最大耐受剂量作为改善非持续性心动过速、室性早搏患者症状的一线治疗方法。（Ⅰ，C）

（3）推荐心源性猝死后幸存的患者及血流动力学耐受差的心室性心搏过速患者，进行植入型心律转复除颤器植入。（Ⅰ，C）

（4）对于频发室性早搏、非持续性心动过速且对 β 阻断剂不耐受或有禁忌证的患者建议进行胺碘酮治疗。（Ⅱa，C）

（5）对于有症状的室性早搏及室性心动过速且对药物治疗反应较差，企图改善证状预防 ICD 休克的患者，建议考虑导管消融术。

（6）心室性心搏过速

（7）对于患有致心律失常性右室心肌病且血流动力学上能很好的耐受心室性心搏过速、平衡 ICD 治疗风险的患者，应该考虑 ICD 植入。（Ⅱa，B）。

（8）在仔细的临床分析诊断中，将终生并发症、ICD 对患者的社会经济状况、心理健康、生活方式等考虑在内后，有一个或多个室性心律不齐风险且预期寿命超过 1 年的患者，建议考虑 ICD 植入。（Ⅱb，C）

（9）建议使用侵入性电生理检查及程序性心室刺激对心脏性猝死进行风险分级。（Ⅱb，C）

【限制型心肌病】

限制型心肌病（restrictive cardiomyopathy，RCM），指在收缩容积正常或降低、舒张容积正常或降低（单/双心室）以及室壁厚度正常的情况下发生的限制性左室生理学异常。

限制性左室生理学异常的特点为由心肌僵硬度增加所致的左室充盈受

限，心室压力显著升高而心室容积仅轻度增加。引起 RCM 的病因包括特发性、家族性和全身系统性疾病。

损害收缩功能的心内膜病理变化（纤维化、纤维弹性组织增生和血栓）也可导致限制性心室生理学异常，根据嗜酸粒细胞是否增多可将其分为 2 个亚组：伴嗜酸粒细胞增多的心内膜心肌病（现归类于嗜酸粒细胞增多综合征）和无嗜酸粒细胞增多的心内膜心肌病（如心肌心内膜纤维化）。

（一）临床表现

RCM 早期症状隐匿，晚期主要为严重的舒张功能障碍，常表现为右心衰或全心衰。

（二）治疗建议

ESC2015 指南有关限制性心肌病的建议：由于血流动力学不稳定引起的心室性心律失常、限制性心肌病患者，如果想要以好的生活状态生活 1 年以上，减少心脏性猝死风险，那么推荐使用 ICD 植入治疗。（Ⅰ，C）

【未分类心肌病】

未分类心肌病，左室致密化不全（left vntricular non compaction，LVNC），其特点为左室具有明显的肌小梁和深部小梁间隐窝。室壁常增厚，心外膜致密变薄而心内膜增厚。一些患者可伴有左室扩张、收缩功能障碍。目前尚不能明确 LVNC 是否为一种单独的心肌病。LVNC 可单独出现或与先天性心脏疾病如 Ebstein 畸形或发绀型心脏病以及神经肌肉疾病联合出现。LVNC 通常为家族性，至少 25%无症状亲属有不同程度的超声心动图异常。LVNC 的临床特点包括心衰、心律失常、血栓栓塞和心源性猝死。LVNC 的治疗主要针对心衰、心律失常和可能发生的血栓栓塞事件。对于终末期患者，可考虑予以心脏移植。

暂时性左室心尖球形综合征或 Tako-Tsubo 心肌病的特点为短暂的左室心尖和（或）心室中段收缩功能障碍，冠脉造影无阻塞性冠脉疾病。患者可表现突发"心绞痛样"胸痛、广泛 T 波倒置甚至 ST 段抬高，以及心肌酶轻度升高。多数报道病例为绝经后女性，通常于症状发生前有情绪激动或生理应激。大多数患者去甲肾上腺素浓度升高。左室功能通常在数天或几周后恢复正常，少有复发者。没有特殊治疗方法，以经验性及支持性治疗为主。

能查到原因的心肌病称为特异性心肌病或继发性心肌病，常见的有甲状腺功能亢进性心肌病、酒精性心肌病、围生期心肌病等。

（一）甲状腺功能亢进性心肌病

甲状腺所分泌的甲状腺激素对心血管系统的影响甚为突出，当发生甲状腺功能亢进时，体内 T3 和（或）T4 持续升高对心脏传导系统和心肌细胞的作用可致一系列的并发症，从而导致甲状腺功能亢进性心肌病。

甲状腺功能亢进导致心肌病的机制主要包括：甲状腺激素可兴奋腺苷酸环化酶，使心肌收缩力增强。甲状腺激素可直接作用于心肌，T3 能增加心肌细胞膜上 β 受体的数目，促进肾上腺素刺激心肌细胞内 cAMP 的生成。甲状腺激素促进心肌细胞肌质网释放 Ca^{2+}，从而激活与心肌收缩有关的蛋白质，增强收缩力。同时甲状腺激素直接作用于心肌，使窦房结动作电位时间缩短；心房肌兴奋性增加，不应期缩短而致房颤。实验动物中，甲状腺素可增加心房率，舒张期除极缩短。在甲状腺激素的毒性和交感神经兴奋性增高共同作用致窦性心动过速，而长期房颤和心动过速可致心肌病。

甲状腺功能亢进性心肌病导致心脏扩大，心肌肥厚。显微镜下发现心肌间质水肿，间质纤维化，可见到小灶状心肌变性和坏死，伴有替代性纤维肉芽组织，无或仅有少量炎细胞浸润。上述病理形态学改变较轻。动物实验发现，给予大量甲状腺激素之后，可导致心肌细胞肥大、变性，间质纤维化，少量淋巴细胞浸润。电镜下发现线粒体改变，肌浆网扩张等。

1. 临床表现

甲状腺功能亢进症患者的一般症状包括怕热、多汗、手指颤抖、情绪易激动、食欲亢进、多食、消瘦、肌无力、疲劳及肠蠕动亢进（偶尔腹泻）等，还可有心悸、呼吸困难、心前区疼痛等。

2. 治疗建议

甲状腺功能亢进性心脏病的治疗应以原发病甲状腺功能亢进为主，治疗关键是积极控制甲状腺功能亢进本身。目前治疗甲状腺功能亢进有抗甲状腺药物、放射性核素 131I 及手术等治疗方法。当甲状腺功能亢进已被抗甲状腺药物控制而心脏异常不能纠正时，可采用相应的药物。

（二）酒精性心肌病

长期大量饮酒，可导致心肌病变，呈现酷似扩张型心肌病的表现，称为酒精性心肌病（alcoholic cardiomyopathy，ACM）。1995 年世界卫生组织及国际心脏病学会联合会（WHO/ISFC）工作组专家委员会关于心肌病定义和分类的报告中，将酒精性心肌病列为特异性心肌病中的过敏性和中毒反应所致的心肌病。

酒精性心肌病是由于乙醇及其代谢产物乙醛等对心肌直接毒害的结果。酒精对心肌细胞的直接毒性作用主要表现在以下几方面：损害心肌细胞膜的完整性；影响细胞器功能；影响心肌细胞离子的通透性；酒精代谢时引起中间代谢的改变，使三羧基酸循环中某些酶从心肌细胞中逸出从而影响心肌细胞功能；长期饮酒可变更调节蛋白（原宁蛋白和原肌凝蛋白）的结构，影响心肌舒缩功能；长期大量饮酒尚可造成人体均衡营养失调，易导致维生素缺乏，尤其是维生素 B 族缺乏，也可加重心功能不全。

酒精性心肌病的病理改变无特异性，类似于原发性扩张型心肌病。

1. 临床表现

本病起病隐匿，临床表现多样化，主要有心脏扩大、充血性心力衰竭、心律失常、胸痛、血压改变，此外长期大量饮酒可同时累及脑、神经系统、肝脏、骨骼肌等靶器官，出现相应症状。

2. 治疗建议

治疗的关键是戒酒。有心力衰竭症状时可给以利尿药、洋地黄、血管扩张药和 ACEI 等药物治疗，当出现心律失常时应给予相应的抗心律失常药物治疗。

（三）围生期心肌病

围产期心肌病是一种发生于育龄妇女中相对少见的扩张性心肌病，其定义是"在妊娠最后 1 月或产后前 5 月内产生临床心力衰竭表现的一种心肌病"。

围产期心肌病的病因学目前尚不清楚。病理改变有心脏扩大，软而脆，平均重 500g，左右心室有附壁血栓，病理变化主要是心肌坏死和退行性变，伴有局灶性细胞浸润，间质水肿和心内膜下纤维化，偶见出血及脂肪小滴浸润等。

1. 临床表现

围产期心肌病典型的临床表现是心力衰竭。产后 1~6 个月内如出现呼吸困难、肝大、下肢水肿等心功能不全的表现，结合 X 线检查及心电图检查可考虑本征；但需要除外其他器质性心脏病如心肌炎、心肌病及妊娠高血压综合征等。

2. 治疗建议

在对产后患者进行心力衰竭标准化治疗的同时，应注意这些药物对妊娠最后 1 月患者的子宫和胎儿的潜在影响。治疗包括减轻后负荷的治疗、利尿剂、地高辛以及抗凝治疗。

第二节　心包疾病

心包是心脏外的双层纤维浆膜囊，起保护和润滑心脏作用。正常情况下心包是含有少量心包液的薄壁结构（<50ml）。心包具有可扩张性，以防止其过度收缩。心包疾病是心包因细菌、病毒、自身免疫、物理、化学等因素而发生急性反应和渗液以及心包粘连、增厚、缩窄、钙化等慢性病变。心包疾病的典型表现均是非特异性的，广泛心包病变往往是一种或多种病因共同导致。

2015 欧洲心脏病学会年会（ESC2015）介绍了心包疾病的新版指南，本指南根据心包疾病现存问题为依据，进行了总结和评估。

【心包炎定义】

（1）炎症性心包综合征的诊断。至少有以下 4 项中的 2 项标准：①与心包炎一致的胸痛；②心包摩擦音，③心电图上新出现的广泛 ST 段抬高或 PR 段压低；④心包积液（新出现或恶化）。

附加证据：炎症标记物的升高（如 C 反应蛋白，红细胞沉降率，白细胞计数）；心包炎症成像技术（CT，CMR）的证据。

（2）持续性心包炎持续>4~6 周，但<3 个月没有缓解。

（3）复发性心包炎首次记录的急性心包炎复发，且无症状间隔为 4~6 周或更长时间。

【急性心包炎】

（一）急性心包炎的诊断推荐（见图4-1）

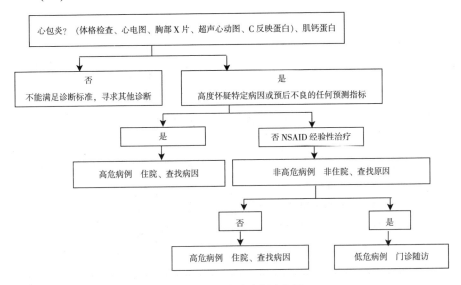

图4-1 心包炎的诊断流程图

推荐所有疑似急性心包炎患者行心电图检查。（Ⅰ，C）

推荐所有疑似急性心包炎患者行经胸廓超声心动图检查。（Ⅰ，C）；

推荐所有疑似急性心包炎患者行胸部 X 线检查。（Ⅰ，C）

推荐急性心包炎患者评估炎症标记物（如 CRP）和心肌损伤（如CK，肌钙蛋白）。（Ⅰ，C）

（二）急性心包炎的治疗推荐

推荐高危急性心包炎患者住院治疗（至少一个危险因素）。（Ⅰ，B）

推荐低危急性心包炎患者门诊治疗。（Ⅰ，B）

推荐 1 周后抗炎治疗反应评估。（Ⅰ，B）

主要预后不良的预测指标包括：发热>38℃；亚急性起病；大量心包积液；心包填塞；阿司匹林或 NSAIDS 治疗至少 1 周无治疗反应。

次要预后不良的预测指标包括：心肌心包炎；免疫抑制；创伤；口服抗凝治疗。

（三）急性心包炎抗炎治疗常用药物（见表4-1）

表4-1　急性心包炎常用抗炎药物

药物	通常剂量	治疗时间	减量
阿司匹林	750~1000mg q8h	1~2 周	每 1~2 周减量 250~500mg
布洛芬	600mg q8h	1~2 周	每 1~2 周减量 200~400mg
秋水仙碱	0.5mg qd（<70kg）或 0.5mg bid（≥70kg）	3 个月	非必要，或者最后几周隔日减量 0.5mg（<70kg）或每次 0.5mg（≥70kg）

（四）急性心包炎的治疗推荐

推荐阿司匹林或 NSAID 联合胃保护药物作为治疗急性心包炎一线药物。（Ⅰ，A）

推荐秋水仙碱作为辅助阿司匹林/NSAIDs 治疗急性心包炎的一线药物。（Ⅰ，A）

血清 CRP 指导治疗时长及评估治疗反应。（Ⅱa，C）

阿司匹林/NSAIDs 和秋水仙碱禁忌或治疗失败的急性心包炎病例，排除感染或存在特殊适应证如自身免疫性疾病，应考虑使用低剂量皮质类固醇。（Ⅱa，C）

非运动员急性心包炎应限制运动，直至症状缓解，CRP、ECG 和超声

心动图恢复正常。（Ⅱa，C）

对于运动员，推荐限制运动的期限应至症状缓解，CRP、ECG 和超声心动图恢复正常至少 3 个月。（Ⅱa，C）

皮质类固醇不推荐作为急性心包炎一线治疗。（Ⅲ，C）

（五）复发性心包炎常用抗炎药物（见表 4-2）

表 4-2　复发性心包炎常用抗炎药物

药物	通常剂量 a	治疗时间 b	减量 a
阿司匹林	750~1000mg q8h	数周至数月	每 1~2 周减量 250~500mgb
布洛芬	600mg q8h	数周至数月	每 1~2 周减量 200~400mgb
吲哚美辛	25~50mg q8h：起始较低剂量范围并逐渐增加以避免头痛和头晕	数周至数月	每 1~2 周减量 25mgb
秋水仙碱	0.5mg qd（<70kg）或 0.5mg bid（≥70kg）	至少 6 个月	非必要，或者最后几周隔日减量 0.5mg（<70kg）或每次 0.5mg（≥70kg）

a：阿司匹林和 NSAIDs 应逐渐减量。b：疑难、耐药病例可以考虑减量时间延长

（六）糖皮质激素如何逐渐减量（以强的松剂量作为参考）

所有接受糖皮质激素治疗的患者应每天补充钙的摄入量（口服）1.2~1.5g/d，维生素 D 为 800~1000IU/d。此外，长期糖皮质激素治疗，≥50 岁男性或绝经女性患者，强的松起始剂量≥5~7.5mg/d 或与其等效药物，推荐双磷酸盐预防骨质疏松。（见表 4-3）

表 4-3　糖皮质激素的应用

起始剂量为 0.25~0.5mg/kg/day	减量 b
>50mg	每 1~2 周减量 10mg/d
50~25mg	每 1~2 周减量 5~10mg/d
25~15mg	每 2~4 周减量 2.5mg/d
<15mg	每 2~6 周减量 1.25~2.5mg/d

a：除特殊病例外，避免使用较高剂量，且仅限数天时间，快速减量至 25mg/d。强的松 25mg 相当于甲泼尼龙 20mg。b：患者无症状且 C-反应蛋白正常时可减量，尤其是剂量<25mg/d 时

（七）复发性心包炎的治疗推荐

阿司匹林和 NSAID 是治疗复发性心包炎的主要药物，如果能够耐受，推荐全剂量给药，直到症状缓解。（Ⅰ，A）

秋水仙碱（0.5mg，2/d；对体重<70kg 或不能耐受高剂量者，0.5mg，1/d）；与阿司匹林或 NSAID 联合使用 6 个月。（Ⅰ，A）

根据临床情况，部分患者可以长期使用秋水仙碱（>6 个月）。（Ⅱa，C）

治疗期间通过监测 C-反应蛋白，指导治疗及评估治疗效果。（Ⅱa，C）

C-反应蛋白正常后，治疗药物逐渐减量。（Ⅱa，C）

对秋水仙碱无效，激素依赖性复发性心包炎患者，使用静注丙种球蛋白、阿那白滞素、硫唑嘌呤。（Ⅱb，C）

复发性心包炎非运动员患者限制活动至症状缓解和 C-反应蛋白正常。（Ⅱa，C）

复发性心包炎运动员患者至少限制活动 3 个月，直到症状缓解，C-反应蛋白、心电图、超声心动图正常。（Ⅱa，C）

如果存在缺血性心肌病或需要抗血小板治疗时，可以给药中等剂量的阿司匹林（1~2.4g/d）。（Ⅱa，C）

如果在减药期间症状复发，不应该增加糖皮质激素的剂量控制症状，推荐每 8h 给予最大剂量的阿司匹林和 NSAID，如有必要可以静脉给药联合秋水仙碱和止痛治疗。（Ⅱa，C）

糖皮质激素不推荐作为一线治疗药物。（Ⅲ，B）

【与心包炎相关的心肌受累】

心包炎和心肌炎常有共同的病因，临床中可遇到两种疾病并存。心包炎明确，可疑引起心肌受累时，称为心肌心包炎；而由心肌炎引起的心包受累，称为心包心肌炎。心包炎的典型表现为胸痛，其他（心包摩擦音、ST-T 段抬高、心包积液）及心肌损伤标志物升高（肌钙蛋白）。

很多的心肌心包炎患者为亚临床表现。部分患者心脏的症状和体征被系统性感染或炎症症状所掩盖。心肌心包炎多继发于或与急性呼吸道疾病（扁桃体炎、肺炎）、胃肠道炎同时发生。高敏肌钙蛋白检测的应用，明显地提高了患者的人群。

（一）定义及诊断

如果患者符合急性心包炎的诊断，心肌损伤标志物（肌钙蛋白Ⅰ或T，CK-MB）升高，在超声心动图上无局灶性或弥漫性左心室功能障碍，可以诊断为心肌心包炎。

有局灶性或弥漫性左心室功能障碍，心肌损伤标志物升高，临床诊断符合心包炎的患者，可能是心肌炎继发心包炎，称为心包心肌炎。根据心肌和心包疾病工作组申明，诊断心肌炎需行心内膜心肌活检。然而，以心包炎为主，继发心肌炎的患者，因预后良好，无或轻度左室功能障碍，无心脏衰竭的症状，临床中并不需要进行心内膜心肌活检。

心包炎患者怀疑同时有心肌炎时，推荐进行冠脉造影，排除急性冠脉综合征。没有明显冠状动脉疾病表现时，推荐使用心脏磁共振确定心肌受累，排除缺血性心肌坏死。

（二）治疗

怀疑心肌受累的患者建议住院诊断和监测。需要与急性冠脉综合征相鉴别。心肌心包炎患者的治疗与心包炎治疗相似。经验性给予抗炎治疗（阿司匹林 1.5~3g/d）或 NSAID（布洛芬 1.2~2.4g/d 或吲哚美辛 75~150 mg/d）控制胸痛。如果对阿司匹林或 NSAID 禁忌、不能耐受、无效时，选择糖皮质激素治疗。

另外，尚无充足的证据支持，联合使用秋水仙碱治疗心肌心包炎。所有心肌心包炎患者均推荐休息，限制活动及久坐。对于单发心包炎，非运动人员在疾病停止活动后或运动员 3 个月后可以参加锻炼。专家建议，确定或怀疑存在心肌受累的患者，从疾病表现开始，至少限制活动 6 个月。

（三）预后

心肌受累的心包炎患者预后良好，无心脏衰竭或死亡率升高的风险。

（四）心包炎患者心肌受累的诊断和治疗推荐

心包炎患者怀疑有心肌炎时，推荐行冠脉造影（根据临床表现和危险因素），排除急性冠脉综合征。（Ⅰ，C）

心脏核磁共振推荐用于确诊心肌受累。（Ⅰ，C）

心肌受累患者推荐住院诊断和监测。（Ⅰ，C）

非运动员和运动员心肌心包炎患者，建议休息，避免活动久坐 6 个月。（Ⅰ，C）

经验性抗炎治疗。（Ⅱa，C）

【心包积液】

正常的心包囊内有 10~50ml 的液体，在心包膜间充当润滑剂。任何病理过程引起炎症时，都能增加心包积液的产生（渗出液）。另外一种机制可能与充血性心力衰竭或肺动脉高压引起静脉压力升高，使心包积液吸收减少（漏出液）。

心包积液可以根据表现分为急性、亚急性、慢性；部位分为周围性和包裹性；血流动力学受影响分为无、心包填塞、积液缩窄型；成分为渗出液、漏出液、血性、空气或细菌产生的气体；及超声心动图半定量分为轻度（10mm）、中度（10~20mm）、重度（20mm）。很大一部分心包积液患者无临床症状，仅是在 X 线，超声心动图检查时发现。

（一）临床表现及诊断

心包积液的临床表现与积液产生的速度有关系。典型的表现为呼吸困难，继而进展为端坐呼吸，胸痛。其他的表现与局部受压有关：恶心（膈肌），吞咽困难（食管），声音嘶哑（喉返神经），打嗝（膈神经）。非特异性症状有咳嗽，乏力，疲倦，厌食和心悸，血压下降，窦性心动过缓。发热可能与心包炎、感染及免疫反应有关。

血流动力学正常的患者，体格检查常无异常表现。发生心包填塞时，典型的表现为颈静脉怒张，奇脉，心音消失。心包摩擦音很少闻及，合并心包炎时可见。

心包积液的诊断主要依赖于超声心动图，同时可以进行积液半定量及评价血流动力学受影响程度。CT 和心脏核磁共振对诊断包裹性心包积液、心包增厚及胸廓异常有重要意义。

（二）心包积液的诊断推荐

经胸超声心动图适用于所有怀疑心包积液的患者。（Ⅰ，C）

胸部 X 线片推荐与怀疑心包积液或胸膜疾病的患者。（Ⅰ，C）

所有心包积液患者推荐行炎性标志物监测（C–反应蛋白）。（Ⅰ，C）

怀疑包裹性心包积液、心包膜增厚及胸腔异常的患者，考虑 CT 或心脏核磁共振检查。（Ⅱa，C）

（三）心包积液的治疗推荐

心包积液的高危患者建议住院治疗。（Ⅰ，C）

根据流程图进行分诊。（Ⅰ，C）

治疗引起心包积液的病因学。（Ⅰ，C）

心包积液与系统性炎症反应有关时，给予阿司匹林/NSAID/秋水仙碱及心包炎治疗。（Ⅰ，C）

心包填塞，中大量心包积液药物治疗无效及细菌性或癌性心包积液，选择心包穿刺或心脏手术。（Ⅰ，C）

【心脏压塞】

心脏压塞是一种危及生命的临床症状，心脏压塞病人临床症状及体征包括心动过速、低血压、奇脉、颈静脉怒张、心音低钝，心电图上可见脉压降低及心脏电交替现象，胸部 X 光片示心脏轮廓扩大及胸腔积液。奇脉是诊断关键（一般是以吸气时收缩压的下降来定义的。正常呼吸时下降大于 10mmHg）。

心电图可以显示心包炎的迹象，特别是低 QRS 波和电交替。超声心动图是识别心包积液和估计其大小、位置和血流动力学的受影响程度最有用的诊断工具。同时，超声心动图也可以安全和有效地用于指导心包穿刺术。CT 和 CMR 往往容易获得，但建议仅在多普勒超声心动图不可行时进行。心导管很少用于诊断心脏填塞。

心脏填塞的治疗包括心包液的引流，最好是使用超声心动图或荧光镜的指导下，通过针刺进行心包穿刺术，病情不稳定的病人应该立即执行。

【缩窄性心包炎】

急性心包炎中，最容易进展为缩窄性心包炎的是细菌性心包炎，特别是化脓性心包炎（20%~30%），其次是免疫介导的心包炎和肿瘤相关性心包炎（2%~5%），病毒性和特发性心包炎最少（<1%）。

（一）临床表现

缩窄性心包炎是由心脏舒张功能受限所致的一系列循环障碍的疾病。患者主要表现为乏力、呼吸困难、尿少、颈静脉充血/怒张、肝脏肿大、双下肢水肿、腹水等。值得注意的是，高达 20%心包膜厚度正常的患者也会出现心包缩窄，对于此类患者，心包切除术也仍然适用。

（二）缩窄性心包炎的诊断建议

一旦疑诊为缩窄性心包炎，均推荐行经胸壁的超声心动图。（Ⅰ，C）

一旦疑诊为缩窄性心包炎，均推荐行胸部正侧位 X 片检查。（Ⅰ，C）

CT 和 CMR 作为次选影像学检查，主要用于评估心包膜受累的程度和范围。（Ⅰ，C）

在其他非侵入性检查手段不能确诊时，可采用心导管检查。（Ⅰ，C）

（三）缩窄性心包炎治疗建议

慢性缩窄性心包炎最主要的治疗是心包切除术。（Ⅰ，C）

特殊病因如结核性心包炎，推荐采用药物治疗预防其进展为缩窄性心包炎。（Ⅰ，C）

一过性心包缩窄或由炎症因素导致的新近诊断的心包缩窄，可考虑经验性抗炎治疗。（Ⅱb，C）

（四）缩窄性心包炎的特殊类型

一过性缩窄性心包炎：自然痊愈或药物治疗后，可恢复正常的心包缩窄类型，需在严密的心包炎检测下，行 2~3 个月的经验性抗炎治疗。

渗出—缩窄性心包炎：心包穿刺后，右心房压力下降 50% 或达到 10 mmHg 以下，也可通过其他非侵入性影像学检查确定，可药物治疗后行心包切除术，顽固型采用手术治疗。

慢性缩窄性心包炎：持续 3~6 个月及以上的心包缩窄，急进型/手术高风险者和累及心肌者采用心包切除术联合药物治疗。

【心包疾病一般诊断性检查的推荐】

在所有疑似心包疾病的患者中，首选诊断学评估，推荐采用：听诊；ECG；经胸超声心动图；胸部 X 线；常规血液学检查，包括炎症标志物，白细胞计数和分类计数，肝肾功能以及心肌损伤标志物。（Ⅰ，C）

明确特异性可治疗的病因（如细菌性、肿瘤性或全身炎症疾病），推荐观察是否存在以下因素：发热，>38℃；亚急性病程（症状在数天或数周内发生）；较大量的心包积液（舒张期无回声区宽度>20mm）；心包填塞；阿司匹林或 NSAIDs 治疗无效。（Ⅰ，B）

推荐 CT 或心脏 MR（CMR）作为心包炎的二级诊断性检查方法。（Ⅰ，C）（见表 4-4）

表 4-4　不同心包疾病中影像学检查方法的诊断性作用

	超声心动图	CT	心肌磁共振
急性心包炎	部分患者中表现正常心包层增厚，高反射回声 不同程度的心包积液伴或不伴心包内纤维束 心肌—心包炎患者中存在室壁运动异常	心包层增厚，伴增厚整个心包异常 不同程度的心包积液伴或不伴心包内纤维束	心包层增厚 较强的心包强化信号 不同程度的心包积液伴或不伴心包内纤维束 心肌心包炎患者中出现心肌增强 由于心包顺应性下降，出现吸气性室间隔变平
复发性心包炎	与急性心包炎表现类似	与急性心包炎表现类似 由于纤维性黏附可能出现一致性表现 不规则的心包轮廓	与急性心包炎表现类似 由于纤维性黏附可能出现一致性表现 不规则的心包轮廓

续表

	超声心动图	CT	心肌磁共振
缩窄性心包炎	心包层增厚，高反射回声 伴或不伴胸腔积液 伴或不伴腹水 吸气性室壁运动异常 下腔静脉和肝静脉显著扩张 肺动脉瓣提前开放 左室和右室舒张充盈呈限制性充盈模式 吸气时二尖瓣流速下降>25%，三尖瓣流速下降>40%	心包层增厚伴或不伴钙化 轻度至中度增厚 在心室底部，房室沟和心房等处异常最为显著 邻近心肌可能出现纤维化钙化过程 心脏内容物受压 室间隔异常	心包层增厚 核磁不可见的心包钙化 轻度至中度增厚 在心室底部，房室沟和心房等处异常最为显著 心包强化反映了固有炎症 邻近心肌可能出现纤维化钙化过程
缩窄性心包炎	呼气时呈相反改变 早期舒张期二尖瓣血流流速正常或增加 呼气时舒张期肝静脉流速下降 二尖瓣环流速正常或增加 二尖瓣瓣环反流	心房扩张，肝静脉充血 伴或不伴胸腔积液 伴或不伴腹水 不典型表现：局灶性缩窄型：渗出性-缩窄性	心脏内容物受压 心房扩张，肝静脉充血 伴或不伴胸腔积液 伴或不伴腹水 心包层纤维样黏附 不典型表现：局灶性缩窄型：渗出性—缩窄性
心包积液	心包囊内液体聚集 整个心动周期内均存在心包无回声区 液体分布 半定量评估积液的严重程度	心包囊内液体聚集 心包内积液宽度>4mm被认为是异常量的液体 对于显示局灶性积液有优势，并且可对积液进行准确的定量 可用CT密度值判断积液性质：单纯积液（0~20HU)，蛋白性/出血（>20HU)，如果极高HU值考虑心包渗漏（如主动脉夹层破裂），乳糜样心包：阴性HU值 心包层可能正常：如果增厚并强化怀疑炎症。 如增强并钙化排除缩窄性心包炎 可能与心包填塞相关	心包囊内液体聚集 心包内积液宽度>4mm被认为是异常量的液体 对于显示局灶性积液有优势，并且可对积液进行准确的定量 心包层可能正常：如果增厚并强化怀疑炎症。 对于评估心脏其他组织有优势，包括心肌组织和瓣膜 可能与心包填塞相关
心包填塞	半定量评估积液的严重程度 积液分布 评估血流动力学的影响 指导和监测心包穿刺 导管撤除时的再评估		

在心包填塞或疑似细菌性及肿瘤性心包炎的情况下可进行心包穿刺或外科引流术。（Ⅰ，C）

在特定选择的疑似肿瘤性或结核性心包炎患者中，可考虑进行经皮或外科心包活检。（Ⅱb，C）

根据临床情况在高危患者中进行其他检查。（Ⅰ，C）

【病毒性心包炎诊断和治疗建议】

为了明确病毒性心包炎的诊断，需要考虑对心包液和心包/心外活检进行全面的组织学、细胞学、免疫组化和分子生物学检查。（Ⅱa，C）

不建议常规的病毒血清学检查，除非存在 HIV 或丙肝病毒感染。（II-I，C）

在病毒性心包炎时不建议皮质类固醇治疗。（III，C）

【诊断和治疗结核性心包炎和积液的建议】

对于所有怀疑伴有结核性心包炎的病人考虑进行诊断性心包穿刺。（Ⅱa，C）

心包内注射尿激酶可能有望减少结核性渗出性心包炎病人缩窄的风险。（Ⅱb，C）

对于生活在非结核流行地区的病人，在系统性检测没有得出结核性心包炎诊断前，不建议经验性使用抗结核治疗。（III，C）

对于生活在结核流行地区的病人，排除其他病因后建议对渗出性心包积液使用经验性抗结核化疗。（Ⅰ，C）

辅助性激素治疗可以考虑用在 HIV 阴性的结核性心包炎病人，避免用于 HIV 相关的结核性心包炎。（Ⅱb，C）

【缩窄性结核性心包炎的一般管理建议】

标准的 6 个月的抗结核药物建议用来预防结核性心包缩窄。（Ⅰ，C）

如果病人情况没有改善，或是在 4~8 周的抗结核治疗后恶化，建议使用心包部分切除术。（Ⅰ，C）

【诊断化脓性心包炎的建议】

紧急心包穿刺建议用于化脓性心包炎的诊断。（Ⅰ，C）

心包液建议进行细菌性、真菌性和结核性检查，并抽取血液用于细胞培养。（Ⅰ，C）

【化脓性心包炎治疗的建议】

建议对化脓性心包炎进行有效的心包引流。（Ⅰ，C）

静脉内注射抗生素可用来治疗化脓性心包炎。（Ⅰ，C）

可以考虑剑突下心包造口术和心包腔的冲洗。（Ⅱa，C）

可以考虑心包内溶栓。（Ⅱa，C）

心包部分切除术可以考虑用于密集的粘连、腔隙性或厚的化脓性积液、心脏压塞复发、持续的感染和进展为缩窄。（Ⅱa，C）

【肾衰竭合并心包炎的管理建议】

尿毒症性心包炎考虑使用透析。（Ⅱa，C）

合理透析的病人发生心包炎时，可以考虑加强透析。（Ⅱa，C）

透析无反应病人可以考虑心包抽液或引流。（Ⅱb，C）

强化透析无效可以考虑使用非甾体抗炎药和皮质类固醇。（Ⅱb，C）

心包炎和严重肾损伤的病人不建议使用秋水仙素。（Ⅲ，C）

【心肌损伤后综合征】

心肌损伤后综合征（post-cardiac injury syndrome，PCIS）是一组炎症心包综合征，包括心肌梗死后心包炎，心包切开术后综合征和创伤后心包炎（无论有无医源性）。这种症状通常认为具有自身免疫性，是由心肌坏死组织（心肌梗死后心包炎或者德雷斯勒综合征），手术创伤（创伤后心包炎），意外胸外伤（创伤性心包炎）或医源性创伤或无创性医源性出血（心包炎的心脏介入治疗）等原因所引发。

（一）定义和诊断

PCIS 的诊断为心脏损伤临床症状达到以下的标准：无其他病因导致的发热；心包炎或胸痛；心包或胸膜摩擦；心包积液可合并；CRP 升高。以上五个标准中有两个符合，才可做出诊断。此外，患者的检查提示有炎症活动，这一条是确诊必不可少的条件。

（二）治疗

PCIS 的治疗基本上是基于经验性的抗炎治疗，可以改善缓解率和降低再发的危险。不同病因导致的心肌损伤后综合征，包括心肌梗死后心包炎，对于心包炎都可采取相同的治疗方案。

【心肌梗死后心包炎】

急性心肌梗死（acute myocardial infarction，AMI）后，可能会出现三大并发症：心包积液，早期梗死后心包炎（一般为 AMI 后几天）和晚期心包炎或心脏损伤后（德雷斯勒）综合征（通常为 AMI 后 1~2 周）。

虽然心包炎与梗死面积相关，但是住院和 1 年死亡率以及主要不良心脏事件在有无心包炎的患者中没有太大的差异。及时经皮冠状动脉介入治疗可减少 AMI 后心包炎的发生。

【术后积液】

术后心包积液是心脏手术后比较常见的，通常在 7~10d 消失，但有时出现的时间较长。无症状的心包积液患者经过双氯芬酸治疗，有研究证明没有疗效，并且可以引起相关副作用。在心脏手术后的第一个小时发生的心脏压塞通常是由于心包腔的出血，应该采取手术治疗。

【外伤性心包积液和积血】

任何心脏介入治疗（如经皮冠状动脉介入治疗，起搏器引线插入，射频消融）都可以引起心包积血和心包填塞，这是由于冠状动脉或心脏腔室穿孔所致。

诊断包括先前存在的胸部外伤史，这是引起积液和积血的诱因，另外还需一些心包炎的症状和体征（如胸痛，心包摩擦音，呼吸困难，发烧）和炎症反应的标志物升高（C 反应蛋白，白细胞增多，血沉）。心电图通常是用来排除急性心肌梗死。胸部 X 线检查可以帮助发现心脏扩大和胸腔积液。超声心动图是用于检测心包积液的存在，大小以及血流动力学方向的异常。对于创伤后心包炎，无血流动力学异常，基本上是经验治疗，例如抗炎和辅助给予秋水仙碱。对于危及生命的穿透伤，紧急开胸可以提高生存率，而不是进行心包穿刺。主动脉夹层合并心包积血与心包填塞在诊断不明的情况下，急诊经胸超声或 CT 扫描可以帮助确诊。

【肿瘤性心包疾病的诊断和管理建议】

建议使用心包穿刺术来缓解心脏填塞症状，明确恶性心包积液的诊断。（I，B）

心包积液的细胞学分析可建议确定恶性心包疾病。（I，B）

心包或心外膜活检可考虑确认恶性心包疾病。（IIa，B）

心包液区分恶性和良性时应考虑肿瘤标志物检测。（IIa，B）

病例肿瘤病因确诊后建议行系统抗肿瘤的治疗。（I，B）

建议延长疑似或明确的肿瘤心包积液患者的心包引流，以防止积液复发，并提供心包内治疗。（I，B）

建议心包内灌注细胞抑制剂或硬化剂，以防止恶性心包积液复发。（IIa，B）

肺癌造成的心包疾病在心包内灌注顺铂，乳腺癌性心包转移应在心包内灌注三胺硫磷。（IIa，B）

对放疗敏感的肿瘤如淋巴瘤和白血病，应考虑放射治疗控制恶性心包积液。（IIa，B）

不能行心包穿刺术时应考虑心包切开术。（IIa，B）

经皮球囊心包切开术也许能预防肿瘤心包积液复发。（IIb，B）

左侧小切口心包开窗可考虑用于恶性心脏填塞的外科治疗。（IIb，B）

综合肿瘤细胞的扩散情况、患者预后和整体生活质量决定是否使用介入手术。（IIa，C）

【其他类型的心包疾病】

（一）放射性心包疾病的预防和管理建议

对于放射治疗，推荐尽可能地减少放疗部位和剂量。（I，C）

应该考虑应用心包切开术治疗辐射诱导缩窄性心包炎，由于肌肉病变，其预后比其他原因造成的缩窄性心包炎更差。（IIa，B）

（二）乳糜心包的诊断和管理建议

乳糜心包诊断：呈乳白色的心包积液，甘油三酸酯>500mg/dl，胆固醇/甘油三酸酯<1，淋巴细胞明显优势。（I，C）

有症状或不能控制的乳糜心包积液应采用心包外引流和肠外营养。（IIa，C）

乳糜心包如果保守治疗不能减少心包积液的引流或向胸导管进展时，应考虑外科治疗。（IIa，C）

乳糜心包可考虑奥曲肽（皮下用100μg×3/d，2w）治疗。（IIb，C）

（三）药物相关性心包炎、心包积液

心包对药物的反应罕见。其管理主要是基于切断与病原接触和对症治疗。

（四）代谢性疾病相关的心包疾病

主要相关疾病是甲状腺功能减退。心包积液可能发生在 5%~30% 的甲状腺功能减退的患者。诊断依据为高促甲状腺激素（TSH）水平和心电图表现为相对心动过缓和低 QRS 波。

（五）儿童急性和复发性心包炎的治疗建议

高剂量非甾体类抗炎药可用于一线药物治疗儿童急性心包炎，直到症状消失。（I，C）

秋水仙碱应该被视为治疗儿童急性复发性心包炎的辅助用药。（IIa，C）

抗 IL-1 药物可被用于儿童复发性心包炎，尤其是出现皮质类固醇依赖时。（IIb，C）

阿司匹林与 Reye's 综合征和肝毒性的发生风险相关，不推荐儿童使用。（III，C）

糖皮质激素由于在儿童生长发育存在越来越多的严重副作用，除非有特定的适应证等自身免疫性疾病，否则不推荐使用。（III，C）

（六）孕妇相关的心包疾病

最常见的与怀孕相关心包疾病是心包积液，通常在怀孕后期可有良性的轻度积液。通常是无症状，临床检查和心电图通常是正常的。在一些情况下，可有轻微高血压和/或非特异性的 ST-T 变化记录。

（七）老年患者心包疾病

大多数指南并没有讨论多病共患的老年患者的心包疾病的适用性所以只存在专家个人意见。老年人认知障碍，治疗依从性和遵从性可能存在问题的，视觉或听觉及本身身体程度较差。吲哚美辛的应用尚不明确，秋水仙素剂量应该减半，此外，还应特别注意评估肾损伤和药物之间相互作用。

综上，指南对心肌病及心包疾病患者提出了个体化治疗方案，帮助临床医生判断病情，制定合理的治疗策略，为各种心包疾病诊治提供便利。

（张正义　蒙　颖）

【参考文献】

［1］Perry Elliott，Bert Andersson，Eloisa Arbustini，et al.Classification of the cardiomyopathies：a positionstatement from the european society ofcardiology working group on myocardial and pericardial diseases［J］.European Heart Journal (2008)29，270~276.

［2］Authors/Task Force members，Elliott PM，Anastasakis A，Borger MA，et

al.2014 ESC Guidelines on diagnosis andmanagement of hypertrophic cardiomy-
opathy[J].European Heart Journal(2014)35,2733~2779.

　[3]Authors/Task Force Members:Priori SG,Blomstrm －Lundqvist C,Maz-
zanti A,et al.2015 ESC Guidelines for the managementof patients with ventricular
arrhythmiasand the prevention of sudden cardiac death ［J].Eur Heart J.2015 Aug
29.pii:ehv316.

　[4]Philips B,Cheng A.2015 update on the diagnosis and management of ar-
rhythmogenic right ventricular cardiomyopathy ［J].Curr Opin Cardiol. 2016 Jan;
31(1):46~56.

　[5]Ganame J.Left ventricular non－compaction:from recognition to treatment
[J].Curr Pharm Des.2015;21(4):484–90.

　[6]葛均波,徐永健.内科学.第八版.北京:人民卫生出版社,2013.

　[7]Authors/Task Force Members,Adler Y,Charron P,Imazio M,et al.2015
ESC Guidelines for the diagnosis andmanagement of pericardial diseases[J].Eur
Heart J.2015 Nov 7;36(42):2921~64.

第五章　感染性心内膜炎

感染性心内膜炎（infective endocarditis，IE）是指由细菌、真菌和其他微生物（如病毒、立克次体、衣原体、螺旋体等）直接感染而产生心瓣膜或心室壁内膜的炎症，有别于由于风湿热、类风湿、系统性红斑狼疮等所致的非感染性心内膜炎。瓣膜为最常受累部位，但感染可发生在室间隔缺损部位、腱索和心壁内膜。而动静脉瘘、动脉瘘（如动脉导管未闭）或主动脉狭窄处的感染虽属于动脉内膜炎，但临床与病理均类似于感染性心内膜炎。

【流行病学】

IE 的年发病率为 3~10 例/10 万人次。以往多见于年轻心脏瓣膜病（风湿性心脏病为主）患者，目前多见于无明确瓣膜疾病、但与医疗活动有关的老年患者及人工心脏瓣膜置换者。随着年龄增长，其发病率逐渐增加，并在 70~80 岁时达到最高，约为 14.5 例/10 万人次。男女比例为 2∶1。女性患者预后差、接受瓣膜置换术的概率相对小。

最新资料显示，人工心脏瓣膜病、二尖瓣脱垂并发 IE 的发生率不断增加，而风湿性疾病相关 IE 发病率不断下降。一些新的发病因素如心瓣膜修补术后、退行性瓣膜钙化、静脉注射吸毒等也不断增加，而这些多与临床侵入性医疗操作导致的菌血症有关。

病原菌学也有变化，葡萄球菌位居首位，链球菌已退至第二位，其次为肠球菌。该变化在不同地区可能不同，发展中国家的变化较小，发达国家如美国的葡萄球菌性心内膜炎增长较快。长期血液透析、糖尿病、血管侵入性检查、静脉注射吸毒是金黄色葡萄球菌性心内膜炎的主要因素。

【病因】

引起心内膜感染的因素有：

（一）病原体侵入血流

IE 的常见病原体包括金黄色葡萄球菌、链球菌属和肠球菌属。它们均有黏附损伤瓣膜、改变局部凝血活性、局部增殖能力，并具备多种表面抗原决定簇，对宿主损伤瓣膜表达的基质蛋白具有黏附作用，黏附后的病原微生物对宿主防御可能产生耐受现象，引起菌血症、败血症或脓毒血症，并侵袭心内膜。

（二）瓣膜内皮细胞受损

正常瓣膜内皮细胞抵抗循环中的细菌黏附，防止感染形成。血液湍流、导管损伤、炎症及瓣膜退行性变引起瓣膜内皮损伤，内皮下基质蛋白暴露、组织因子释放、纤维蛋白及血小板沉积，有利于病原微生物的黏附和感染。这些均与炎症、微小溃疡和微血栓有关。60岁以上人群中退行性瓣膜病变的检出率为50%，提示老年人患IE的风险较高。

（三）防御机制的抑制

传统分为急性和亚急性两类，其临床经过及病理变化均有所不同。急性感染性心内膜炎是由于被累及心内膜常有溃疡形成，故又称为溃疡性心内膜炎。此类心内膜炎起病急剧，多由毒力较强的化脓性细菌引起，其中大多为金黄色葡萄球菌，其次为化脓链球菌。通常病原菌先在机体某局部引起化脓性炎症（如化脓性骨髓炎、痈、产褥热等），当机体抵抗力降低时（如肿瘤、心脏手术、免疫抑制等）病原菌则侵入血流，引起败血症并侵犯心内膜。此型心内膜炎多发生在本来正常的心内膜上，多单独侵犯主动脉瓣，或侵犯二尖瓣。亚急性者主要发生于器质性心脏病，首先为心脏瓣膜病，其次为先天性心血管病。

【病理变化】

本病的基本病理变化为在心瓣膜表面附着由血小板、纤维蛋白、红细胞、白细胞和感染病原体沉着而组成的赘生物。后者可延伸至腱索、乳头肌和室壁内膜。赘生物底下的心内膜可有炎症反应和灶性坏死。以后感染病原体被吞噬细胞吞噬，赘生物被纤维组织包绕，发生机化、玻璃样变或钙化，最后被内皮上皮化。但心脏各部分的赘生物愈合程度不一，某处可能被愈合，而他处的炎症却处于活跃期，有些愈合后还可复发，重新形成病灶。当病变严重时，心瓣膜可形成深度溃疡，甚至发生穿孔。偶见乳头肌和腱索断裂。

本病的赘生物较风湿性心内膜炎所产生者大而脆，容易碎落成感染栓子，随大循环血流播散到身体各部产生栓塞，尤以脑、脾、肾和肢体动脉为多，引起相应脏器的梗死或脓肿。栓塞阻碍血流或使血管壁破坏，管壁囊性扩张形成细菌性动脉瘤，常为致命的并发症。如脑部的动脉滋养血管栓塞而产生动脉瘤，往往可突然破裂而引起脑室内或蛛网膜下腔出血导致死亡。弥漫性脑膜炎较脑脓肿为多见。

本病常有微栓或免疫机制引起的小血管炎，如皮肤黏膜瘀点，指甲下出血，Osler 结（是一种常见于指（趾）端肉质部位的红色、米粒大小、质地柔软、有明显压痛的结节，偶也可见于指（趾）的较近端，一般可持续存在数小时至数天）和 Janeway 损害等。感染病原体和体内产生相应的抗体结合成免疫复合物，沉着于肾小球的基底膜上，引起局灶性肾小球肾炎弥漫性或膜型增殖性肾小球肾炎，后者可引起肾功能衰竭。

【临床表现】

(一) 疾病分类及表现

根据病程、有无全身中毒症状和其他临床表现常将感染性心内膜炎分为急性和亚急性，但两者有相当大的重叠性。

1. 急性感染性心内膜炎

多发生于正常的心脏。病原菌通常是高毒力的细菌，如金葡菌或真菌。起病往往突然，伴高热、寒战，全身毒血症症状明显，常是全身严重感染的一部分，病程多急骤凶险，易掩盖急性感染性心内膜炎的临床症状。

2. 亚急性感染性心内膜炎

多数起病缓慢，有全身不适、疲倦、低热及体重减轻等非特异性症状。少数以并发症形式起病，如栓塞、不能解释的卒中、心瓣膜病的进行性加重、顽固性心力衰竭、肾小球肾炎和手术后出现心瓣膜杂音等。

3. 病史

部分患者发病前有龋齿、扁桃体炎、静脉插管、介入治疗或心内手术史等。

(二) 常见症状、特征

1. 感染症状

发热是心内膜炎最常见的症状。几乎所有的患者都有过不同程度的发热、热型不规则、热程较长，个别患者无发热。此外患者有疲乏、盗汗、食欲减退、体重减轻、关节痛、皮肤苍白等表现，病情进展较慢。

2. 心脏体征

80%~85% 的患者可闻及心脏杂音，可由基础心脏病和（或）心内膜炎导致瓣膜损害所致。原有的心脏杂音可因心脏瓣膜的赘生物而发生改变，出现粗糙响亮、呈海鸥鸣样或音乐样的杂音。原无心脏杂音者可出现音乐样杂音，约一半患儿由于心瓣膜病变、中毒性心肌炎等导致充血性心力衰竭，出现心音低钝、奔马律等。

3. 栓塞症状

视栓塞部位的不同而出现不同的临床表现，一般发生于病程后期，但约 1/3 的患者为首发症状。皮肤栓塞可见散在的小瘀点，指趾屈面可有隆起的紫红色小结节，略有触痛，此即 Osler 结节；内脏栓塞可致脾大、腹痛、血尿、便血，有时脾大很显著；肺栓塞可有胸痛、咳嗽、咯血和肺部啰音；脑动脉栓塞则有头痛、呕吐、偏瘫、失语、抽搐甚至昏迷等。病程久者可见杵状指、趾，但无发绀。

同时具有以上三方面症状的典型患者不多，尤其 2 岁以下婴儿往往以全身感染症状为主，仅少数患儿有栓塞症状和（或）心脏杂音。

【检查】

（一）血液检查

血常规检查为进行性贫血，多为正细胞性贫血与白细胞计数增多、中性粒细胞升高。血沉增快、C 反应蛋白阳性。当合并免疫复合物介导的肾小球肾炎、严重心衰或缺氧造成红细胞计数增多症时，血清球蛋白常增多，甚至清蛋白、球蛋白比例倒置。免疫球蛋白升高、γ-球蛋白升高、循环免疫复合物增高及类风湿因子阳性。

（二）血培养

血细菌培养阳性是确诊感染性心内膜炎的重要依据，凡原因未明的发热、体温持续在 1 周以上，且原有心脏病者，均应积极反复多次进行血培养，以提高阳性率，若血培养阳性，尚应做药物敏感试验。对于血培养阴性的患者要考虑在抽血前是否进行过抗生素治疗，而且操作技术与检验技术的不够完善也可出现假阴性结果。对于血培养结果反复阴性而且又高度怀疑 IE 的患者，也可通过术中切除的栓子及心脏瓣膜进行培养而明确。

合格的采血技术对提高诊断的准确性极为关键，采血方法为：①在抗菌药物使用前采血；②下次用药前采集；③寒战和发热初起时采血；④怀疑血行感染时应尽早采血，无须体温超过 39℃才抽血。推荐采集 2~3 次血培养（同时或者间隔）。对具有持续的菌血症患者，如果怀疑为感染性心内膜炎应尽量在 24~48h 内采血同时进行 3~4 次培养，而对于急性患者应于 1~2h 内采 2~3 次血标本。为提高血培养诊断的阳性率，培养时间不得小于 3 周，同时定期做革兰染色和次代培养。有些临床症状不典型的患者如果正在接受抗生素治疗，如怀疑感染性心内膜炎可考虑暂停抗生素以获得阳性结果。感染性心内膜炎的致病菌多种多样，几乎所有种类的细菌和真菌都可引起感染性心内膜炎。致病菌以革兰氏阳性球菌为主，主要为链球菌科和葡萄球菌属。

（三）尿液检查

常有显微镜下血尿和轻度蛋白尿。肉眼血尿提示肾梗死。红细胞管型和大量蛋白尿提示弥漫性肾小球肾炎。

（四）心电图

由于心肌可以同时存在多种病理改变，因此可能出现致命的室性心律失常。完全房室传导阻滞、右束支阻滞、左前或左后分支阻滞均有报道，提示心肌化脓灶或炎性反应加重。

（五）超声心动图

超声心动图检查能够检出直径大于 2mm 以上的赘生物，因此对诊断感染性心内膜炎很有帮助，此外在治疗过程中超声心动图还可动态观察赘生物大小、形态、活动和瓣膜功能状态，了解瓣膜损害程度，对决定是否做换瓣手术具有参考价值。该检查还可发现原有的心脏病。

心脏超声技术是对心脏进行无数的切面扫查，心脏超声切面是由超声探测窗引发出来的对同一切面可以从不同的探测窗观察。超声心动检查将心脏的切面分为长轴切面、短轴切面、四腔切面三类。心脏各结构的形态、大小、位置、活动情况与血流特点均可在超声心动图中显示出来，这对心脏疾病的诊断是很有帮助的。IE 的超声心动图表现有多种，主要有：①心内的赘生物，包括其位置、大小、数目。如主动脉瓣赘生物、二尖瓣赘生物、三尖瓣赘生物、左房黏液瘤、肺动脉瓣赘生物，大小不一，数目不等；②瓣膜的损害征象，包括腱索的断裂、瓣膜穿孔、破裂及脱垂；③脓肿，包括瓣环、瓣周部、房间隔、室间隔等部位；④心脏血流动力学变化及程度、心功能改变等。目前临床上应用的主要是经胸超声心动图（TTE），此方法无创。还有半创伤的经食管超声心动图（TEE）。此两种方法在检测瓣膜穿孔方面的特异性分别是 45% 和 98%，但是两者的敏感性相近，据报道这两种方法在检测赘生物的敏感性分别是 84% 和 88%。此外小儿经食管超声心动图检查，具有超声图像清晰、受肺气影响小的特点，但是尚未普及应用。

（六）CT 检查

对怀疑有颅内病变者应及时做 CT，了解病变的部位范围。

【诊断】

典型的 IE 并不难诊断，但由于抗生素的广泛应用，IE 的病原学发生改变，使得 IE 的临床表现多不典型，给准确及时的诊断带来一定的困难。

临床上凡遇到有下列表现的患者应怀疑本病的可能：①器质性心脏病患者出现原因不明发热一周以上；②新出现的心脏杂音，或原有杂音性质发生明显改变；③动脉栓塞症而无原因解释；④原因不明的心力衰竭；⑤心脏手术后伴持续性发热超过1周。

（一）IE的诊断标准

1. 主要诊断标准

1）血培养阳性

（1）两次血培养获得同样的典型微生物，如草绿色链球菌；或在无原发病灶下，培养出金黄色葡萄球菌或肠球菌。

（2）持续血培养阳性，指在下列情况下找到IE病原体。

① 采集的血标本间隔时间12h以上。

② 所有送检的3个或4个或更多的标本中，全部或大部阳性，且第1个标本与末个标本间隔至少1h以上。

2）心内膜有感染证据

（1）超声心动图检查阳性。

① 在心瓣膜或瓣下结构，或反流血液冲击处，或在置入人工瓣膜上见有摆动的心内团块，且不能以其他变化来解释。

② 心内脓肿。

③ 新出现的人工瓣膜移位。

（2）出现新的瓣膜反流。

2. 次要标准

（1）易致IE的基础疾病，包括基础心血管病或静脉毒瘾。

（2）发热，体温≥38℃。

（3）血管损害现象。较大动脉的栓塞、化脓性栓塞、细菌性动脉瘤、颅内出血、Janeway结节。

（4）免疫现象。肾小球肾炎、Osler结节、Roth斑（中心白点网膜出血）、类风湿因子阳性。

（5）微生物学证据。血培养阳性但不符合上述主要标准，或血清学证据符合可致IE的微生物活动性感染。

（6）超声心动图。有IE的表现，但尚未达到主要标准。

（二）可疑IE患者的评估

1. 确诊IE条件

（1）病理学条件。

① 微生物：在赘生物、发生栓塞的赘生物或心内脓肿中经培养或组

织学检查证实有微生物。

② 病理改变：赘生物或心内脓肿经组织学证实有活动性心内膜炎。

（2）临床条件。

① 符合 2 项主要标准。

② 符合 1 项主要标准加 3 项次要标准。

③ 符合 5 项次要标准。

2. 可能为 IE 的条件

有 IE 的表现，但不符合确诊

3. 排除 IE 的条件

（1）临床表现符合其他疾病而不是 IE 的诊断。

（2）IE 临床表现在应用抗生素≤4d 已完全缓解。

（3）应用抗生素≤4d，外科手术或活检已无 IE 的病理证据。

【鉴别诊断】

由于本病的临床表现多样，常易与其他疾病混淆。以发热为主要表现而心脏体征轻微者须与伤寒、结核、上呼吸道感染、肿瘤等鉴别。在风湿性心脏病基础上发生本病，经足量抗生素治疗而热不退，心力衰竭不见好转，应怀疑合并风湿活动的可能。此时应注意检查心包和心肌方面的改变，如心脏进行性增大伴奔马律、心包摩擦音或心包积液等。但此两病也可同时存在。发热、心脏杂音、栓塞表现有时亦须与心房黏液瘤相鉴别。

本病以神经或精神症状为主要表现者，在老年人中应注意与脑动脉硬化所致脑血栓形成、脑出血及精神改变相鉴别。

【治疗】

（一）抗微生物药物治疗

抗生素的应用：抗生素的应用是治疗心内膜炎最重要的措施。

（1）抗生素选用的基本原则。IE 的核心问题是各种致病菌的感染，有效治疗是控制疾病进展的关键。选择原则为：①杀菌剂；②联合应用，包括至少 2 种具协同作用的抗菌药物；③大剂量；④静脉给药；⑤长疗程。一般为 4~6 周，人工瓣膜心内膜炎需 6~8 周或更长，以降低复发率。由于血培养结果往往滞后，对于疑似 IE、病情较重且不稳定的患者积极启动经验治疗策略：自体瓣膜 IE 轻症患者可选用青霉素、阿莫西林或氨苄西林联合庆大霉素。青霉素过敏者一代头孢菌素也可能过敏，故建议选择喹诺酮类，如左氧氟沙星、莫西沙星或对于敏感的阳性球菌也可选择克林霉素治疗。人工瓣膜 IE 未确诊且病情稳定者，建议停止所有抗生素，复查血培养。病原体可能为葡萄球菌属者，宜选用万古霉素+庆大霉素+利福平。万古霉素无效、不耐受或耐药株感染者，可用达托霉素代替。

（2）葡萄球菌心内膜炎。根据是否为甲氧西林耐药株而确定治疗方案。获知药敏前宜首选耐酶青霉素类，如苯唑西林或氯唑西林等联合氨基糖苷类。病原菌药敏显示属甲氧西林敏感葡萄球菌（MSS）者，首选苯唑西林，初始治疗不需常规联合庆大霉素。β 内酰胺类过敏者，可选万古霉素联合利福平。耐甲氧西林葡萄球菌（MRS）所致心内膜炎宜选用万古霉素联合利福平。万古霉素治疗无效、不能耐受或耐药葡萄球菌感染者，选用达托霉素。耐甲氧西林金黄色葡萄球菌所致心内膜炎的抗菌治疗方案为万古霉素或达托霉素静滴。

（3）链球菌心内膜炎。敏感株所致者首选青霉素，1200 万~1600 万 U/d，多数患者单独应用青霉素已足够。对青霉素敏感性差者宜加用氨基醣甙类抗生素，如庆大霉素 12 万~24 万 μ/d；妥布霉素 3~5mg/kg/d）或阿米卡星（丁胺卡那霉素），1g/d。青霉素属细胞壁抑制剂类，和氨基醣甙类药物合用，可增进后者进入细胞内起作用。耐药株所致 IE 按肠球菌心内膜炎方案治疗，给予万古霉素或替考拉宁联合庆大霉素。

（4）肠球菌心内膜炎。对青霉素 G 的敏感性较差，需用 200 万~4000 万 μ/d。因而宜首选氨苄青霉素 6~12g/d 或万古霉素和氨基醣甙类抗生素联合应用，疗程 6 周。头孢菌素对肠球菌作用差，不能替代其中的青霉素。近来一些产 β-内酰胺酶对氨基醣苷类药物耐药的菌株也有所报道，也出现了对万古霉素耐药的菌株。耐青霉素和万古霉素的肠球菌可选用达托霉素或利奈唑烷。

（5）绿脓杆菌心内膜炎。可选用第三代头孢菌素，其中以头孢他啶最优，6g/d。也可选用哌拉西林和氨基糖苷类合用或多黏菌素 B100mg/d，多黏菌素 E150mg/d。

（6）需氧革兰阴性杆菌心内膜炎。选用哌拉西林联合庆大霉素或妥布霉素，或头孢他啶联合氨基糖苷类。

（7）真菌性心内膜炎。死亡率高达 80%~100%，目前对真菌性心内膜炎的治疗尚无最佳方案，但普遍认为药物加手术治疗可改善预后，单纯抗真菌治疗的平均生存率为 25%，经过手术及药物联合治疗后，其生存率可达到 58%，心脏手术后罹患真菌性心内膜炎的生存率为 13%，经联合治疗后可达 50%。心脏起搏器或静脉插管相关性内膜炎应先取出起搏器或静脉插管。两性霉素 B 仍是目前最有效的治疗深部真菌感染的药物。该药物与真菌细胞膜上的麦角固醇相结合，在膜上形成微孔，引起细胞内容物外漏，导致真菌死亡；与此同时，两性霉素 B 能与类固醇脂（哺乳细胞膜内的固有成分）相结合，破坏其结构，干扰膜的功能，这是两性霉素 B 抗菌作用和毒副作用均较强的药理基础。目前在临床上经典的两性霉素 B 治疗方案是：0.1mg/kg/d 开始，逐步增加至 1mg/kg/d），总剂量 1.5~3g。两性霉素 B 的毒性较大，可引起发热、寒战，肾功能损害的发生率低于普通制剂。

（8）立克次体心内膜炎。可选用四环素 2g/d 静脉给药治疗 6 周。

对临床高度怀疑本病，而血培养反复阴性者，可凭经验按肠球菌及金葡菌感染，选用大剂量青霉素和氨基醣甙类药物治疗 2 周，同时做血培养和血清学检查，除外真菌、支原体、立克次体引起的感染。若无效，改用其他杀菌剂药物，如万古霉素和头孢菌素。

感染心内膜炎复发时，应再治疗，且疗程宜适当延长。

(二) 手术治疗

近年来手术治疗的开展，使感染性心内膜炎的病死率有所降低，尤其是伴有明显心衰者，死亡率降低得更为明显。

自然瓣心内膜炎的手术治疗主要是难治性心力衰竭；其他用药物不能控制的感染，尤其是真菌性和抗生素耐药的革兰阴性杆菌心内膜炎；多发性栓塞；化脓性并发症如化脓性心包炎、瓦氏窦菌性动脉瘤（或破裂）、心室间隔穿孔、心肌脓肿等。当出现完全性或高度房室传导阻滞时，可给予临时人工心脏起搏，必须时做永久性心脏起搏治疗。

人工心脏瓣膜心内膜炎（PVE）病死率较自然瓣心内膜炎为高。单用抗生素治疗的 PVE 死亡率为 60%，采用抗生素和人造瓣再手术方法可使死亡率降至 40% 左右。因此一旦怀疑 PVE 宜数小时内至少抽取 3 次血培养后即使用至少两种抗生素治疗。早期 PVE 致病菌大多侵袭力强，一般主张早期手术。后期 PVE 大多为链球菌引起，宜内科治疗为主。真菌性 PVE 内科药物治疗仅作为外科紧急再换瓣术的辅助手术，应早期作再换瓣术。耐药的革兰阴性杆菌 PVE 亦宜早期手术治疗。其他如瓣膜功能失调所致中、重度心衰，瓣膜破坏严重的瓣周漏或生物瓣膜的撕裂及瓣膜狭窄，和新的传导阻滞出现。顽固性感染，反复周围栓塞，都应考虑更换感染的人造瓣。

【预防】

有心瓣膜病或心血管畸形及人造瓣膜的患者应增强体质，注意卫生，及时清除感染病灶。在作牙科和上呼吸道手术或机械操作，低位胃肠道、胆囊、泌尿生殖道的手术或操作，以及涉及感染性的其他外科手术，都应预防性应用抗生素。

在牙科和上呼吸道手术和机械操作时，一般术前 0.5~1h 给予青霉素 G100 万~120 万 u 静脉滴注，必要时加用链霉素 1g/d，术后再给予 2~3d。做胃肠道、泌尿生殖系统手术或机械操作时，术前后可选用氨苄青霉素与庆大霉素联合应用。

附：ESC2015 指南：感染性心内膜炎的预防

（一）本指南的主要亮点

（1）指南中强调了多模态成像技术在诊断心内膜炎中的重要作用，与上版指南仅强调心脏超声不同。

（2）首次提出了用于感染性心内膜炎管理的多学科团队合作的重要性，建议包括心内科、心外科医生及传染病科医生，医院同时应设置诊断及心外科手术专用快速通道。

（3）对特定情况下 IE 管理的更新，包括 ICU 中、IE 合并癌症及消耗性（非细菌性）感染性心内膜炎患者的诊疗建议等情况的管理。

（4）强调早诊断、早期应用抗菌药物及早期手术相结合，并注意对高危人群进行抗菌药物预防用药。

（5）对葡萄球菌性心内膜炎给出新的抗菌药物治疗方案。

（二）下述感染性心内膜炎的高危患者行高危操作时需预防性应用抗菌药物

（1）植入人工瓣膜或用人工材料修补心脏瓣膜的患者。（IIa，C）

（2）有 IE 病史的患者。（IIa，C）

（3）任何类型的发绀型先天性心脏病患者。（IIa，C）

（4）外科手术或经绖介入技术行假体植入的先天性心脏病患者，术后恢复且无残余漏后，专家组推荐术后六个月给予预防性抗菌药物治疗至植入材料内皮化，如果存在残余漏或瓣膜反流则终生应用。（IIa，C）

（5）其他类型的瓣膜疾病或者先天性心脏病患者不推荐预防性应用抗菌药物。（III，C）

尽管 AHA 指南推荐对接受心脏移植后发生瓣膜病的患者预防性应用抗菌药物，但却缺乏有力证据支持，因此 ESC 专家组不推荐对这类患者预防性应用抗菌药物。同样，指南不推荐对中危患者预防性应用抗菌药物，如任何形式的天然瓣膜疾病患者（包括最常见的情况：主动脉二尖瓣、三尖瓣脱垂和钙化性主动脉瓣狭窄）。

（三）相关高危操作的抗菌药物应用原则

（1）仅应在处理牙龈、根尖周组织或穿透口腔黏膜时考虑预防性应用

抗菌药物。（IIa，C）

（2）下述口腔操作不推荐预防性应用抗菌药物：非感染区域的局部麻醉注射、浅龋治疗、拆线、X线检查、放置或调整可移动的口腔修复及正畸装置、乳牙脱落后、口腔黏膜及唇部创伤后。（III，C）

（3）下述呼吸道操作不推荐预防性应用抗菌药物：支气管镜、喉镜、经鼻插管、气管插管。（III，C）

（4）下述胃肠道及泌尿生殖道操作不推荐预防性应用抗菌药物：胃镜、肠镜、膀胱镜、经阴道分娩、剖腹产、经食管心动超声描记术。（II-I，C）

（5）皮肤及软组织操作不推荐预防性应用抗菌药物。（III，C）

（四）抗菌药物的选择

（1）口腔操作过程中预防性应用抗菌药物主要针对口腔内的链球菌属。推荐术前 30~60min 应用阿莫西林或氨苄西林，成人 2g/kg、儿童 50mg/kg，口服或静滴（亦可选用头孢唑啉或头孢曲松，成人 1g/kg、儿童 50mg/kg 静滴；或头孢氨苄，成人 2g/kg、儿童 50mg/kg，静脉注射）。过敏者选用克林霉素，成人 600mg/kg、儿童 20mg/kg，口服或静滴。不推荐应用喹诺酮类抗菌药物和氨基糖苷类抗菌药物。

（2）非口腔的侵入操作仅在感染区域进行时需应用抗菌药物治疗。选择抗菌药物时，呼吸道操作需针对葡萄球菌，胃肠道及泌尿生殖道操作需针对肠球菌（可选用氨苄西林、阿莫西林、万古霉素），皮肤及骨骼肌肉操作时需针对葡萄球菌及乙型溶血性链球菌。

（3）心脏或血管手术。早期人工瓣膜感染（术后 1 年）最常见病原微生物为凝固酶阴性葡萄球菌和金黄色葡萄球菌。预防性治疗应该在术前立即开始，如果术程延长，应重复应用至术后 48h 停止。除非急诊手术，否则应在人工瓣膜或其他外源性材料植入术前至少 2 周将潜在的口腔感染灶清除。

（4）不建议高危患者及天然瓣膜疾病患者进行文身或穿刺。即使进行这些操作，也应在严格无菌条件下实施，但不建议预防性应用抗菌药物。

（5）医源性感染性心内膜炎约占所有 IE 病例的 30%。尽管不推荐在侵入操作前常规应用抗菌药物，但操作过程中的无菌原则还是有助于降低医源性感染性心内膜炎。

（五）心血管手术前应用抗菌药物预防局部及全身感染的推荐意见

（1）推荐心脏手术前筛查鼻部金黄色葡萄球菌携带者并加以治疗。（I，A）

（2）推荐在起搏器及可植入除颤仪置入术的围手术期内预防性应用抗菌药物。（I，B）

（3）除非急诊手术，否则应在人工瓣膜或其他心脏血管内外源性材料植入术前至少 2 周将潜在的感染灶清除。（IIa，C）

（4）对于拟行外科手术或经导管置入人工瓣膜、血管内移植物及其他外源性材料的患者，应在其围手术期预防性应用抗菌药物。（IIa，C）

（5）不推荐对未筛查金黄色葡萄球菌的患者进行系统性治疗或局部治疗。（III，C）

ESC 专家组强烈建议组建专业化团队（心内膜炎团队）在治疗中心对 IE 患者进行治疗。

1. 需要心内膜炎团队处理的患者类型

（1）复杂性 IE 患者，如心内膜炎伴有心力衰竭、脓肿、栓塞、神经系统并发症或先天性心脏病。（IIa，B）

（2）非复杂性 IE 患者虽未在治疗中心进行初始治疗，但其与治疗中心有定期沟通并经心内膜炎团队会诊，如有需要可转入治疗中心。（IIa，B）

2. 治疗中心的要求

（1）可为患者随时进行检查，包括经胸壁或经食管心动超声描记术、CT、MRI、核素显像等。

（2）可在患者的疾病早期随时进行心脏外科手术，尤其是复杂性 IE 患者。（IIa，B）

（3）治疗中心拥有多学科的专家，至少包括心内科、心外科、麻醉科、感染科及微生物领域专家，如有可能，还应包括瓣膜疾病、先天性心脏病、起搏器、超声心动图、神经科专家以及神经外科手术及介入设备。（IIa，B）

3. 心内膜炎团队的任务

（1）应定期进行病例讨论、术前讨论，并制订相应随访计划。

（2）根据当前指南和标准的治疗流程，选择抗菌药物治疗的类型、疗程及随访方式。

（3）参加国际国内学术交流，公布中心的发病情况及死亡情况，并参与医疗质量改进及患者教育。

（4）定期进行门诊随访。

（六）感染性心内膜炎的诊断

1. 临床特点

患者出现各种不同的临床症状时均应怀疑 IE 的可能。它可以表现为急性或急进性感染，也可表现为亚急性或以低烧为表现的慢性病程，也可能由于无特异性症状而在初步评估中误诊。强烈推荐心脏病专家和 ID 专家早期介入指导治疗决策。

90% 的发热病人，往往伴有寒战、食欲不振和体重减轻的全身性症状。高达 85% 的患者存在心脏杂音。25% 的患者诊断时合并有栓塞。因此，存在发热和栓塞的任何患者均应考虑 IE 的可能。在发展中国家亚急性 IE 患者仍可出现典型的临床表现，虽然，IE 患者周围红斑越来越少见，但通常出现在疾病早期。

老年人或免疫功能低下患者其症状常不典型，发热症状较年轻人少见。这部分患者和其他高危人群，如冠心病（CHD）或人工瓣膜）应高度怀疑，以排除 IE 或避免延误诊断。

2. 实验室检查

除了专门的微生物学及影像学检查，大量的实验室检查和生物标志物可用于评估脓毒症/败血症和心内膜炎。实验室检查可反映败血症的严重程度，但并不能诊断 IE。此外，某些实验室检查用于 IE 患者手术评分系统的相关的危险分层，包括胆红素、肌酐、血小板计数［序贯器官衰竭评分（SOFA）］和肌酐清除率 ［欧洲心脏手术风险评分（EuroSCORE）II。］

3. 影像学检查

影像特别是超声心动图，无论在 IE 的诊断还是治疗中均起着关键作用。经食管心动超声（TOE）在术前和术中（术中超声心动图）均起重要作用。然而，IE 患者的评估不应局限于传统的超声心动图检查，应包括诸如多层螺旋 CT，MRI，18F-氟脱氧葡萄糖（FDG）正电子发射断层扫描（PET）/计算机断层扫描（CT）或其他成像技术。

此外，18F-FDG PET/CT 在 IE 诊断中有前景，可以用于监测抗微生物治疗的反应。然而，目前并没有足够数据做出合理的建议。

4. 微生物诊断

包括血培养阳性感染性心内膜炎及血培养阴性感染性心内膜炎。

5. 感染性心内膜炎的组织学诊断

病理检查切除的瓣膜组织或栓塞碎片仍然是 IE 诊断的金标准。手术切除的心脏瓣膜样本必须收集在无菌容器中，不添加固定剂或培养基。整个样本应在微生物学实验室进行最佳恢复并鉴定微生物种类。

6. 可疑 IE 微生物血诊断策略

当临床怀疑 IE，且 48h 血培养仍为阴性，有必要联系微生物学家。此外，外科手术获取的心脏瓣膜必须进行系统性培养，组织学检查和 PCR 用于鉴别罕见微生物。

（七）诊断标准

诊断感染性心内膜炎（IE）除了根据瓣膜手术获取的病理诊断外，临床实践中通常多依赖于患者近期心内膜受累情况与其表现出感染综合征之间的相关性进行诊断，这是诊断该病各种标准制订的基础，也正因为各种标准的不统一使得该病诊断变得更加困难。

（八）本次指南修订工作组对诊断标准提出了三点补充（见表5-1）

（1）心脏CT发现心瓣膜周围病变，应视作一个主要诊断标准。

（2）人工瓣膜疑似发生心内膜炎，经18F-FDG PET/CT（仅当假体植入超过3个月时）或放射性标记白细胞SPECT/CT发现植入部位附近存在异常活动，应视作一个主要诊断标准。

（3）仅通过成像技术发现近期发生栓塞事件或感染性动脉瘤，应视作一个次要诊断标准。

表5-1　欧洲心脏病学会2015感染性心内膜炎诊断标准修订版使用术语相关定义

主要标准

1. IE血培养阳性

　　a. 2次独立取样的血培养结果显示存在典型微生物感染复合IE诊断

　　　　草绿色链球菌、解没食子酸链球菌（牛链球菌）、HACEK细菌组（备注：HACEK是一组革兰阴性菌"嗜血杆菌属（H）、放线菌属（A）、人心杆菌属（C）、啮蚀艾肯菌属（E）、金氏杆菌属（K）的英文缩写，该组微生物都是口咽部正常菌群的一部分"）、金黄色葡萄球菌；或

　　　　社区获得性肠球菌，未发现原发感染灶；或

　　b. 连续血培养阳性发现的微生物感染符合IE诊断

　　　　相隔>12h取样的≥2次血培养结果阳性；或

　　　　所有3次血培养或≥4次独立取样血培养（首次或末次取样间隔时间≥1h）结果中多数阳性；或

　　c. 单次血培养返现伯纳特氏立克次氏体阳性或I期IgG抗体滴度>1∶800

2. 成像技术提示IE

　　a. 超声心动图提示IE

　　赘生

　　脓肿、假动脉瘤或心内篓

　　瓣膜穿孔或动脉瘤

续表

主要标准

　　人工瓣膜新发部分裂隙

　　b. 经 18F-FDG PET/CT（仅当假体植入超过 3 个月时）或放射性标记白细胞 SPECT/CT 发现植入部位附件存在异常活动

　　c. 经心脏 CT 确定发现瓣膜周围病变

次要标准

　　1. 诱发心脏病倾向或静脉注射药物诱使病发

　　2. 发热体温>38℃

　　3. 血管征象（仅包括通过成像技术发现的血管事件）：大动脉栓塞、化脓性肺梗死、真菌感染性动脉瘤、颅内出血、结膜出血及 Janewav 损害

　　4. 免疫征象：肾小球肾炎、Osler 结节、Roth 点和类风湿因子

　　5. 微生物学证据：血培养阳性但是不满足上述有关微生物证据的主要标准，或符合 IE 诊断的微生物活动性感染的血清学证据

（九）住院患者预后评估

　　IE 患者住院死亡率为 15%~30%，快速识别死亡高风险患者为扭转疾病病程（如及时急诊就诊或行急症手术）提供机会，有助于改善患者的总体预后情况。主要有 4 个因素可影响 IE 的预后，分别是：患者特征、是否存在心源性和非心源性 并发症、所感染的微生物和超声心动图检查结果。

　　（十）抗菌药物治疗原则与用药方法对于现有治疗推荐还有6点补充建议

　　（1）氨基糖苷类抗菌药物用药指征和方式有所改变：目前不推荐用于治疗葡萄球菌感染性 NVE，因为该药临床获益尚未得到试验证实，且会增加患者肾毒性；当其他疾病具备治疗指征时，应采取每天单剂量给药以减轻肾毒性。

　　（2）仅当有植入异物感染时（如 PVE）才考虑使用利福平，抗菌药物有效治疗 3~5d 后一旦菌血症消失，就可以开始用药。其用药原理是基于以下考虑：利福平联合用药对游离/复制期细菌可能产生拮抗作用，对生物膜内的休眠期细菌具有协同抗菌作用，以及预防利福平耐药变异株的产生。

（3）推荐使用达托霉素和磷霉素用于治疗葡萄球菌感染性心内膜炎，使用奈替米星治疗青霉素敏感的口腔链球菌和消化链球菌，但鉴于这些药物并非在所有欧洲国家内出售可用，故上述方案作为替代用药方案。若当具备达托霉素用药指征时，给药时必须采用高剂量方案（1 次/d，药量≥10mg/kg），同时联合第二种抗菌药物用药以增加抗菌活性、避免出现耐药性。

（4）指南中仅推荐那些具备临床试验及心内膜炎患者队列研究（或菌血症）验证、已公布有效性数据的药物，而那些来自实验性心内膜炎模型治疗数据的药物则没有纳入指南。

（5）现指南仍使用临床和实验室标准化研究所最小抑制浓度（MIC）界点，而不采用欧洲药敏试验委员会 MIC 界点，因为多数心内膜炎数据是来自前者标准的 MIC。

（6）现对于 IE 大多数抗菌药物治疗方案达成了共识，但是对于葡萄球菌感染性 IE 的最佳治疗方案以及经验性治疗方案仍存争议。

（杨丽丽　安虹瑾）

【参考文献】

［1］Habib G,Lancellotti P,Antunes M J,et al.2015 ESC Guidelines for the management of infective endocarditis［J［.European heart journal,2015,36(44)：3075~3128.

［2］陈灏珠,林果为.实用内科学.第 13 版.北京：人民卫生出版社,2009.

［3］Kang DH,Kim YJ,Kim SH,Sun BJ,Kim DH,Yun SC,Song JM,Choo SJ,Chung CH,Song JK,Lee JW,Sohn DW.Early surgery versus conventional treatment for infectiveendocarditis.N Engl J Med 2012;366:2466~2473.

［4］Bruun NE,Habib G,Thuny F,Sogaard P.Cardiac imaging in infectious endocarditis.Eur Heart J 2014;35:624~632.

［5］Nishimura RA,Otto CM,Bonow RO,Carabello BA,Erwin JP III,Guyton RA,O'Gara PT,Ruiz CE,Skubas NJ,Sorajja P,Sundt TM III,Thomas JD.2014 AHA/ACC guideline for the management of patients with valvular heart disease：executive summary：a report of the American College of Cardiology/American Heart Association Task Force on Practice Guidelines.J Am Coll Cardiol 2014;63:2438~2488.

［6］Dayer MJ,Jones S,Prendergast B,Baddour LM,Lockhart PB,Thornhill MH.Incidence of infective endocarditis in England,2000-13:a secular trend,interrupted time-series analysis.Lancet 2015;385:1219~1228.

第六章　慢性心力衰竭合并心律失常

心脏传导系统是指心肌内有特殊心肌纤维组成的传导系统，包括窦房结、结间束、房室结、希氏束、左右束支、分布到心室乳头肌和心室壁的许多细支（普肯野纤维网）。组成心脏传导系统的特殊心肌纤维有以下三种类型：起搏细胞（参与组成窦房结和房室结）、移行细胞（起传导冲动的作用）和浦肯野纤维（能快速传递冲动），心脏传导系统功能是发生冲动并传导到心脏各部，心房肌和心室肌按一定节律性收缩。心脏传导系统如图6-1。

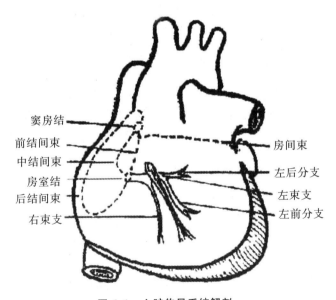

图 6-1　心脏传导系统解剖

（一）窦房结

窦房结位于上腔静脉与右心耳之间的心外膜深面，呈椭圆形，是心正常自动节律性兴奋的起搏点，窦房结是个卵圆形的柱体（成人的窦房结体积约为 15mm×5mm×1.5mm），位于右心房外膜上，上腔静脉进入右心房后。

它是由一组染色浅淡、纹路很稀疏，并含有染色较深胞核的 "P"（起搏）细胞及 T（移行）细胞组成，这一组 P 细胞由胶原性、弹性及网织纤维包裹而形成窦房结。这些 P 细胞就是窦房结自搏细胞，它们是心脏中最高级的起搏组织，由这里发出协调的 "窦性组织激动"。这些 P 细胞群与心房之间存在着一些移形细胞，可以直接将激动传入心房。窦房结内含有丰富的神经纤维。从组织生化分析中也可以发现窦房结内的儿茶酚胺含量很高，同时存在着高度的抗乙酰胆碱活性。这些都说明窦房结自发的除极发生的激动外，其功能必然接受交感及副交感神经的控制。窦房结的血液供应由横贯该结中心的一条窦房结动脉供应，这条动脉多数人（60%）来自右冠状动脉，而另一部分人（40%）此动脉却来自左冠状动脉的回旋支。此外，窦房结的周围还有很多来自左右冠状动脉的细小动脉的形成左右冠状动脉间吻合，也供给窦房结以及其边缘组织的血液。

（二）结间束

连接窦房结和房室结，分成前、中与后三束，房室结位于房间隔的右后下部、冠状窦开口前、三尖瓣附着部的上方，长 7mm，宽 4mm，其上部为移行细胞区，与心房肌接续；中部为致密部，肌纤维交织排列；下部纤维呈纵向行走，延续至希氏束。房室结的血供通常来自右冠状动脉。房室结在正常情况下接受窦房结传来的冲动，再往下传给房室束，当窦房结冲动的产生或传导异常时，房室结可产生冲动，但节律较慢为潜在起搏点。其最早是田原淳（1905）最早报道，因此亦称田原结。是哺乳类动物心脏的一种特殊心肌，是构成房室传导系统的开始部分。位于右心房背壁冠状静脉窦开口附近，连接着房室束。肌纤维的形态不如固有心肌纤维规则而且较细。其周围有很多血管和神经纤维。心房的兴奋传到这里，然后再进一步通过房室束传到普肯野氏纤维。在正常情况下，由于心房的兴奋而引起该部的活动，但是在心房不引起兴奋时，该部分也能够周期地发现自发兴奋。这是第二次冲动，但其兴奋的传导速度是相当慢的。

（三）房室束

又称希氏束或 His 束。最初由希氏（W.J.His）报道，所以亦称希氏束。是哺乳动物心脏的一种特殊心肌，是连接房室结和普肯野纤维的肌束。该肌束从房室结前端向前行，穿过右纤维三角，沿室间隔膜部后下缘前行，在心室中隔分支，分为前、后两支或前、中、后三支。伸延到左右心室，和普肯野纤维连接。是刺激传导系统的一部分，可将房室结的兴奋传递给普肯野纤维，这些组织血液供应来自冠状动脉前降支与后降支。

冲动在窦房结形成后，随即由结间通道和普通心房肌传递，抵达房室结及左心房，冲动在房室结内传导速度极为缓慢，抵达希氏束后传导再度加速，束支与普肯野纤维的传导速度均极为快捷，使全部心室肌几乎同时被激动，最后，冲动抵达心外膜，完成一次心动周期。

第一节　慢性心力衰竭合并缓慢心律失常

慢性心力衰竭可合并缓慢性心律失常，包括病态窦房结综合征、房室传导阻滞、持续性房颤伴慢心室率、室内传导阻滞等，加重心衰进程。

【定义与分类】

缓慢心律失常包括以下列几种情况：

（一）病态窦房结综合征

窦房结病变导致窦房结功能减退，心电图包括：持续而显著的窦性心动过缓（50 次/min 以下），且非药物引起；窦性停搏，窦房阻滞，窦房传导阻滞与房室阻滞并存，并可伴发阵发性房性快速性心律失常（房性心动过速，心房颤动），如图6-2。

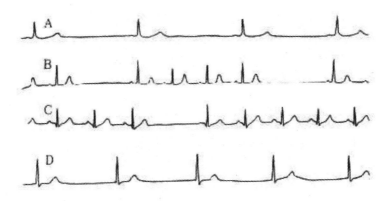

图 6-2　病态窦房结综合征

A：窦性心动过缓　B：窦性停搏　C：窦房阻滞　D：交界区性逸搏

病态窦房结综合征是窦房结病变导致功能减退，产生多种心律失常的综合表现。起搏系统退行性病变及冠心病、心肌炎（尤其是病毒性心肌炎）、心肌病等疾患可累及窦房结及周围组织，产生一系列缓慢心律失常，并可引起头晕、黑矇、晕厥等症状。

（二）房室传导阻滞

根据阻滞程度，分为一度、二度和三度房室阻滞，（如图6-3，6-4，6-5，6-6）严重或完全性房室传导阻滞可明显降低心输出量，导致头晕、黑矇甚至晕厥；严重心动过缓或心室停搏也极易诱发室性心动过速、心室颤动，或直接发生心室停跳致死。

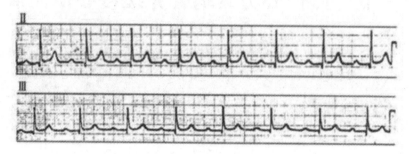

图6-3　一度房室传导阻滞

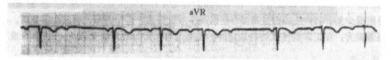

图6-4　二度Ⅰ型房室传导阻滞

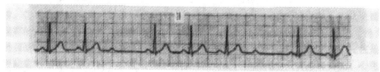

图6-5　二度Ⅱ型房室传导阻滞

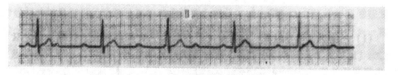

图6-6　三度房室传导阻滞

（三）房颤伴慢心室率

持续性房颤中超过5s的长间歇提示存在高二度房室阻滞（如图6-7）。

（四）室内传导阻滞

包括左束支阻滞（LBBB）、左前分支阻滞和/或左后分支阻滞、右束支阻滞、双分支阻滞、三支阻滞，以左束支阻滞较常见，可见于缺血性心肌病、高血压性心脏病、心肌病等（如图6-8，6-9，6-10）。

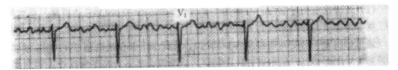

图 6-7　心房颤动合并三度房室传导阻滞

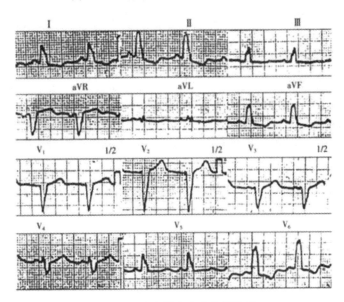

图 6-8　完全性左束支传导阻滞

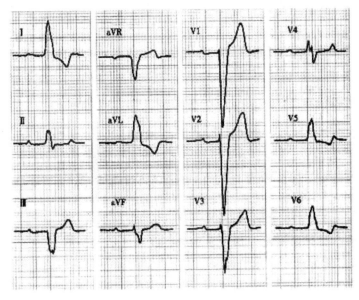

图 6-9　不完全性左束支传导阻滞

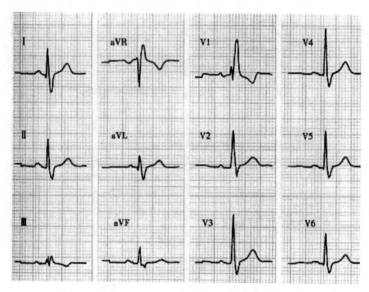

图 6-10　完全性右束支传导阻滞

【流行病学】

由于慢性心衰引起的心肌受累及药物治疗的影响，发生缓慢心律失常的机会增加。根据美国密西根大学心衰数据库统计，10%慢性心衰合并缓慢性心律失常。目前国内尚无心衰伴缓慢性心律失常患者的流行病学资料。

慢性稳定性心衰左束支阻滞发生率约25%，是心衰预后不良和猝死的独立预测因子。

【发病机制】

心衰患者常存在一种或多种基础性心脏病，如高血压病和冠心病。心肌缺血常引起持久的房室阻滞。冠心病中急性心肌梗死导致窦房结功能障碍和房室阻滞发生率较高，也是导致心源性死亡的重要原因之一。心肌病、心肌炎、风湿热、感染和原因不明的房室束支非特异性纤维化等均可导致结性病变，引起窦房结或房室结功能障碍。

由于β受体阻滞剂、洋地黄药物广泛用于心衰治疗，对于冠心病患者，β受体阻滞剂是二级预防基本用药，如果原先合并轻度或无症状缓慢性心律失常（轻度窦房结功能障碍、一度房室阻滞或二度Ⅰ型房室阻滞等），可能由于药物作用进一步降低窦房结自律性或/和加重房室传导障碍，引起心衰加重。

慢性心衰可促进和加重缓慢心律失常。在人类、犬和兔子中，心衰可引起 If 电流下降，自主节律下降。Sander 等证实，在充血性心力衰竭和自主心率下降的患者中，校正窦房结恢复时间和窦房结的动作电位异常延长。在兔子和犬的心衰模型中，窦房结对乙酰胆碱和迷走神经刺激的敏感性发生异常改变。相关研究提示心衰可加重窦房结和房室结的病变，对自主神经反应也出现异常。因此心衰能引发和促进窦房结和房室结重构，导致缓慢性心律失常发生或加重。心输出量下降又进一步引起和加重心脏传导系统缺血，形成恶性循环。

【临床表现和危害】

缓慢心律失常可导致慢性心衰患者心输出量进一步降低，心衰症状加重，乏力、呼吸困难、浮肿等。心动过缓还可导致头晕、黑矇、晕厥、抽搐，冠心病患者可出现心绞痛反复发作或加重等血流动力学下降所致的相关症状，或心衰症状明显和心功能恶化，严重影响生活和工作质量，甚至心脏性猝死。

LBBB 导致左室侧壁在间隔收缩后才激动，此时间隔处于舒张状态，导致左室容量下降，心室收缩不协调，左室机械收缩功能受损，二尖瓣反流加重，加重心衰。

【诊断和评估】

缓慢心律失常的诊断依赖于静息心电图、症状心电图、动态心电图等，动态观察心电图变化，对于慢性心律失常进展判断有重要意义。电生理检查有助于判断阻滞部位。

对合并缓慢心律失常的慢性心衰患者的评估包括基础心脏病、临床表现、心律失常类型、心率及对血流动力学影响、应用药物情况等综合评价。缓慢心律失常病因及是否可逆对治疗决策有意义。

【治疗】

(一) 药物

目前尚无有效的药物治疗方案。多数提高心率的药物不同程度兴奋交感神经，仅限于抢救和临时应用。如急性可逆性缓慢心律失常，应针对病因积极治疗。如必须使用 β 受体阻滞剂或洋地黄药物，需要在起搏器保护下使用。针对慢性心衰，在应用利尿剂、血管活性药物、ACEI/ARB/醛固酮受体拮抗剂纠正心衰治疗的同时，植入起搏器前应谨慎或避免使用 β 受体阻滞剂等负性变时药物。

（二）器械治疗

目前由于针对慢性心衰合并缓慢心律失常缺乏有效的药物治疗方案，最合适的治疗是植入起搏器。慢性心衰合并缓慢心律失常治疗决策时，不仅要针对缓慢心律失常治疗，同时应考虑药物或起搏器对心动能的影响。因此应综合考虑患者基础疾病、心功能、临床用药、患者自身情况、伴随疾病等，进行个体化治疗。

慢性心衰患者合并严重缓慢心律失常需要植入永久起搏器。如果心动过缓不具有起搏器植入适应证，但由于自身疾病需要长期应用减慢心率药物（如 β 受体阻滞剂等），后者可进一步减慢心率，降低心输出量，恶化心功能，也需要植入起搏器治疗。

合并缓慢心律失常的慢性心衰患者双腔起搏并不能实现完全性生理起搏，且长期右室起搏可引起心室的不同步运动，造成心衰进一步恶化，特别是心功能明显减弱的患者。因此，慢性心衰合并缓慢心律失常，LVEF≤35%，长期依赖心室起搏，推荐 CRTD/CRT 治疗。

对于 LVEF≥35% 或 LVEF 正常的慢性心衰患者，如有因缓慢心律失常植入起搏器的适应证，但缺乏 CRT 常规适应证时，为避免右室起搏对心功能的不利影响，是否应该选择 CRT 取代常规起搏器治疗，目前还不清楚，有待于进一步临床大规模试验研究。

LBBB 是心衰猝死的独立预测因子。CRT 可通过改善左右心室同步收缩，提高左室射血分数；左室电极使二尖瓣乳头肌能较早除极，减轻二尖瓣反流，进一步改善心衰。对于 NYHA III–IV 级，LVEF≤35% 伴 QRS 波≥120ms 的患者，CRT 能够明显改善临床症状和生存质量，降低死亡率，且房颤患者也可受益。CRTD 较 ICD 能明显改善心功能和生活质量。

由于 LVEF≤35% 的心衰患者，常可合并恶性室性心律失常或是猝死高危患者，是应用 ICD 进行猝死一级预防或二级预防的 I 类适应证。因此，适合 CRT 治疗的患者也具有 ICD 治疗 I 类适应证。CRTD 较 CRT 进一步降低心衰患者死亡率。

因此，慢性心衰患者，无论是窦性心律还是房颤心律，接受优化药物治疗，NYHA 分级 III 级或不需卧床的 IV 级，LVEF≤35%，QRS≥120ms，建议 CRT/CRTD 治疗，首选 CRTD。

第二节　慢性心力衰竭伴室上性心动过速

【定义和分类】

慢性心衰也可合并室上性心动过速，常见的包括心房扑动（房扑）、阵发性室上性心动过速、房性心动过速（房速）。

心房扑动（atrial flutter）是心房快速而规律的电活动，介于房性心动过速与心房颤动之间的快速性心律失常。频率一般为 250~350 次/min，至少在一个体表心电图导联上心房波间无明确的等电位线。常呈 2∶1 和 4∶1 下传心室。如图 6-11 如果房室以不同比例传导则表现为心室率不等。根

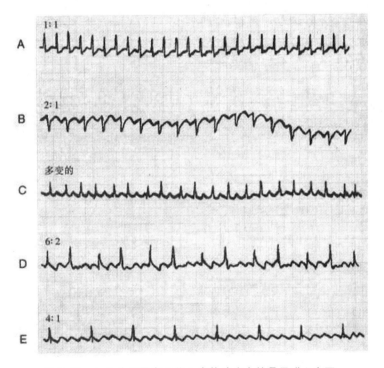

图 6-11　A-E 为记录自 5 位心房扑动病人的 Ⅱ 导联心电图

扑动时各种典型的传导形式如下：A为每分钟200次的1∶1传导；B为心房率250次/min，扑动波和QRS波群之间连续相关；C为房率300次/min；D房率270次/min，存在有规律的不规则的心室反应，模式为6个扑动波出现2个QRS波群；E为房率240次/min，4∶1模式的心室反应，心房电活动和每个心室电活动之间依然持续相关

据折返环路的解剖位置，可分为峡部依赖性房扑和非峡部依赖性房扑两类。右房依赖性房扑又称典型房扑，是右心房内大折返性心动过速，左心房被动激动，折返依赖于下腔静脉和三尖瓣环之间峡部的缓慢传导。非峡部依赖性房扑通常无固定折返环路，与房颤关系较密切，有时非典型房扑可能是一种不稳定的心律失常，很容易转化为房颤。非典型房扑还可以表现为不纯房扑（fibril-flutter），即心房的一部分为房扑，另一部分为房颤，或者其体表心电图特点符合房扑，但心房内标测表现为紊乱心房律或房颤；或体表心电图特点符合房颤，在心内电生理检查时可能发现为房内大折返引起的非典型房扑。房扑往往有不稳定的倾向，可恢复窦性心律或进展为心房颤动，但亦可持续数月或数年。

房速常分为局灶性房速和多源性房速。局灶性房速指起源于心房某一局灶部位的规律性心动过速，心房率常为100~250次/min。多源性房速是一种不规则房速，特点是P波形态多变、频率不一、节律不整，如图6-12。

阵发性室上性心动过速包括房室结折返性心动过速和房室折返性心动过速，如图6-13。诊治与无心衰患者相似。症状明显，反复发作，可在心功能稳定状况下进行射频消融治疗。

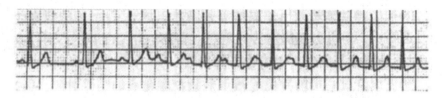

图 6-12　躲远性房速

第一个 P 波为窦性，第二个 P′波为舒张晚期房性早搏开始形成期外收缩性自律性房性心动过速，可见速率逐渐加快，此即"温醒"现象，后面的 P′波与 T波相重叠

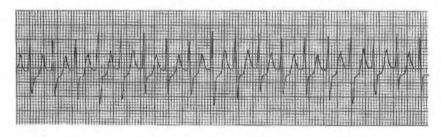

图 6-13　室上性心动过速

【流行病学】

目前尚无慢性心力衰竭与室上性心动过速的流行病学资料。慢性心衰

患者心房压力升高、心房增大、心肌重构、纤维化，心房内传导时间延长、心脏植物神经功能不平衡和房性早搏增多，易发生房速和房扑的重要原因或诱因。外科术后及导管消融术后也可并发各种室上性心动过速，国内资料统计显示消融术后房速和房扑发生率分别为3.9%、1.6%。

慢性心衰患者房速也可见于洋地黄过量、低血钾，此时常伴房室阻滞。

【发病机制】

房速发生机制常为触发、自律性异常或微折返。绝大多数为房内折返机制。慢性心衰患者常存在器质性心脏病，心肌重塑，心肌纤维化，导致局部慢传导或单向阻滞，形成折返。

慢性心衰患者如果过量使用洋地黄，可产生触发活动，产生房速。

自律性房速常表现为短暂发作，一般100~175次/min，受儿茶酚胺影响显著。

房扑发生机制为大折返激动，慢性心衰可发生典型房扑，也可发生非典型房扑。在心房肌受累明显或外科/导管消融术后，与心肌纤维化或疤痕相关的非典型房扑发生率增高。

【临床表现和危害】

慢性心衰合并室上性心动过速临床表现与基础心脏病、室上性心动过速类型、心率、个体情况、伴随疾病等有关，可无症状或症状轻微，但多数由于快心室率出现反复心悸和心衰加重表现，如呼吸困难、头晕乏力、浮肿、头晕，过快心室率可出现黑矇甚至晕厥等。

【诊断和评估】

诊断确立需充分了解基础心脏病、有无伴随疾病（包括肺部疾病）、有无接受手术治疗，既往用药情况（特别是洋地黄类药物）等。心律失常诊断需要心电记录，心电图、特别是动态心电图对判断心律失常类型及发现无症状心律失常尤为重要。典型房扑的折返环位于右心房，依照激动的传导方向又分为Ⅰ型房扑（激动的传导方向为逆钟向）和Ⅱ型房扑（激动的传导方向为顺钟向）。前者的心电图表现为Ⅱ、Ⅲ、AVF导联心房扑动波向下，V₁导联心房扑动波向上；后者恰恰与之相反，Ⅱ、Ⅲ、AVF导联心房扑动波向上，V₁导联心房扑动波向下。非典型房扑的折返环位于右心房峡部外的解剖或功能障碍区，心电图表现为扑动波非锯齿样，可见等电位线，明确诊断需要心内电生理检查。

对慢性心衰合并室上速患者评估包括基础心脏病、临床表现、心律失常类型、心率及对血流动力学影响综合评价。基础心脏疾病、心功能状况和心室率决定临床决策。

【治疗】

(一) 房扑治疗

1. 转律

房扑常呈 2∶1 下传，心室率较快，可引起血流动力学不稳定，应迅速转律，首选电复律。胸外直流电复律用于终止房扑安全、有效，成功率达90%以上。起始能量通常为 50J。血流动力学较稳定的持续性房扑可选择电复律或食道调博。

伊布利特、多非利特、地尔硫卓和索他洛尔等Ⅲ类抗心律失常药物由于潜在的致心律失常或负性肌力作用，不推荐应用于慢性心衰合并房扑患者。

慢性心衰合并典型房扑或阵发性室上性心动过速，可在改善心衰基础上，进行心内电生理检查，射频消融治疗。

合并不典型房扑的症状型慢性心衰患者，如药物治疗不能控制心室率，或电复律不成功，可在改善心衰基础上，进行心内电生理检查，射频消融治疗。可借助三维标测系统激动标测，结合传统拖带标测，确定折返径路和折返环内缓慢传导区的部位，进一步有利于确定线性消融的部位、完成连续线性消融。同慢性心衰合并房颤治疗。

2. 控制心室率

慢性心衰合并房扑控制心室率同慢性心衰合并房颤治疗。

3. 抗凝治疗

目前还没有阵发性或持续性房扑栓塞并发症的流行病学资料，亦无此类病人接受抗凝治疗获益的前瞻性随机研究的循证依据。慢性心衰仍可能增加房扑卒中风险。房扑复律后心房功能的延迟恢复更为抗凝有益提供了佐证。因此对于房扑病人，推荐抗凝治疗。若房扑持续时间<48h 或左室功能正常的孤立性房扑，可仅给予阿司匹林。射频消融成功后的房扑，抗凝治疗 4~6 周即可。详见慢性心衰合并房颤治疗。

(二) 房速治疗

对于局灶性房速无论是阵发性房速还是无休止房速，药物疗效均不理想。控制慢性心衰患者房速心室率治疗可选择 β 受体阻滞剂。对于药物无效或无休止房速，可进行导管消融。三维标测系统有助于明确机制和指导消融。

对于多源性房速，电复律、抗心律失常药物或导管消融疗效均欠佳。存在慢性肺部疾病时，慎用 β 受体阻滞剂，强调基础心脏病和肺部疾病治疗，纠正可能的诱因，如电解质紊乱等。

第三节　慢性心力衰竭合并心房颤动

【定义和分类】

心房颤动（房颤）是慢性心衰患者最常见的房性心律失常，以心房活动不协调，继而心房功能恶化、丧失为特点。心电图表现为正常 P 波消失，代之以大小、形态及时限不等的快速震荡波或颤动波。如果房室传导正常，常出现不规则的快速心室反应，加重心衰。房颤可以单独出现或与其他心律失常合并出现，如心房扑动（如图 6-14）。

房颤分为以下 5 类：

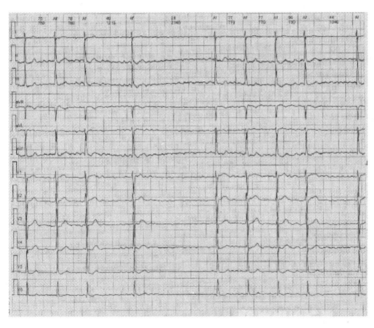

图 6-14　心房颤动

各导联未见P波，代之以大小不等，间距不一的f波，心室率完全不规则，频率为平均61次/min

（1）首诊房颤。首次确诊首次发作或首次发现。

（2）阵发性房颤。房颤发作 2 次以上，持续时间≤7d，一般≤48h，多为自限性，可自行终止。

（3）持续性房颤。持续时间>7d 的房颤，一般不能自行转律。可以是房颤的首发的表现，也可以是阵发性房颤反复发作的结果。药物或/和电转复能终止房颤。

（4）长期持续性房颤。持续时间≥1 年，患者有转复愿望。

（5）永久性房颤。即使复律治疗也不能终止房颤的发作或复律后 24h 内复发，或未曾复律，持续时间>1 年，不能终止或终止后又复发，无转复愿望。

慢性心衰常合并持续性房颤或永久性房颤。

【流行病学】

临床上 10%~35%慢性心衰患者伴有房颤，是充血性心力衰竭最常见的心律失常之一，随着心脏疾病严重程度和心功能恶化，房颤发病率也不断增加。国外研究显示，心功能 I 级房颤发病率约为 4%，心功能 II–III 级房颤发病率为 10%~26%，III–IV 级为 20%~29%，而心功能 IV 级患者房颤发病率增加到 50%。

我国流行病学研究显示，房颤患病率约为 0.77%，标准化率为 0.61%。按此计算，我国目前房颤患者超过 800 万。其中 1/3 为阵发性房颤，2/3 为持续或永久性房颤。部分地区房颤住院病例调查发现，在房颤相关因素中，老年为 58.1%，高血压病 40.3%、冠心病 34.8%、心力衰竭 33.1%、风湿性瓣膜病 23.9%。心衰合并房颤占有相当大比例，按此比例，我国目前心衰合并房颤患者超过 264 万。

国内外流行病学调查均显示，房颤患病率有随年龄增长而增加的趋势，随着人口老龄化，房颤、冠心病等心血管疾病发病逐年增加，而各种心血管疾病最终进展为心力衰竭，心衰合并房颤患者将进一步增加。

【发生机制】

临床观察发现心肌肥厚、心脏扩大的患者容易发生心律失常，而且心脏射血分数的高低影响着抗心律失常药物的疗效，表明心脏存在机械—电反馈作用。慢性心衰时心脏泵血功能下降，左室舒张末期容积增加，心房内血流瘀积，压力升高，心房逐渐扩大，心房不应期缩短，传导减慢，增加触发活动。心房纤维化，心房传导性和兴奋性不均一，增大除极和复极离散，容易产生折返。促使房颤发生和维持。

心衰过程中过度激活的神经内分泌变化也在房颤发生中起重要作用，如肾素—血管紧张素—醛固酮系统激活，增加血管紧张素 II，促进细胞外基质纤维化，导致缓慢传导，心房复极不均一；动物实验显示心衰还可导致离子通道重构，其中最有意义的是 Na^+-Ca^{2+} 交换增加，导致延迟后除极和触发活动。此外，$L-Ca^{2+}$ 电流、瞬时外向钾电流 Ito、延迟整流钾通道电流 Iks 减少，都可引起心房传导速度和不应期改变，从而诱发房颤发生。

房颤第一天就存在电重构情况，电重构使得房颤易于持续存在，并使房颤转复后窦性心律较难维持，即房颤致房颤作用，这种加重的过程与心房结构和功能的改变有关。

合并房颤的慢性心衰患者每搏量、心输出量、峰值耗氧量均较窦律时进一步下降。房颤导致的快速、不规则心室率使心肌缺血，心肌顿抑、基质重构、心肌溶解进一步降低心肌功能，可引起心动过速性心肌病。因此，慢性心衰和房颤之间互为促进，形成恶性循环。

【临床症状和危害】

（一）临床症状

房颤的临床表现多样。多数患者出现心悸、气短，出现和加重呼吸困难、不能平卧、端坐呼吸、乏力、头晕和黑矇、浮肿、咳嗽、咳痰、咯血、少尿等症状。冠心病患者还可能出现胸痛。部分房颤患者也可无任何症状，仅在发生房颤严重并发症如卒中、栓塞或严重心力衰竭时才被发现。房颤患者的症状与发作时心室率、心功能、基础心脏病、房颤持续时间以及患者感知症状的敏感性等多种因素有关。

（二）危害

慢性心衰合并房颤，特别是快速性房颤，使得心房丧失有效收缩功能，可使心排血量减少 25% 左右，使得原已存在的心房血流淤滞更加明显，心房内压力进一步升高，心房逐渐扩大，心肌收缩力减弱。心房辅助泵功能丧失使心室充盈减少，使心室排血量进一步减少，心功能进一步恶化，影响工作和生活质量。房颤也是因心衰再次住院和死亡的重要独立危险因素，发生房颤的心衰患者死亡率明显高于窦性心律患者。

房颤如果伴快速心室率时可引起心腔扩大、心功能恶化等，引发心动过速性心肌病，这种心动过速诱导的结构重塑可在数周至数月内发生。在心动过速得以控制后，原来扩大的心脏和心功能可部分或完全恢复正常。

房颤更为严重的危害是栓塞。慢性或持续性房颤患者每年脑卒中的发生率为 3.3%。我国的两项大规模回顾性研究中，住院房颤患者的脑卒中患病率分别高达 24.81% 和 17.5%，80 岁以上人群的患病率高达 32.86%，与 Framingham 研究的结果相似。慢性心衰合并房颤，进一步促进左心房血栓形成和脑栓塞的发生；同时房颤使左心室收缩功能进一步减退，脑血流量减低，也会促进非栓塞性卒中的发生。在房颤中风预防研究中，房颤病人发生中风的危险在明确心衰病人中为 10.3%，在近期发生心衰病人中为 17.7%，明显高于无房颤心衰患者。

【诊断与评估】

（一）诊断

充分了解包括基础心脏病、心衰和房颤病史，详细进行体格检查。需要至少一张单导心电图或 Holter 记录证实房颤。特别是对于无症状或阵发性房颤，心电图和动态心电图检查更为重要。一旦明确房颤诊断，应寻找与房颤有关的心脏和心脏以外因素，是否存在高血压、冠心病、瓣膜病等心脏病和甲状腺疾病。进行 X 线胸片、心脏彩超检查，明确心脏大小、结构和功能。

（二）评估

对慢性心衰合并房颤的评估包括房颤类型、持续时间、心室率、有无长间歇、对血流动力学影响，是否有明确原因，既往诊治情况，基础心脏病和心衰的分期分级。所有患者需要接受心脏超声检查，评价左房和左室内径以及室壁厚度，评估左室收缩和舒张功能，明确有无心腔内血栓，指导抗心律失常和抗凝治疗方案。

【治疗】

一般原则：寻找和祛除各种引起心律失常的原因，重视病因治疗，如治疗基本疾病、控制心衰、改善心功能。如无禁忌证，应用 β 受体阻滞剂和 ACEI/ARB、醛固酮受体拮抗剂纠正神经—内分泌过度激活。注意寻求和纠正心衰的可能诱发因素，如感染、电解质紊乱（低血钾、低血镁、高血钾）、心肌缺血、高血压、甲状腺功能亢进症、药物的致心律失常作用等。合理应用利尿剂、血管活性药物改善心衰症状。

（一）控制节律

节律控制也一直是人类追求的目标。理论上讲，节律控制优于室率控制。

虽然大多数研究显示节律控制在改善生存率方面并不优于室率控制，但节律控制可恢复房室同步，提高心衰患者射血分数、运动耐量、生活质量，并可能逆转房颤所致的心动过速性心肌病和改善心功能。小样本研究显示节律控制可改善左室功能，并可降低住院率和死亡率，提示节律控制潜在的可能获益。

如果患者症状明显，基础心脏病较轻，左房扩大不显著，房颤持续时间相对较短，预计转律和窦律维持成功率较高，应至少给予一次转律机会。

目前转律方法有以下三种：药物转律、电复律、导管消融。慢性心衰多合并持续性房颤，转律后在一定时间口服药物可提高窦律维持成功率。

1. 药物转律和维持窦律

对于持续时间短于 7d 房颤患者，应用药物转律效果最佳。对心功能相对稳定的房颤患者，可首先选择药物复律。

I 类抗心律失常药物虽对房颤转律有效，但 CAST 研究显示可增加死亡率，故已不用于转律治疗。钙离子拮抗剂因其负性肌力作用也不适用于慢性心衰合并房颤的转律治疗。

多个临床研究（RACE，CHF-STAT 研究）显示慢性心衰合并房颤患者，应用胺碘酮转律和维持窦律安全有效。新一代 III 类抗心律失常药物决奈达隆转复房颤成功率较高，但 ANDROMEDA 研究显示 NYHA II-IV 级的慢性心衰患者应用决奈达隆会增加因心衰恶化住院率和死亡率。因此不推荐用于慢性心衰合并房颤患者的治疗。索他洛尔可增加心衰患者死亡率，不宜用于心衰患者治疗。多菲利特虽可有效转复心衰患者房颤，但可增加发生尖端扭转性室性心动过速（TdP）风险。故不再推荐多菲利特转律和维持窦律治疗。

因此，对于慢性心衰合并房颤患者转律和维持窦律的药物治疗，目前仅推荐胺碘酮；对于合并反复发作、症状明显的阵发性房颤的慢性心衰患者，可应用胺碘酮维持窦律。但需注意监测胺碘酮对器官的毒性作用。

一些非传统抗心律失常药物可通过抗炎、改善心房电重构和机械重构，提高心衰患者房颤转律和窦律维持成功率。荟萃分析显示依那普利、群多普利、厄贝沙坦、洛沙坦可明显提高合并慢性心衰的房颤患者药物和电复律成功率，这可能与 ACEI/ARB 降低心脏后负荷，降低左房压力，室壁压力，改善心肌重塑和电重构有关。

（二）抗凝治疗

房颤抗栓治疗不足是国内外均存在的问题。抗凝是预防房颤病人血栓形成和栓塞的必要手段，使用华法林抗凝治疗可以使脑卒中发生的危险性降低 68%；但是抗凝治疗并不能消除房颤，不能改善病人的临床症状如心悸、乏力、心衰等。房颤病人应根据 CHA_2DS_2VASc 评分系统及 HAS-

BLED 评分系统，通过向患者充分告知使用华法林不良反应及定期复查INR 值（控制在 2~3）酌情使用华法林（如表 6-1 和表 6-2）

1. 心房颤动危险因素评估

该评分系统将危险因素分为：主要危险因素和非主要危险因素两类。

年龄>75 岁及卒中史作为房颤的主要危险因素，只要患者存在一个主要危险因素即作为卒中的高危患者。

CHA_2DS_2VASc 评分与 $CHADS_2$ 评分相比主要有以下几个特点：

表 6-1　2010ESC 房颤血栓危险度评分——CHA_2DS_2VASc 评分

危险因素	评分
心力衰竭/LVEF<40%（C）	1
高血压（H）	1
年龄>75 岁（A）	2
糖尿病（D）	1
卒中/血栓形成（S）	2
血管性疾病（V）	1
年龄 65~74 岁（A）	1
女性（Sc）	1
总分	9

表 6-2　HAS-BLED 评分表

字母代号	临床疾病	评分
H（Hypertension）	高血压	1
A（Abnormal renal and liver Function）	肝肾功能不全	各1分
S（Stroke）	卒中	1
B（Bleeding）	出血	1
L（Labile INRs）	异常 INR 值	1
E（Elderly）	年龄>65 岁	1
D　（Drugs or alcohol）	药物或饮酒	各1分

（1）评分内容更加全面，将性别因素纳入考虑范围，年龄>75 岁、血栓病史作为主要危险因素，计为 2 分。

（2）针对年龄区别对待：年龄 65~74 岁计 1 分，75 岁以上计 2 分，评价个体化。

（3）抗凝适应证更广泛，要求更严格。虽然与 CHADS$_2$ 评分相比，评分内容增加，但是应用与 CHADS$_2$ 评分没有太大区别。

（4）2 种评分均有道理，CHADS$_2$ 评分是着重选择高危患者抗凝。欧洲评分强调 90% 的患者需要接受抗凝治疗，可理解为是使医生树立这一意识。

（5）对于一般医生而言，还应该推荐 CHADS$_2$ 评分，而一些专科医生可以进一步了解 CHA$_2$DS$_2$VAS$_c$ 评分。

评分>=2 分，推荐口服抗凝药治疗（如华法林）（Ⅰ类适应证，证据水平 A）；

评分 1 分，可选择华法林或阿司匹林抗凝，但是推荐口服抗凝药治疗（Ⅰ，A）；

评分 0 分，可选择阿司匹林或不用抗栓治疗，推荐不抗栓治疗（Ⅰ，A）。

2. HAS–BLED 评分—出血风险评估新标准：

在对房颤患者进行抗凝的同时应当评估其出血的风险，以前的指南中仅仅对出血风险做了定性分析，如低危、中危、高危等。2010ESC 版指南中做了定量分析，以便临床医生更好地掌握出血风险，称为 HAS–BLED 评分。

积分≥3 分时提示出血"高危"，出血高危患者无论接受华法林还是阿司匹林治疗，均应谨慎，并在开始抗栓治疗之后，加强复查。

瓣膜性房颤中 90% 的血栓来自于左心耳，风湿性心脏病房颤 60% 的血栓来自于左心耳。2006/2011 年指南仅简单介绍了左心耳干预预防血栓栓塞，未给予推荐。2014 年指南详细介绍了左心耳封堵预防房颤患者血栓栓塞的临床证据，未给予明确推荐；首次建议心脏外科手术的同时可考虑行左心耳切除预防血栓栓塞（IIb，C）。左心耳干预预防房颤患者血栓栓塞应受到重视。国外多中心研究提示，经皮左心耳封堵成功率高，其预防卒中的效果不劣于华法林；Watchman 等在欧洲已经批准用于临床。我国国产的 Lambre 封堵系统国内外正进行临床研究，已在阜外医院、武汉大学人民医院等多个中心开展。

第四节　慢性心衰合并室性心律失常诊治及心脏性猝死

心衰患者死亡的主要原因为泵衰竭或心脏性猝死（SCD），而后者50%~75%与室性快速性心律失常有关。频发室早，特别是室性心动过速（室速）可迅速恶化心衰，引起急性血流动力学障碍，进一步出现的室性扑动（室扑）和心室颤动（室颤）更直接威胁患者生命，为心衰的治疗提出了巨大挑战。

【分类】

室性心律失常（ventricular arrhythmias，VA）包括室性早搏（室早）、室性心动过速（室速）、室性扑动（室扑）、室性颤动（室颤）等，以室早、持续性室速常见。

慢性心衰患者室性早搏多为潜在恶性室早，或恶性室早，可能引发致命性心律失常的室早。

室速根据临床血流动力学状态分为血流动力学稳定的室速和不稳定的室速。前者可表现为完全无症状的和有轻微症状的室速。后者则常表现为黑矇、晕厥、心脏性猝死和心脏骤停。（如图6-15，6-16，6-17）

根据室速持续时间和临床表现，室速分为非持续性（<30s）室速和持续性室速（持续时间大于30s或虽持续时间小于30s，但因出现严重血流动力学障碍而需要紧急终止者）。

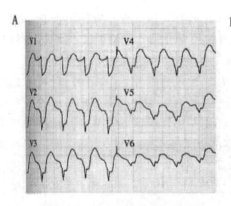 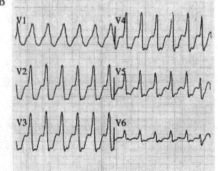

图6-15　A右心室室性心动过速　　　　B左心室室性心动过速

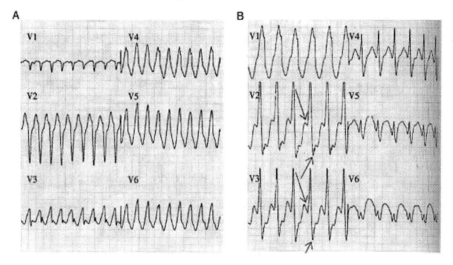

图 6-16　室性心动过速

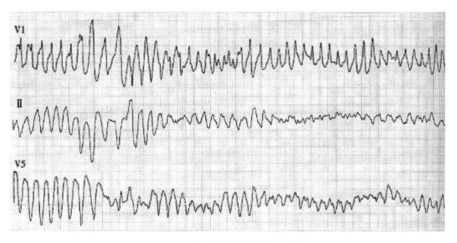

图 6-17　尖端扭转性室性心动过速

慢性心衰患者可合并束支折返型室速，希氏束（至少其远端）、希—浦系统和心室肌共同组成折返环，常见于扩张型心肌病。

【流行病学】

慢性心衰患者非持续性室速发病率 30%~80%。与心衰患者猝死相关的常为持续性室速、室扑、室颤。美国每年 SCD 病例约 40 万~46 万，占成人发病率的 0.1%~0.2%。我国流行病学研究显示心衰发病率为 0.9%，猝死发病率为 13%，按此计算，我国每年心衰患者有 60 万人猝死，50%死于恶性心律失常。

对于曾患心梗的患者，频繁室早或非持续性室速是 SCD 的高危因素（不考虑射血分数）。室早>10 次/h 对于心脏病患者发生 SCD 的风险更大。

【发病机制】

慢性心力衰竭患者常合并室性心律失常，其机制包括折返和局部自律性、触发激动。

（一）异常自律性

室性心律失常可能源于心肌细胞自律性的紊乱。造成室速的异常自律性已被证实是由缺血性心肌的浦肯野纤维产生，这可能与心衰时异常钙超载及钙循环改变有关，后者导致局灶非折返心律失常，出现室早和室速。

（二）触发

心衰心肌钙超载可导致晚期后除极，心衰时交感神经活性增强，细胞内 cAMP 增加，钙内流增加，肌浆网钙释放增加，细胞内钙离子增加刺激 Ca^{2+}–Na^+ 交换，致短暂内向钠电流增加。同时心衰患者室壁张力增加，局部心肌不应期缩短，自律性和触发活动增加。特别是在心脏结构异常患者更加明显，从而产生室性心律失常。

（三）折返

折返是器质性心脏病室性心动过速（室速）最常见机制之一，常与结构性心脏病瘢痕相关性传导异常有关。传导速度由缝隙连接蛋白如连接蛋白 43 组成的细胞间连接决定。这些连接蛋白在心肌细胞的长轴中更常见，垂直于合胞体的冲动传导速度较慢。但是，缝隙连接分布的紊乱和连接蛋白的下调，是心肌重构的典型特点，这在心衰患者折返性心律失常中起重要作用。

心肌梗死是形成心脏区域性瘢痕最常见的原因，其他病因包括致心律失常性右心室心肌病、非缺血性心肌病和先天性心脏病心室修补术后。缓慢传导区常位于瘢痕区，经典折返为"8"字形折返。

（四）传导阻滞

慢性心衰、冠心病均可引起心肌缺血、损伤、变形、纤维化等均可引起左束支阻滞。

【临床症状和危害】

慢性心衰合并室性心律失常的临床症状与基础心脏病、心功能、室性心律失常类型、心室率、持续时间等有关。临床症状表现为心衰加重，包括乏力、呼吸困难、头晕、少尿、浮肿，可影响血流动力学，出现黑矇、晕厥，甚至猝死等。也可无症状，或症状轻微，多见于室早、非持续性室速。

频发室性早搏或室性心动过速，常可降低心室每搏量和每分输出量，并可导致心脏扩大，恶化心动能，产生心动过速心肌病。持续性室性心动过速，可迅速恶化心衰，产生明显血流动力学变化，低血压、休克甚至死亡。

【诊断和评估】

心律失常确诊需心电记录。心电图、动态心电图对于了解心律失常类型、评估疾病程度具有重要意义，也可发现无症状性室性心律失常。记录室速时12导联心电图结合平素心电图分析，对室速起源部位可能有帮助。

慢性心衰合并室性心律失常初次评估包括判断基础心脏病变、室性心律失常类型，特别是对血流动力学、心功能的影响。猝死风险评估包括T波电交替、心率震荡、心率变异等，必要时可进行心内电生理检查评估。

【治疗】

慢性心衰合并室性心律失常，如无禁忌证，β受体阻滞剂和ACEI依然是心衰治疗的基石。如合并室内传导阻滞，应综合评估β受体阻滞剂对心率及心脏传导系统影响后，慎重使用。合理应用利尿剂、血管活性药物改善心衰。应尽可能寻找和纠正室性心律失常诱因。心衰患者室性心律失常可能由心肌缺血引起，应对高危患者进行冠脉评价，酌情血运重建。

血流动力学改变明显的室性心律失常，常为持续性室速、室扑、室颤，应立即电复律。对于血流动力学相对稳定、合并室性心律失常的心衰患者治疗包括①药物治疗；②器械治疗；③导管消融。

（一）药物治疗

多数药物有负性肌力及致心律失常作用（尤多见于心衰时），如ⅠA类（奎尼丁、普鲁卡因酰胺）、ⅠC类（氟卡尼、英卡尼）及某些Ⅲ类药物如索他洛尔，且对生存终点有不利影响，应避免使用。

尚未证明抗心律失常药抑制室早和非持续性室速可改善生存率。对于无症状非持续性室速，抗心律失常药物仅限于β受体阻滞剂。

β受体阻滞剂可拮抗交感神经，用于心衰患者心脏性猝死的一级预防和二级预防，明显减少心衰患者室性心律失常发生，纠正电风暴。

胺碘酮是唯一无负性肌力作用的抗心律失常药物，对生存终点呈中性作用，可用于心衰伴症状性快速室性心律失常及电复律无效且血流动力学改变显著的持续性室速。

慢性心衰合并有症状的室性心动过速、频发早搏，可联合应用 β 受体阻滞剂和胺碘酮抗心律失常。对于植入 ICD 后反复出现心动过速、频繁放电，建议使用 β 受体阻滞剂和胺碘酮抗心律失常治疗，减少 ICD 放电。但应监测心率、血压，警惕胺碘酮毒性作用。

（二）器械治疗

严重心功能减退是恶性室性心律失常和猝死的高危因素。在心脏性猝死的一级预防中，MADIT Ⅰ、MADIT Ⅱ、DEFINITE 和 SCD-HeFT 研究显示 ICD 能显著降低缺血和非缺血性心脏病严重心衰（LVEF≤30~35%）患者猝死风险，而胺碘酮不能改善患者生存率。在心衰患者心脏性猝死的二级预防中，CASH 研究和 AVID 这两项随机试验均显示 ICD 较抗心律失常药物能提高室颤或持续性室速幸存者的总存活率。

因此，ICD 可有效用于慢性心衰患者心脏性猝死的一级预防和二级预防。

室颤后幸存患者，或者既往有血流动力学不稳定的室速，或室速伴晕厥，有 LVEF 降低（<40%），已接受最佳药物治疗并且预期寿命 1 年以上的心衰患者，建议植入 ICD。对于反复发作持续性室性心律失常，已经接受优化药物治疗的 LVEF 值正常或减低的缺血性或非缺血性心脏病 C 期心衰患者，推荐植入 ICD 进行二级预防。ARVC 患者已进行优化药物治疗，反复室速、室颤，机体功能状态较好，预计生存寿命超过 1 年，可植入 ICD 预防猝死。

C 期心衰，NYHA 心功能 Ⅱ~Ⅲ级，LVEF≤35%，已经接受优化药物治疗的非缺血性心脏病或缺血性心脏病、心肌梗死后 40d 以上的患者，机体功能状态良好，预期生存时间超过 1 年，推荐植入 ICD 进行一级预防。缺血或非缺血心脏病、LVEF≤30%、B 期心衰患者，NYHA 心功能 Ⅰ级，预期功能状态较好且存活时间>1 年，也建议植入 ICD 治疗进行一级预防。如果患者近期出现心梗，手术需在心梗 40d 以后进行。

对于终末期心衰患者，ICD/CRTD 均不能明显改善患者生存率，可以关闭 ICD，临终关怀。

（三）导管消融

慢性心衰患者如果合并频繁发作的单形性室早或室性心动过速，ECG 提示室早室速可能起源于典型的流出道或间隔部，或束支折返性室性心动过速，行导管消融成功率较高，可行心内电生理检查和导管射频消融治疗。反复室性心律失常（室早、室速）发作诱发和加重心脏扩大，功能下降，优化药物治疗无效，行导管射频消融根治室性心律失常可能纠正心动过速心肌病，改善心功能和逆转心肌重构。

　　对于合并多型室早、室速的慢性心衰患者，导管射频消融治疗效果欠佳。对于室速发作时血流动力学不稳定，术中诱发心动过速风险较高，不建议首选射频消融治疗。

　　研究显示药物治疗无效、ICD术后反复电风暴的心衰患者，短期和长期随访，导管消融可避免或明显减少电风暴，降低死亡率。因此，对于ICD植入后电风暴的心衰患者，优化药物治疗无效，建议行导管射频消融减少室性心律失常和ICD放电。

（张正义　卢昌宏）

【参考文献】

胡大一,郭继鸿,马长生.慢性心力衰竭合并心律失常诊断与治疗中国专家共识,2011年大连第二届中国心力衰竭论坛.

第七章　心力衰竭常见心电图

第一节　心房、心室扩大与肥厚心电图

【心房扩大】

心房肥大（Atrium is plump），临床多称为心房扩大（Atrium expansion），其病理改变主要为心房扩张，很少伴有心房壁增厚，心电图无法准确鉴别心房的肥厚或心房扩大，故统称为心房肥大。心房扩大主要见于慢性风湿性心脏病、肺源性心脏病、先天性心脏病，或其他心脏疾病造成的心力衰竭(Heart function failure)等。

（一）左房扩大或左房异常

1. 病因与产生机制

左心房肥大（left atrium is plump）多发生于二尖瓣或主动脉瓣病变、高血压、肥厚性心肌病或其他原因所致的慢性心力衰竭等。心房内压力或容量负荷过重，从而造成左心房肥厚扩大及房间束的传导功能减低，使左心房的除极时间延长，进而导致整个心房的除极时间也相应延长。

2. 诊断标准

（1）P 波时间延长≥0.11s。

（2）P 波呈双峰，峰间距>0.04s。

（3）P 波 V_1 导联呈正负双向，Ptfv$_1$ 绝对值≥0.04mm·s。

（4）P 波电轴左偏（图 7–1）。

3. 鉴别诊断

（1）非典型预激波起始于 P 波的降支，且振幅较小时，P 波与预激波融合在一起酷似二尖瓣 P 波（图 7–2）。

（2）不完全性心房内阻滞。P 波特征与左心房肥大所致的二尖瓣 P 波大致相同。不完全性心房内阻滞主要见于冠心病、心肌梗死等，临床上无左心房肥大的证据。

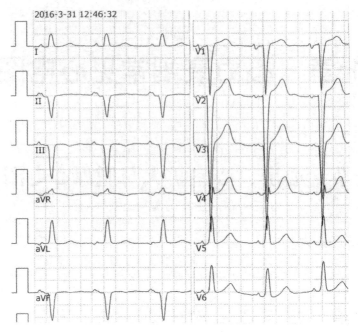

图 7-1　风湿性心脏病，左房肥大

心电图表现：P 波时限 0.12s，$P_{v_1\sim v_3}$ 呈双峰，峰间距 ≥0.04s，P_{V_1} 呈正负双向，pt-fv_1=-0.04mm·s

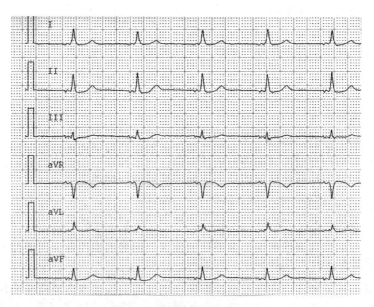

图 7-2　预激波类似双峰 P 波

心电图表现：δ 波起始于 P 波的降肢，且振幅较小，类似双峰 P 波

（3）间歇性"二尖瓣型 P 波"在同一份心电图可看到"二尖瓣型 P 波"间歇出现，或与正常 P 波交替出现。此种情况不能用左房肥大或左房负荷增加解释。最可能的机制是由于心房内结间束暂时性或交替性发生传导阻滞，或是由于起源于心房内传导系统的异位搏动。

4. 临床意义

凡能引起左心房负荷增加的疾病，都将导致左心房肥大，常见的病因有风湿性心脏病、二尖瓣病变。其他病因如高血压病、心肌病等可引起同样的心电图变化。左心房肥大的患者常伴发各种类型的房性心律失常，左心房肥大的程度越严重，房性心律失常的发生率越高。

（二）右心房扩大或右房异常

1. 病因及产生机制

由于右心房除极的开始及结束都早于左心房，因而右心房肥大（right atrium is plump）时，除极时间虽较正常延长，但仍不会延长到右心房除极结束以后，整个心房除极的时间不超过正常时限。右心房肥大时，P 向量环的主要改变是环体向右前下方增大，其 P 向量环的特征在额面呈逆钟向运行，向下的电力增加，最大 P 向量在 70°~90°，几乎平行于 AVF 导联轴，故 Ⅱ、Ⅲ、AVF 导联上 P 波高尖最为明显，振幅可超过 0.25mV。在横面上，P 环的主要变化是向前方增大，P 环的最大向量与 V_1、V_2 导联轴的方向接近平行，而与 V_5、V_6 导联轴的方向接近垂直。因此，V_1、V_2 导联 P 波直立高耸，而 V_5、V_6 导联 P 波较低平。此类 P 波改变，多见于慢性肺源性心脏病、肺动脉高压患者，因而多称为"肺型 P 波"。

2. 诊断标准

（1）$P_{\text{Ⅱ、Ⅲ、AVF}}$ 导联电压>0.25mV。

（2）$P_{V_1、V_2}$ 导联电压>0.15mV。

（3）QRS 波群低电压时，P 波振幅大于同导 1/2R（图 7–3）。

3. 鉴别诊断

（1）心房内阻滞可表现为 P 波振幅增大，P 波时限正常，酷似右心房肥大，房内阻滞消失以后，P 波恢复正常，多与频率有关。

（2）心房梗死时可出现 P 波高大、增宽、变形，但心房梗死均并发于心室梗死，故心电图出现心肌梗死图形。另外，心房梗死可出现 PR 段抬高或水平下移。

（3）低钾血症可出现 P 波增高变尖，但同时出现 U 波增高，TU 融合，T 波低平、倒置，ST 段下移等。

（4）急性右心室梗死、肺栓塞由于右房压力增高，可出现一过性"肺

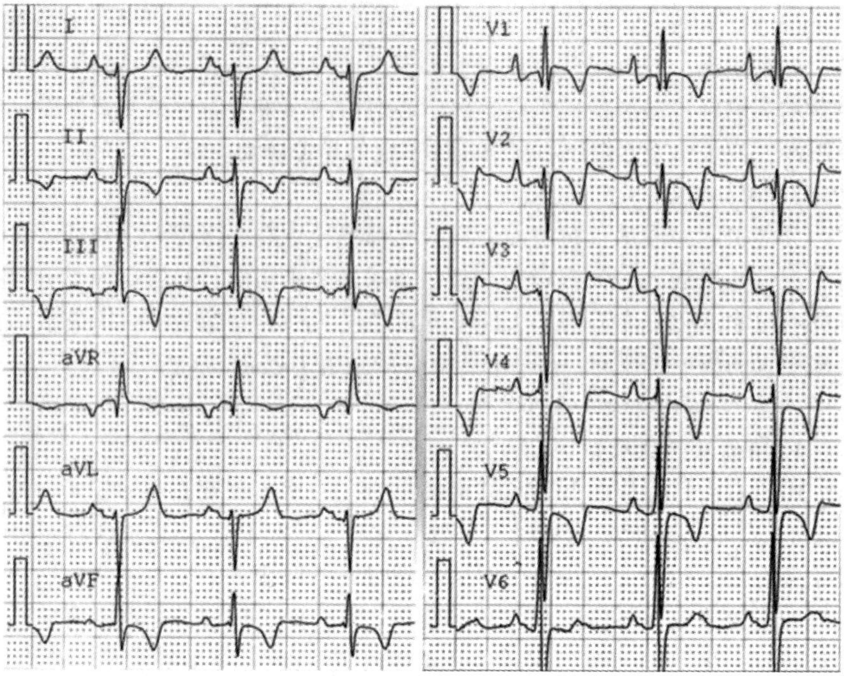

图 7-3　肺心病，肺型 P 波，右心室肥厚

P_{I}、$_{II}$、$_{v_2-v_6}$ 呈高尖，V_2 导联振幅最高，达 0.35mV，心电轴右偏，aVR 导联呈 qR 型，R/Q>1；V_5、V_6 导联呈 rS 型，r/s<1

型 P 波"。此外，心动过速、交感神经兴奋、深吸气及屏气动作使胸腔内压力增加等也可引起 P 波电压一时性升高。

4. 临床意义

右心房肥大是由于右心房的压力或容量负荷过重所引起，常见的病因有原发或继发性肺动脉高压、肺动脉瓣狭窄、三尖瓣病变、法洛四联征、房间隔缺损等先天性心脏病。患者如果突然出现胸痛、呼吸困难、心电图出现"肺型 P 波"，提示肺栓塞、右心室梗死存在，需要结合心电图及其他改变和临床资料进行判断。

5. $Ptfv_1$ 值的测量方法及临床意义

（1）测量方法及计算。选择 V_1 导联 P 波呈正负双向形态进行测量，采用负向部分计算，即 $Ptfv_1$=P 波负向部分的振幅（mm）×P 波负向部分时限（s），单位是 mm·s。

（2）异常标准。单份心电图 $Ptfv_1$ 绝对值≥-0.04mm·s 为异常（图 7-4）。

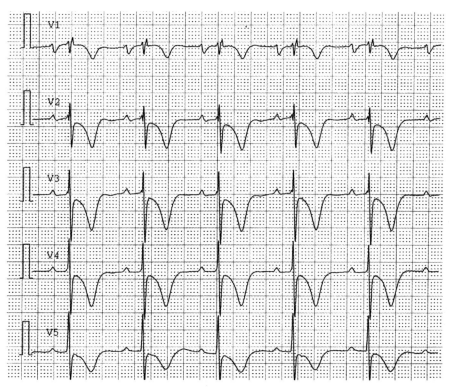

图 7-4 Ptf$_{V1}$异常

V$_1$ 导联 P 波呈正负双向，Ptf$_{V1}$=-0.12mm·s

（3）测量中需注意的问题。Ptf$_{V1}$值含义为 V$_1$ 导联 P 波的终末电势或向量。当 P 波在 V$_1$ 导联倒置时，不易测量及确定 Ptf$_{V1}$值；V$_1$ 导联电极位置要正确，否则会造成 Ptf$_{V1}$值的非动态变化。

（4）临床意义。Ptf$_{V1}$值异常可能是左房肥大的表现，尤其是瓣膜病变患者，此外，还可见于冠心病、高血压、左心衰竭、急性肺水肿、慢性肺部疾患及乳头肌异常等原因引起的左房压力增高、房间束纤维化。而这种情况多可提示左房负荷过重。在急性心肌梗死患者中，Ptf$_{V1}$值的变化是评价左心房舒张末期压力的敏感指标，如果 Ptf$_{V1}$持续≤-0.04mm·s，往往提示预后不良。慢性肺心病患者合并 Ptf$_{V1}$异常，常提示合并有左心功能不全。

关于 Ptf$_{V1}$负值增大的机制，通常认为冠心病患者 Ptf$_{V1}$负值增大，与左心房传导延迟和心肌供血不足有关。也有人认为，房间束组织的脂肪浸润、破裂、变性或纤维化以及心房肌纤维退行性变，为 Ptf$_{V1}$负值增大的主要原因。

【心室肥厚与扩大】

心室肥厚（ventricte is plump）由心脏收缩期压力负荷或舒张期容量负荷过重所致。压力负荷过重导致的心室肥厚以心肌纤维肥大为主，如高血压病、主动脉瓣或肺动脉瓣狭窄等。而容量负荷过重则以心室容积增大为主，如主动脉瓣关闭不全、先天性心脏病等。心室肥厚与扩张往往同时存在，不论是肥厚还是扩张都会影响心肌的除极和复极过程，从而使肥大的心室除极面增大，室内激动传导时间延长，并出现原发性或继发性复极改变，以及心电轴的变化。

（一）左心室肥厚

1. 发生机制

（1）QRS 电压增高。心室肥厚时，心脏表面积增大，心肌纤维增粗，产生的电偶数增加，内部电阻减小，致使心脏的除极面及心电向量环较正常增大，QRS 向量环在某些导联上的投影增大，因而 QRS 电压增高。

（2）QRS 时间增宽。左心室肥厚时其除极时间相应延长，QRS 波群时间增宽，可能与以下三种机制有关：①左心室壁增厚，自心内膜向心外膜除极时间延长；②左心室肥厚，尤其是明显扩张时，激动波沿着左心室内膜的进展受到影响而延长；③左心室扩张可牵扯并延长左束支，产生机械性受伤，造成不完全性左束支阻滞。

（3）QRS 电轴左偏。心室肥厚多伴有 QRS 电轴偏移，这主要是由于心室肥厚时，增大的 QRS 环最大向量在额面上投影的角度发生改变所致。大部分左心室肥厚的病例电轴轻度左偏。

（4）ST-T 改变。左心室肥厚时，在 QRS 环体增大的导联上，QRS-T 夹角增大。这是因为左心室肥厚时，心室除极时间延长，因而首先进行除极的心内膜下心肌先开始复极，复极时电偶移动的方向与除极相反，故在 R 波增高的导联出现 T 波倒置，ST 段下移，此种改变称为继发性 ST-T 改变。左心室肥厚除引起继发性复极改变外，也可发生原发性复极改变，心电图上出现缺血性 ST-T 改变。这可能与心肌细胞肥大，氧耗量增加，冠脉储备降低有关。多数合并冠心病心室肥厚的患者，往往会继发性与原发性 ST-T 改变并存。

2. 心电图诊断标准

（1）QRS 波群电压改变。

①V_5 或 V_6 导联 R 波电压>2.5mV。

②$Rv_5+Sv_1 \geq 4.0mV$，女性>3.5mV。

③R_I>1.5mV，R_I+S_{III}>2.5mV，R_{II}+R_{III}>4.0mV。

（2）QRS 时间延长超过 0.11s，V_5、V_6室壁激动时间>0.05ms（女性>0.045ms）。

（3）额面心电轴左偏（0°至−30°）；

（4）ST-T 改变。ST 段在 R 波为主的导联下移>0.05mV，T 波在 R 波为主的导联呈现低平（<1/10R）或倒置（图 7-5）。

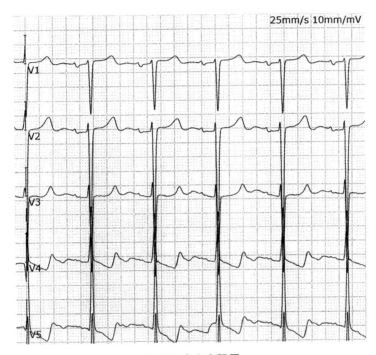

图 7-5　左心室肥厚

患者男性，52 岁，高血压病，R_{V5}=3.2mV，S_{V1}+R_{V5}=5.0mV，心电轴左偏−4°，ST-T 改变

3. 鉴别诊断

（1）胸前导联高电压。见于某些健康人特别是瘦长型的年轻人，胸前导联可能出现 QRS 波群电压增高，可达到左室肥大的诊断标准。心电图无其他异常改变，临床无引起左室肥大的原因（图 7-6）。

（2）前间壁心肌梗死。左心室肥大时 V_1、V_2 甚至 V_3 导联均可出现 QS型，容易误诊为前壁心肌梗死。其与前间壁心肌梗死不同点为：①QS 型波不会波及 V_4 导联，也不会出现在 I、avL 导联；②QS 波型光滑锐利，无挫折；③胸前导联 ST-T 改变固定不变，无心肌梗死的动态演变规律；④V_5、

V_6 导联无病理型 Q 波，R 波电压增高；⑤降低一个肋间描记 $V_1 \sim V_3$ 导联，可能出现 rS 型。

（3）B 型预激综合征胸导联可出现高 R 波及继发性 ST-T 改变，酷似左心室肥大，注意到 PR 间期缩短和 δ 波，不难鉴别（图 7-7）。

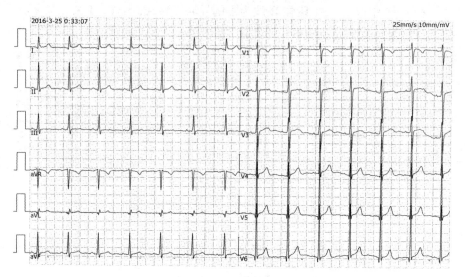

图 7-6　左心室高电压

男，17 岁，体检描记心电图。$Rv_5 = 3.3mV$，$Sv_1 + Rv_5 = 4.2mV$

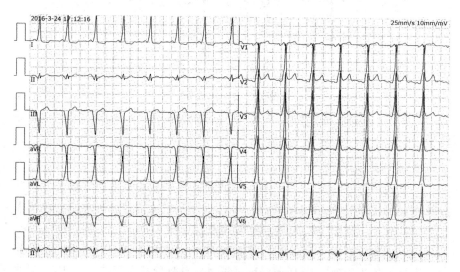

图 7-7　B 型预激综合征

心电图表现：窦性 P 波，PR 间期缩短，δ 波明显，胸前导联可见高 R 波，酷似左心室肥厚

（4）左心室肥大的继发性 ST-T 改变与心肌缺血引起的原发性 ST-T 改变两者难以鉴别。如果患者有心绞痛症状，ST 段下移>0.10mV，T 波呈典型的"冠状 T"，且 ST-T 改变有动态变化，高度提示心肌缺血的存在。确诊依靠冠状动脉造影等特殊检查。

4. 临床意义

左心室肥大常是高血压病、冠心病等主要的独立危险因素。高血压患者心电图出现明显的左心室肥大并伴有 ST-T 改变者，病死率明显高于相同水平高血压而无左心室肥大者，此类患者使用利尿剂治疗时猝死发生率也高。心电图诊断左室肥大的敏感性较差，但其特异性较好，心电图出现明确的左室肥大的证据，高度提示器质性心脏病的存在。

（二）右心室肥大

1. 发生机制

从心室的结构上看，右心室壁只有左心室壁的 1/3，若仅有轻度的肥厚，左心室壁的除极电势依然占优势。综合心电向量的改变就不明显。只有当右室壁肥厚相当明显时，才会较显著的影响心电综合向量的方向，从而使心电向量图及心电图产生特征性的改变，可因不同疾病及肥大的程度而呈现出多种图形。

（1）QRS 电压的改变。右心室肥厚时，横面 QRS 环多数呈显著向右前突出，向左后不能完全伸延，故 QRS 环的最大向量投影在 V_1 导联轴的正侧及 V_5、V_6 导联轴的负侧，因此心电图上表现为 V_1 导联 R 波电压增高大于 1.0mv，S 波变浅或消失，V_5 导联 S 波增深，V_5、V_6 导联 R 波降低，V_5 导联 R/S<1，V_1 导联 R/S>1。右心室肥厚时，额面 QRS 环体增大不明显，甚至不增大，故肢体导联电压大多不高。大多数右心室肥大的 QRS 综合向量向右上，QRS 综合向量的最大环体落在 aVR 导联的正侧，故 aVR 导联呈 QR 型，R≥0.5mV。

（2）QRS 间期变化。由于肥厚的右心室很少超出左心壁的厚度，故 QRS 波群时间一般不会有明显的延长，多在 0.10s 之内。

（3）ST-T 改变。由于除极时间延长，所以复极也发生了改变。心电图上表现为继发性 ST-T 改变，即 V_1 导联表现为 ST 段下降，T 波倒置，而 V_5、V_6 导联 T 波直立。如果右心室存在心肌缺血或发生纤维化病变，可造成原发性 ST-T 改变。

（4）QRS 电轴改变。右心室肥厚时，额面 QRS 综合向量向右下或右上，因此它必然投影在 I 导联的负侧和 III 导联的正侧，心电图表现为 I 导联深的 S 波和 III 导联高 R 波，故形成电轴右偏，多数超过+110°。

2. 心电图诊断标准

（1）R_{avR} 电压>0.5mv，R/Q>1；V_1 导联 R/Q>1，V_5 导联 R/S<1，Rv_1+Sv_5 电压>1.2mv。

（2）QRS 波 V_1 形态改变，呈 R 型、rSR′型、qR 型等。

（3）电轴显著右偏超过+110°。

（4）V_1 导联室壁激动时间>0.03ms。

（5）STv_1 导联下移，Tv_1、v_2 或 Tv_3 导联倒置（图 7-8，图 7-9）。

3. 鉴别诊断

（1）电轴右偏是诊断右心室肥厚的重要指标，临床上有许多疾病可引起电轴右偏，应加以鉴别：①侧壁心肌梗死：其特点为 I 导联无起始的 r 波，呈 QS 型，左胸导联出现病理性的 Q 波，I、aVL、V_4、V_6 导联 T 波倒置。②左后分支阻滞：电轴常在+120°，II、III、aVF 导联呈 qR 型，I、aVL 导联呈 rS 型，V_1 导联 QRS 波群通常呈 rS 型。若出现"肺型 P 波"，提示右心室肥大，若伴有下壁和/或后壁心肌梗死，则支持左后分支阻滞。

（2）右前胸导联 R 波增高是诊断右心室肥大的重要的条件，但有很多疾患可引起右胸前导联高 R 波，应加以鉴别：①健康人群：少数瘦长型的

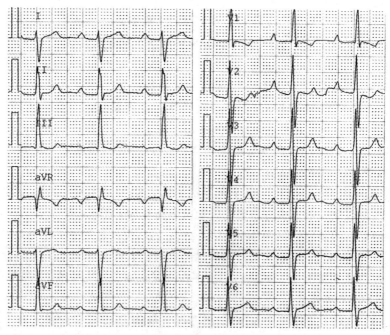

图 7-8　先天性心脏病，右心室肥厚（V_1 导联呈 Rs 型）

心电图表现：心电图右偏+116°，V_1 呈 Rs 型，R/S>1，Rv_1+Sv_5 >1.2mV，PR 间期0.24s

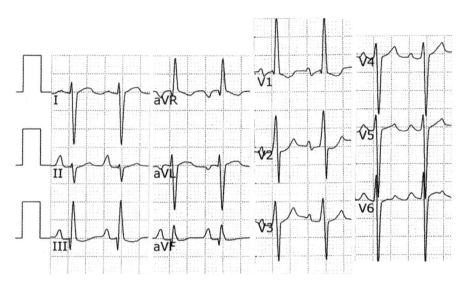

图 7-9 右心室肥厚、右心房肥大

心电图表现：Ⅱ、Ⅲ、avF 导联 P 波高尖，电压>0.25mV，V_1 呈rsR′型，V_5 R/S<1

健康年轻人可出现右胸前导联 QRS 波电压增高，心电图无其他异常，临床无引起右心室肥厚的原因；②正后壁心肌梗死时 V_1、V_2 导联 R 波增高，时间增宽，但 T 波高耸为其特点；此外，描记后壁导联可发现 V_7~V_9 导联出现病理性 Q 波；③A 型预激综合征：V_1、V_2 导联出现高 R 波，但 V_5、V_6 导联 S 波不增深；此外，A 型预激常伴有 PR 间期缩短和 δ 波（图 7-10）。

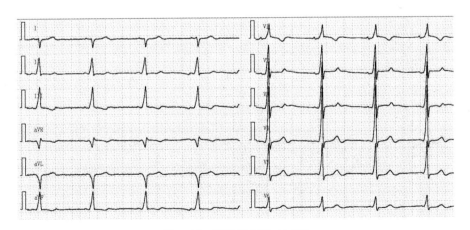

图 7-10 预激综合征（A 型）

心电图表现：PR 间期缩短，可见 δ 波，V_1、V_2 导联出现高 R 波，V_5、V_6 导联 S 波不增深

（3）右心室肥大时，V_1、V_2导联可呈 QS 型，应与前间壁心肌梗死相鉴别。右心室肥大与前间壁心肌梗死不同点如下：①前者降低一个肋间描记$V_1 \sim V_3$导联可出现 rS 型，后者持续不变；②前者$V_1 \sim V_3$导联 ST 段下移，后者呈弓背向上抬高，且有一定演变规律；③慢性肺源性心脏病引起的$V_1 \sim V_3$导联 QS 型持续时间短暂，病情缓解后可转为 rS 型。④右心室肥厚可出现"肺型 P 波"，额面电轴右偏等，而后者多无此改变（图 7-11）。

4. 临床意义

在临床工作中，心电图诊断右心室肥厚的敏感性不高，但特异性较高，往往能给临床提供具有重要意义的诊断依据，从而弥补其他检查方法之不足。如先天性心脏病、房间隔缺损可引起舒张期负荷过重型右心室肥大，法洛四联症、肺动脉狭窄多引起收缩期负荷过重型右心室肥大，慢性肺源性心脏病多引起 rS 型右心室肥厚，可根据心电图表现，对右心室肥大的病因诊断有一定参考价值。但是心电图的诊断也有不足之处，如轻度的心室肥厚不论是左是右还是双心室肥厚，均可显示出正常或近似正常的图形。对于这一类不够典型的心电图表现，在进行诊断时，必须结合其他临床资料，全面的、慎重地加以诊断，方可做出结论。

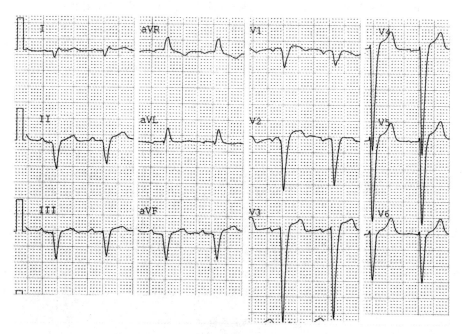

图 7-11 慢性肺源性心脏病心电图

患者女性，63 岁，慢性肺源性心脏病。$V_1 \sim V_3$导联呈 QS 型，V_5导联呈 rS 型

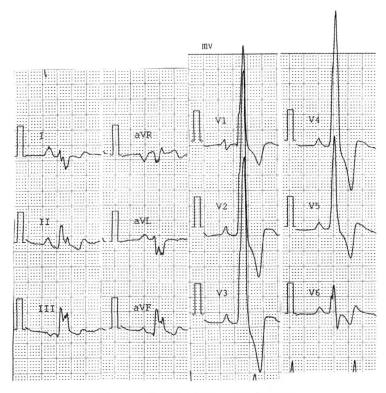

图 7-12 先天性心脏病、双侧心室肥厚

心电图表现：$P_{I、II、V_1-V_6}$ 高尖，电压 0.3mV，V_1 呈 qR 型，Rv_5 =3.0mV，心电轴右偏

（三）双侧心室肥大

由于心电图是心室激动综合心电向量、电力相互抵消的结果。因此，在双侧心室肥厚时，可产生正常或非特异性的图形。双侧心室肥厚时同时出现左右心室肥厚的心电图表现的情况比较少见。

（1）心电图上有明确的左心室肥厚改变，同时合并有：①电轴右偏>+90°；②显著的顺钟向转位；③V_1 导联 R 波明显增高，R/S>1 或 aVR 导联 R/Q>1；④V_1 导联室壁激动时间>0.03ms（图 7-12）。

（2）心电图有明显的右心室肥厚改变，同时伴有：①V_5 导联 R 波明显增高及室壁激动时间>0.05ms；②Q 波在 I 、II 、III 、aVF、V_4 ~V_6 导联明显加深；③Tv_1 直立，Tv_5 倒置（图 7-12）。

（3）在 V_3、V_4 导联或 II 、III 、aVF 导联同时存在高振幅（≥2.5mV）的双向波（RS），称为 Katz-Wachtel 征。K-W 征，曾被认为是诊断双侧心室肥大的重要指标，但敏感性较差。

（四）心室肥厚与束支阻滞

左心室肥厚时，心室的除极运行方向与正常相似，差别仅在于向量的振幅大小、方位与时间的不同。右束支阻滞主要改变在终末向量，因此，左心室肥厚合并右束支阻滞时，两者互不产生影响，即兼有两者的心电图改变（图7-13）；左心室肥厚和左束支阻滞往往心电图难于判断，如果左束支阻滞V₅、V₆导联R波不但表现宽阔，而且电压也超过正常，V₁导联S波深大于3.0mv，应考虑合并左心室肥厚，但必须和其他临床资料结合考虑。当V₅、V₆导联的QRS波群如为qR型，则即使QRS时间超过0.12s，不应考虑左心室肥厚合并左束支阻滞的存在。

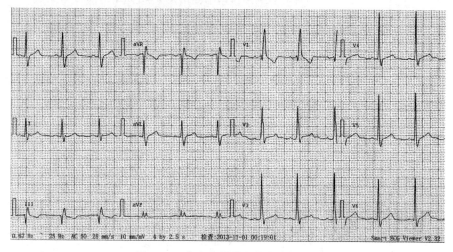

图 7-13 左心室肥厚合并右束支阻滞

先天性心脏病患者。V₁呈 rSR′型，Rv₅为 2.6mV，STv₅、v₆呈上斜型伴有 T 波直立

第二节 心肌病心电图

心肌病系一组异质性心肌疾病，由各种不同原因（常为遗传原因）所引起的伴有心肌机械和（或）心电活动障碍，常表现为异常的心室肥厚或扩张，可导致心血管死亡或心力衰竭相关的死亡，该病可局限于心脏本身，也可为全身系统性疾病的部分表现。

心肌病的临床表现主要有心脏扩大、心力衰竭、心律失常、血栓栓塞和猝死。心肌病的心电图可有多种不同表现，临床以心室肥大、束支阻滞、各种类型的心律失常及 ST-T 改变最为常见。各种疾病的类型不同，其病理改变亦不一致，其心电图表现也不完全相同。本章主要介绍扩张性心肌病的心电图改变。

【扩张型心肌病】

扩张型心肌病（dilated cardiomyopathy，DCM）是一种病因未明，病死率很高的心肌病，可能与病毒感染、家族遗传、免疫等因素有关。特点是心腔扩大，室壁多变薄，病理改变的特点是弥漫性心肌变性和坏死，常常累及整个心脏。左心室是最主要的病变部位，病变累及心肌工作细胞，导致心肌收缩力降低，累及传导系统，导致各种心律失常。扩张性心肌病一般是特发的，出现全心功能障碍。近年来扩张性心肌病发病率有升高趋势，且其伴发的心律失常的临床报道日渐增多。扩张性心肌病起因缓慢、隐匿，大多以充血性心力衰竭住院，心电图检查几乎均有异常表现，包括一些无症状患者，心电图与超声心动图相结合，有助于早期诊断，早期治疗，改善预后。

一、心电图异常的机制

心肌细胞的变性、破坏、纤维化或者由于心肌细胞组织退行性病变导致心脏扩大和心肌收缩力降低，广泛的心肌病变累及心脏起搏及传导系统，故易出现各种心律失常，低电压、异常 Q 波和 QRS 波群时限增宽等心电图改变。

（二）心电图表现

（1）P 波异常见于 14%~32% 的患者。最常见是双峰 P，增宽且有切迹，$Ptfv_1$ 负值增大。

（2）电轴左偏、左心室肥厚。扩张型心肌病的患者，左心室电压以及电轴左偏的程度大致与扩张的程度和疾病的程度相对应。

（3）异常 Q 波。扩张型心肌病的患者心前区导联表现为 R 波移行不明显，出现 Q 波或 QS 型，或伴有 ST 段弓背向上抬高，以及 ST-T 的动态改变（图 7-14）。扩张型心肌病 Q 波的产生是由于多区域坏死或纤维化扩展到整个左心室和室间隔，使该部分心电活动消失，往往意味着心肌已有较严重的病理学改变。

（4）房室阻滞。常见一度房室阻滞合并左束支阻滞。有报道，扩张性心肌病病程中，心电图上连续的改变是 P-R 间期和 QRS 时限进行性延长（图 7-15）。

（5）ST-T 异常改变。是扩张型心肌病常见的心电图改变之一，多数 ST 段呈水平型或上斜型压低，T 波低平，倒置或双向。

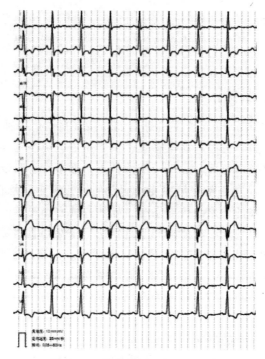

图 7-14 扩张型心肌病异常 Q 波

患者男性，46 岁，临床诊断：扩张型心肌病。心电图诊断：窦性心律，异常 Q 波，ST-T 改变

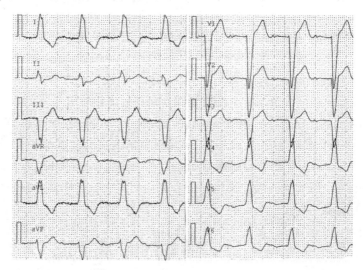

图 7-15 扩张型心肌病心电图

患者男性，50 岁。临床诊断：扩张型心肌病。心电图诊断：窦性心律，完全性左束支阻滞，一度房室阻滞

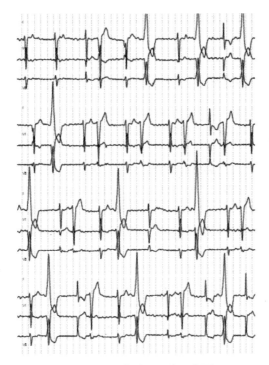

图 7-16 扩张型心肌病心电图

患者男性，52 岁，临床诊断：扩张型心肌病。holter 连续记录，心房颤动，同一导联期前收缩的形态不同，联律间期不相等，系多源性室性期前收缩

（6）传导异常和心律失常，以心房颤动和室性异位搏动最常见（图7-16）。有文献报道在扩张型心肌病患者，频发房早、室上性心动过速、心房扑动和交界性心律都可出现。室性心动过速和室性颤动是患者猝死的原因之一。房室阻滞和束支阻滞是扩张型心肌病常见的心电图改变，尤其是左束支阻滞。

（二）鉴别诊断

心电图改变须与前壁心肌梗死、高血压心肌肥厚伴劳损、缺血性心肌病相鉴别，主要靠病史、心电图演变、心肌坏死标记物、超声、冠状动脉造影来鉴别。

（三）临床意义

扩张型心肌病是以左心室或两侧心室扩张和收缩功能障碍为特征的综合征。大约20%~30%原因不明的扩张型心肌病患者有家族性疾病史。扩张型心肌病患者心房腔扩大的程度与房扑房颤发生有密切关系。室性心律失常与左心室舒张内径扩大程度有关，随着扩大程度加重，左心衰竭，室性心律失常发生率随之增加。心律失常是加重扩张型心肌病患者心力衰竭发生、发展的主要因素。心电图出现的持续性室性期前收缩越频繁，则扩张型心肌病的预后越差。临床医生应加强本病的认识，对早期扩张型心肌病患者应有效地控制心律失常，对于伴有复杂心律失常的患者应及早诊断及早治疗，提高患者的生活质量和生存率。

【肥厚型心肌病】

肥厚型心肌病（hypertrophic cardiomyopathy，HCM）是最常见的常染色体显性遗传性心脏病，男性发病率高于女性。HCM是青少年猝死的最常见病因之一。病理改变以心室肌肥厚为主，主要累及左心室和室间隔。临床上确诊HCM多依赖于心脏超声，多表现为不明原因非对称性室间隔肥厚，伴或不伴左室流出道的阻塞，少数出现单纯性心尖肥厚。

（一）心电图异常的机制

肥厚型心肌病心电图异常的机制可能为：①肥大的心肌细胞杂乱无序地排列连接，导致左心室结构排列混乱、心肌肥厚，严重地损伤心肌细胞的电脉冲传播，导致除极和复极失调；②结缔组织和异常的细胞间质增多；③肥厚的心肌缺血和局灶性纤维化。肥厚型心肌病主要心电图改变有ST-T改变、左心室肥厚、病理性Q波、P波异常、左前分支传导阻滞及心律失常，少数有右心室肥厚等。

（二）心电图表现

（1）左心室肥厚是常见的心电图改变。心电图发现左心室肥厚占所有肥厚型心肌病的1/3~2/3。

（2）右心室肥厚不常见，但发生右心室肥厚时，常累及室间隔和右心室游离壁，心电图表现为V_1、V_2导联高R波，V_5、V_6导联持续性S波，右侧前胸导联T波倒置。常常伴随右心房肥大，表现为Ⅱ、Ⅲ、aVF导联出现P波增高。完全性或不完全性右束支阻滞也常见。

（3）左心房肥大是肥厚型心肌病常见表现，右心房和（或）左心房增大可继发于心室肥厚，表现为相对应的P波异常。当双心房肥厚或增大时，Ⅱ导联可出现高而宽、有切迹的P波，P波时限多大于0.11s。同时约有1/4的患者P-R间期延长超过正常范围，少部分患者P波电压增高。有研究认为，当出现左心室肥厚、劳损伴有心房肥厚时，高度提示肥厚型心肌病。（图7-17）

（4）异常Q波是肥厚型心肌病常见的心电图改变之一。室间隔肥厚可以产生大的Q波，称之为"间隔性Q波"，异常Q波常见于Ⅱ、Ⅲ、aVF、V_5

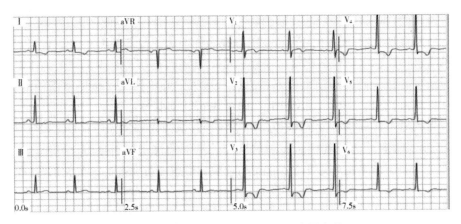

图7-17　肥厚型心肌病（HCM）心电图表现

及V₆导联，其特点是深而不宽，且同导联的T波呈直立，即所谓Q波与T波出现分离现象。

（5）ST段和T波异常是本病常见的心电图改变，大多数ST段呈水平型压低，少数为下垂型压低，同时伴有T波低平或倒置。通常认为，肥厚型心肌病的ST-T改变是继发于左心室肥厚。但有资料表明，有的病例虽无左心室肥厚的心电图改变，却有明显的ST段水平型下降。据此认为，原发性复极异常也可能是肥厚型心肌病ST-T改变的另一主要原因。

（6）肥厚型心肌病合并心律失常虽不如扩张型心肌病常见，但其发生率仍很高。室上性心动过速，可见于1/4~1/2的患者。心房颤动较少发生，占7%~16%，通常发生在疾病的晚期，而且与流出道梗阻程度没有相关性，常在疾病明显恶化时发生。室性心律失常则可明显增加猝死的机会。

（7）QTc间期延长，QT离散度增加与肥厚型心肌病时不对称心肌细胞肥大、心肌细胞结构紊乱、心肌异构、部分心肌复极过程延长及复极不一致有关。有研究证实，QT离散度增加与肥厚型心肌病患者发生恶性室性心律失常、晕厥和猝死有关。

（三）鉴别诊断

与心肌梗死相鉴别：①室间隔肥厚型心肌病出现的异常Q波深度达到后继R波的1/4，但宽度<0.04s，而前侧壁心肌梗死的异常Q波宽度一般>0.04s；②出现异常Q波的导联T波往往直立，ST段无明显偏移，而前侧壁心肌梗死的异常Q波的导联T波通常倒置，ST段可呈弓背向上抬高；③出现R波增高，而前侧壁心肌梗死V₅、V₆导联R波振幅减小。④胸前导联ST-T改变长时间稳定不变，而心肌梗死的ST-T改变有动态变化，具有一定演变规律。

（四）临床意义

肥厚型心肌病（HCM）心电图表现多样但缺乏显著特异性。随着当前诊断水平和临床认识的提高，肥厚型心肌病不再被认为是少见病。临床上诊断主要依靠超声心动图检查和心血管造影，心电图只有辅助诊断价值；在有缺血性ST段下移，冠状T时，除考虑冠状动脉性心脏病，也应警惕是否为肥厚型心肌病，尤其年轻人。年轻人心电图出现深而窄的Q波并伴有同导联T波直立，高度提示HCM的可能。室上性快速型心律失常可使病情恶化，室性心律失常又可增加猝死的危险，心电图可明确心律失常的诊断，对治疗有指导意义。

【心尖部肥厚型心肌病】

心尖部肥厚型心肌病是肥厚型心肌病的一种特殊类型，主要是心尖部心肌显著增厚。其心电图异常改变具有一定的特征性。有文献报道，心尖肥厚型心肌病患者中均存在T波深倒置，多集中于V_3、V_4导联。HCM较易出现心律失常，其中心房颤动的发生率以心尖肥厚心肌病最为常见。

（1）心电图特征性改变为左心室电压增高伴ST段降低和巨大倒置T波，表现为$V_4 \sim V_6$导联可出现高R波（图7-18）。

（2）心尖部肥厚型心肌病可出现P波增高，多见于伴有心力衰竭或肺栓塞的患者。

（3）病理性Q波和QT延长亦比较常见。

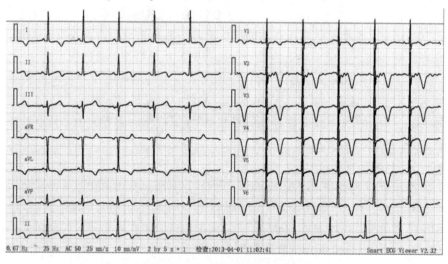

图7-18 心尖部肥厚型心肌病

$Rv_3 \sim v_6$增高，$Tv_2 \sim v_6$呈深倒置，$Tv_4 > Tv_5$，心电轴左偏，无异常Q波

第三节　肺栓塞、肺源性心脏病心电图

【肺栓塞】

肺栓塞是指由于各种内源性或外源性栓子堵塞肺动脉主干或其分支所引起的肺循环障碍的一组临床病理生理综合征。肺栓塞发生率高，它可导致肺循环急性障碍、心脏骤停和低氧血症。

急性肺栓塞时由于血流动力学改变使得右心室、右心房压力负荷产生动态变化，导致心肌缺血、心脏结构和功能异常，同时代谢障碍及自主神经功能异常；发生速度也随病情进展而不同，因此肺栓塞的心电图改变复杂多变且缺乏特异性。早在 1935 年 McGinn 和 White 首先报道了肺栓塞的心电图所见，并发现急性肺源性心脏病经典的 $S_IQ_{III}T_{III}$ 图形。

（一）心电学异常机制

急性肺栓塞心电图改变的基础是栓子机械堵塞肺动脉、神经体液激活（5-羟色胺、儿茶酚胺）和肺动脉压机械受体牵拉刺激，导致肺动脉压突然增高，急性右心室扩张和右心功能不良，右心室排血量下降，左心前负荷减少，心室间隔左移，左室充盈不足，心搏量下降，血压降低，冠状动脉灌注减少，引发心肌缺血、缺氧，甚至出现小灶性心肌坏死。典型心电图改变多由大块肺栓塞引起，心电图不典型者由非大块肺栓塞引起，或同时存在其他心血管疾病，或受药物治疗的影响。

（二）心电图改变

急性肺栓塞常见的典型心电图改变有：

（1）窦性心动过速是最常见的心律失常。心率通常在 100~120 次/min，>90 次/min 对肺栓塞的诊断可能就有意义。心率加快与心排血量生理需要增加有关。房性心律失常，特别是心房扑动和心房颤动（9%）也常见于急性肺栓塞，可能由右心房扩大引起。

（2）右束支阻滞可表现为不完全性或完全性，发生率约 25%。有时右束支阻滞程度较轻，不表现在 V_1 导联，而出现在 V_{3R}、V_{4R} 或 V_{5R} 导联，其意义与 V_1 导联相似，因此肺栓塞做心电图检查必须记录右胸前导联。右束支阻滞可合并 ST 段抬高，T_{V_1}、v_2 直立，类似前壁或后壁心肌梗死图形。与肺栓塞有关的右束支阻滞经常是一过性的，随右心血流动力学好转、恢复而消失。新发生的右束支阻滞是肺动脉主干完全堵塞的标志。有研究显示，完全性和不完全性右束支传导阻滞的出现能增加患者的死亡率（图7-19）。

（3）急性肺栓塞患者QRS电轴可以呈右偏、左偏或不可测电轴变化。典型的电轴改变多描述为右偏，但电轴左偏也不少见，可能与共存的其他心肺疾患有关。

（4）"肺型P波"，P波振幅增加，$P_{II}>0.25mv$，可见于肺栓塞（2%~30%），其发生可能源于右心房肥厚或扩大（图7-20）。

（5）典型的$S_IQ_{III}T_{III}$是急性肺栓塞常见而重要的心电图改变，但不是确诊性图形。该图形的特征是I导联出现S波或S波变深，III导联出现Q波和T波倒置。$S_IQ_{III}T_{III}$图形的出现多提示肺动脉干或左右主肺动脉的栓塞，但仅有约1/3的肺栓塞患者出现该心电图变化。$S_IQ_{III}T_{III}$型的出现常常晚于胸前导联的T波改变而早于右束支传导阻滞，通常持续时间较短，当溶栓或抗凝治疗使右心室负荷减轻时$S_IQ_{III}T_{III}$亦可减轻或消失。$S_IQ_{III}T_{III}$图形诊断肺栓塞的敏感性约50%。$S_IQ_{III}T_{III}$图形的动态变化有助于肺栓塞的诊断和病情预后的估判（图7-21）。

（6）急性肺栓塞心电图既可出现ST段下降，也可出现ST段抬高。ST段下降程度一般较轻，较明显的下降可出现在前壁、下壁和侧壁导联，其发生机制与肺栓塞本身生理劳损引起的心肌缺血有关。ST段抬高一般也较轻，多小于1mm，常出现在$S_IQ_{III}T_{III}$型时的下壁各导联，右束支阻滞时，

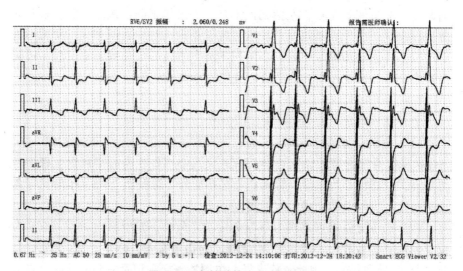

图7-19　急性肺栓塞心电图表现

男性，52岁，急性肺栓塞患者。心电图表现：心房颤动，心电轴+90°，V_1、V_2导联呈rsR′型，I、V_1、V_2导联S波粗钝，时限0.14s，呈完全性右束支图形。II、III、aVF导联T波倒置或负正双向，V_1~V_3导联T波倒置

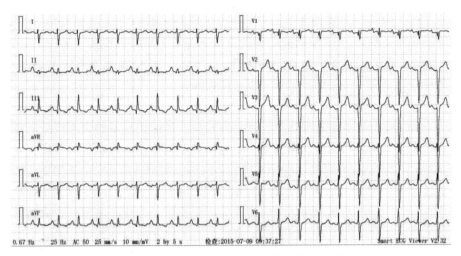

图7-20　急性肺栓塞心电图表现

男性，60岁，急性肺栓塞患者。心电图表现：P波振幅增加，$P_{II}>0.25mv$，$V_2{\sim}V_6$导联R/S<1，II、III、aVF导联ST段压低，T波呈倒置

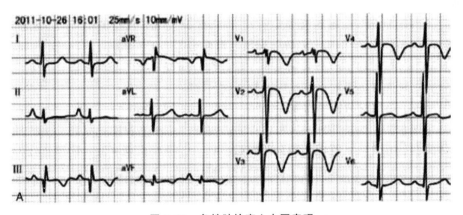

图7-21　急性肺栓塞心电图表现

心电图表现：窦性心律，$S_1Q_{III}T_{III}$（I呈RS型，III呈QR型且T波倒置）

右胸导联也可出现ST段抬高。

（7）胸前导联T波倒置是急性肺栓塞最常见的改变之一。急性肺栓塞胸前导联的T波倒置多呈对称性，T波倒置的程度由右向左逐渐变浅，与冠心病不同。T波倒置可在病后第一天发生，与肺栓塞的严重程度有关，多为大块肺栓塞。

（三）鉴别诊断

肺栓塞的心电图变化可类似急性下壁以及程度较轻的前间壁心肌梗死

的图形。肺栓塞患者的Ⅲ、avF导联可出现明显的Q波，这些导联的ST段也可轻度抬高。ST段抬高的程度要低于急性下壁心肌梗死。肺栓塞时，T波倒置常见于Ⅲ导联，而不常见于avF导联。这些变化如果快速消退，尤其Q波消失，支持肺栓塞而不是心肌梗死。

（四）临床意义

急性肺栓塞由于其误诊率、死亡率较高，目前仍是威胁人类健康的急重症之一。大量的临床证据显示，心电图对于肺栓塞的诊断价值较高，能够提示一些心电图特征，如$S_1Q_{\text{Ⅲ}}T_{\text{Ⅲ}}$、$S_1S_{\text{Ⅱ}}S_{\text{Ⅲ}}$、右束支阻滞、T波倒置、心动过速等。近年来有人提出碎裂QRS（fragmentedQRS，fQRS）波在肺栓塞的诊断、治疗及判断预后方面有重要应用价值。为使心电图检查成为对肺栓塞诊断有用的工具，首要的是要提高对肺栓塞的诊断意识，对心电图的解释必须紧密结合病情和其他实验室检查所见，做全面分析、综合判断，走出肺栓塞心电图诊断的误区，提高其自身诊断价值。

【慢性肺源性心脏病】

慢性肺源性心脏病（肺心病），多由慢性支气管炎、阻塞性肺气肿所致的肺循环阻力增加，肺动脉高压，进而引起右心室肥厚，右心室扩大，最后不可避免地引起右心室衰竭。慢性肺心病特别是中晚期患者，心电图常有比较典型的表现，借此可以做出病因诊断。

一、心电学异常的机制

慢性肺心病发展到一定程度，右心室流出道相当程度肥大时，QRS环体向右后方转移，投影在胸前的负侧，V_5、V_6导联出现S波。病情继续发展右心室流出道肥大加重，右心室游离壁也开始肥大，QRS环体大部分位于右后方，V_1、V_2导联的R波减小，甚至呈QS型，V_5、V_6导联的R波也减小，呈rS型。病情到晚期，右心室游离壁明显肥大，QRS环体向前向量增大，V_1导联出现高R波；除右心室肥大外，右心房肥大使P波电轴向下，故出现"肺型P波"。慢性肺源性心脏病的患者也可出现肢体导联低电压。

（二）心电图改变

（1）Ⅱ、Ⅲ、aVF导联P波高尖，振幅≥0.22mV；通常P波不增宽且无切迹。（图7-22）。

（2）QRS波群改变：①电轴右偏≥+90°；②Ⅰ导联深S波，Ⅲ导联R波增高或有Q波，极度右偏时可出现$S_1S_{\text{Ⅱ}}S_{\text{Ⅲ}}$图形，aVR导联呈QR或RS型；③$V_1$导联可呈RS型；其R波>0.5mv，R/S≥1；$V_5$导联呈RS型，R/S≤1.也可表现为$V_1$~$V_6$导联呈rS型，心脏显著顺钟向转位。（图7-23）

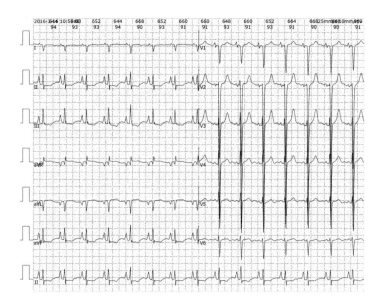

图 7-22　肺心病，肺型 P 波，右心室肥厚

P$_{II、III、aVF}$导联呈高尖，电压 0.40mV，心电轴右偏+120°，aVR 导联呈 QR 型，R/Q>1；V$_5$、V$_6$ 导联呈 rS 型

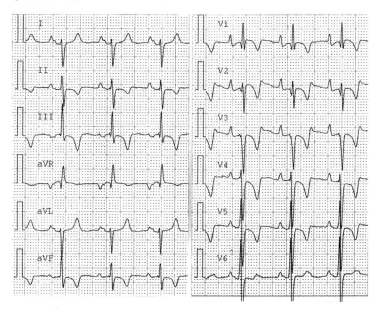

图 7-23　肺型 P 波，ptfv$_1$ 异常，右心室肥厚（V$_1$ 呈 qRs 型）

肺心病患者，心功能Ⅲ级。心电图表现：Ptfv$_1$=-0.04mm.s；Pv$_2$-v$_4$ 形态高尖，电轴右偏，aVR 呈 qR 型，R/q>1；V$_5$ 导联呈 rS 型，r/S<1。心脏多普勒显示左房内径正常，结合病史，Ptf$_{V1}$ 值异常为左心功能不全表现，而非左房肥大

（3）肢体导联低电压。

（4）Ⅱ、Ⅲ、aVF 导联及右胸前导联 T 波倒置。

（5）由于本病并发的低氧血症、酸中毒及传导系统受累等因素，常可诱发各种心律失常，常见的有室性期前收缩、房性期前收缩、房性心动过速、心房颤动等。多源型房速是慢性肺源性心脏病常见的一快速性房性心律失常，与失代偿有关。这一心律失常由于没有规律，容易与房颤、房扑或者其他室上性心动过速相混淆。

（三）鉴别诊断

慢性肺心病应与前间壁心肌梗死相鉴别：

①慢性肺源性心脏病患者心电图可出现异常 Q 波，降低一肋间描记 V_1~V_3 导联，可能出现 rS 型；②慢性肺心病者 V_1~V_3 导联 ST 段下移，而前间壁心肌梗死 V_1~V_3 导联 ST 段呈弓背向上抬高；③慢性肺心病患者 V_4 导联很少出现异常 Q 波。④前者可出现"肺型 P 波"，QRS 电轴右偏等，而后者多无此改变（图 7-24）。

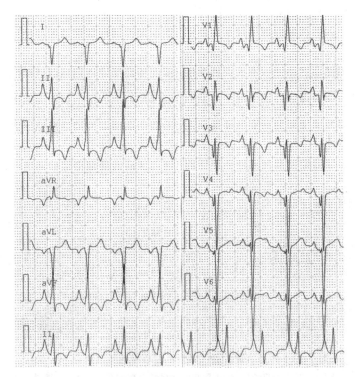

图 7-24　肺心病，右心室肥厚（V_1~V_3 导联出现异常 Q 波）

心电图表现：Ⅱ、Ⅲ、aVF 呈 Rs 型，V_1 呈 QR 型，V_2~V_3 是 QrS 型、V_4~V_6 是 Qs 型伴有切迹，aVR 呈 qr 型。需与前壁心肌梗死鉴别

（四）临床意义

心电图是诊断慢性肺源性心脏病重要方法之一。由慢性阻塞性肺病和肺心病继发的心脏疾病的程度越重，心电图的改变越明显。尽管慢性阻塞性肺病可以表现几种有关的心电图异常，事实上，一旦右心室肥大在心电图中表现出来，慢性肺心病的诊断就可以确立。结合临床资料，且可判断病变的期别，早期或晚期。

第四节　电解质紊乱

心肌电活动是离子在细胞膜内外移动介导的。随着电生理学的发展，有关电解质紊乱对心脏的影响有了比较明确的认识，主要是对心肌细胞的动作电位有明显影响，对心肌细胞的应激性及传导性也有影响，从而心电图上表现出 ST-T 改变，严重的电解质紊乱还可引起激动起源和传导上的异常，甚至引起心室颤动或心脏停搏。

【高钾血症】

钾是人体内最重要的电解质之一，临床上血钾对心脏的影响最为明显。正常情况下体内 98% 的钾存在细胞内，细胞外液含钾极微，一般血清钾浓度是反应细胞外钾浓度。正常血清钾浓度为 3.5~5.5mmol/L，当血清钾浓度>5.5mmol/L 时即为血钾过高。

（一）心电图表现

（1）T 波高尖，升降支对称基底变窄，呈经典的"帐篷样"改变；以 II、III 导联和胸前导联尤为明显，即使原有 T 波倒置，当高血钾时也转为正向（图 7-25）。

（2）QRS 波群振幅降低，时间增宽，S 波变深。

（3）P 波减小，甚至消失。常见窦室传导或交界性心律（图 7-26，图 7-27）。

（4）Q-T 间期缩短。

（5）可出现以传导阻滞为主的心律失常。

（6）ST 段下移。部分高钾血症可出现 ST 段抬高，多在 aVR 和 V_1 导联出现。临床静脉透析后 ST 段可恢复正常。这种 ST 段改变称为可透析性电流（图 7-28）。

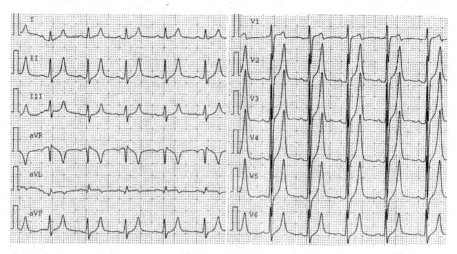

图 7-25　高血钾症

患者男性，33 岁，肾功能衰竭，血清钾 6.8mmol/L。心电图表现：T 波高尖，升降支对称、基底变窄，呈"帐篷样"改变

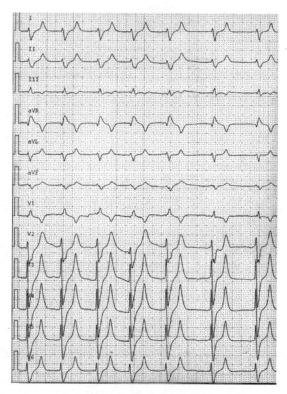

图 7-26　高血钾症

患者男性，41 岁，肾功能衰竭。血清钾 8.8mmol/L，呈窦—室传导心律

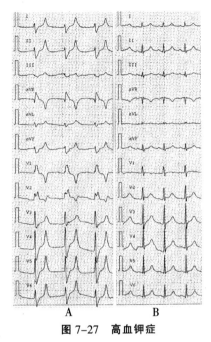

图 7-27　高血钾症

图 A、B 为同一患者，男性，44 岁，肾功能衰竭。图 A 为窦一室传导心律，血清钾 8.6mmol/L；图 B 为血液透析后复查，血清钾 4.8mmol/L，窦性心律

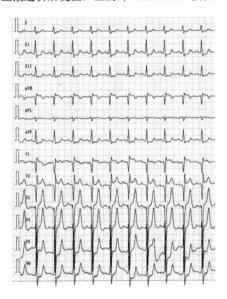

图 7-28　高血钾症

血清钾 8.5mmol/L。心电图表现：T 波高尖、双支对称，同时伴有 ST 段抬高，后经血液透析，血清钾 4.2mmol/L，ST 段恢复正常

（二）发生机制

血钾增高对心肌细胞的动作电位产生两方面的影响：其一是细胞膜对钾离子的通透性增加，复极 3 相时间缩短，坡度陡峻；另一方面是静息膜电位升高，这是由于细胞内外钾的浓度差较少所致。正常跨膜梯度的变化加速了终末期去极化，因而高钾血症心电图最早出现高尖、双支对称的 T 波，Q–T 间期缩短。当血钾浓度超过 5.5mmol/L 时即可出现这种变化。随着钾离子浓度的继续升高，心肌细胞静息膜电位负值较少，心室内传导减慢，此时心电图表现除 T 波高耸外，QRS 时间增宽，Q–T 间期也相应延长，有时会出现左前分支阻滞。当血钾浓度超过 6.5mmol/L 时心电图可出现这种改变。当血钾浓度升高超过 7.0mmol/L 时，静息膜电位更高，膜反应性降低，室内传导速度变慢，此时心房肌的激动传导受到抑制，P 波振幅降低，时间延长，房室传导减慢，P–R 间期延长。当血钾超过 8mmol/L 时，对心肌的抑制更加明显，心电图表现 PR 间期延长，R 波降低 S 波加深，QRS 波群增宽，ST 段下移近似心肌缺血表现，或 QRS 波群呈 QS 型。此时最特异的改变是 P 波消失，形成窦室传导心律（sinoventricular rhythm）或交界性心律。当血钾浓度进一步升高达 10mmol/L 时，即出现缓慢、越来越宽大的QRS 波群，QRS 波群与 T 波融合形成正弦曲线，甚至出现心脏停搏或室颤。

（三）鉴别诊断

据 Braun 氏报道只有22%的高血钾患者显示有典型的高尖 T 波。因此，单独 T 波高尖诊断高血钾并不可靠，需与心动过缓、脑血管意外、左室舒张期负荷过重、心内膜下心肌缺血及神经精神异常等出现的高大 T 波相鉴别。高血钾时 QRS 波群宽大畸形与束支或预激综合征具有特征性的QRS 波群形态不同。左束支阻滞时 V_5~V_6 导联无宽大的 S 波，而在高血钾时则可有宽大的 S 波，右束支阻滞时 V_5~V_6 导联无宽大的 R 波，而在高血钾患者则可出现（图 7–29）。

（四）临床意义

钾是人体内主要电解质，细胞内主要的阳离子，对维持神经肌肉应激性、心脏的正常功能等十分重要。人体摄入的钾盐经代谢后 80%以上由肾脏排泄，肾脏排钾的能力高于保钾的能力；故任何原因所致的急慢性肾功能减退或衰竭、尿量减少是造成血钾过高最重要的原因。高血钾症的病因还见于短期内快速补钾、盐皮质激素缺乏、急性代谢酸中毒、先天性钾离子转运异常、重度烧伤、挤压伤等。临床上还常可见到由于标本溶血造成的人为的高钾血症。临床上高钾血症较低钾血症少见但较低钾血症危险性大，特别是重度高钾血症（>6.0mmol/L），如处理不及时常危及生命，应引

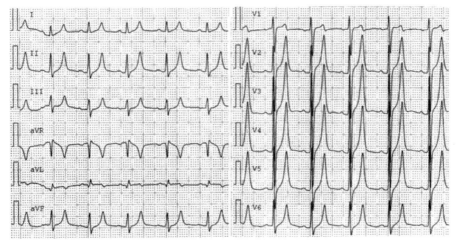

图 7-29　高血钾症

血清钾 6.8mmol/L。心电图表现：T 波形态变窄顶部变尖锐，同时伴有完全性右束支阻滞，后经血液透析，血清钾 4.2mmol/L，右束支阻滞图形消失

起临床高度警惕。

【低钾血症】

正常人体内钾主要分布在细胞内，细胞外液只含少量钾，细胞内外钾之比为 30:1，因此血清钾稍有减少，即可改变细胞内、外钾浓度梯度，对心肌产生明显影响。当血清钾浓度低于 3.5mmol/L 即为血钾过低。

（一）心电图表现

（1）U 波振幅增高，电压>0.20mV。

（2）U 波大于同导联 T 波。

（3）T-U 波融合。

（4）Q-T 间期延长。

（5）ST 段下移，T 波低平或倒置。

（6）可出现各种心律失常，如窦性心动过速、室性早搏、阵发性心动过速等（图 7-30）。

（二）发生机制

低血钾对心肌电生理的影响，主要是：①对复极过程的影响：低血钾时细胞膜对钾离子的通透性降低，动作电位时间延长，2 时相坡度进行性变陡而 3 时相则呈平缓延长，此作用在浦肯野纤维较心室肌明显，故心肌传导纤维的不完全复极时间较心室肌为长；②对自律性的影响：低血钾时

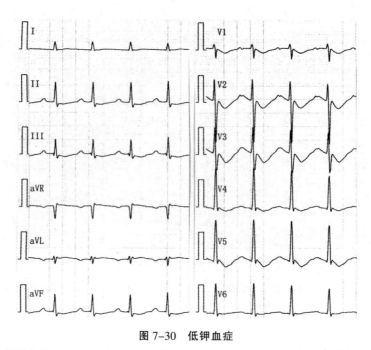

图 7-30　低钾血症

心电图表现：$ST_{II、III、aVF、V2~V6}$ 导联压低，T 波倒置，Q-T 间期延长。血清钾 1.54 mmol/L

起搏细胞的舒张期除极坡度加大，使其自律性增高，故可引起室性期前收缩及室性心律失常；低血钾不仅对起搏细胞有影响，对非起搏细胞也有此作用，可使心室肌细胞成为起搏细胞，从而发生室性心律失常；③低血钾可使心肌应激性增高而出现异位心律，以房性、交界性或室性期前收缩多见。室性期前收缩多发生于前一心搏的 U 波上，如低血钾未能得到及时纠正，则可出现多源性室性期前收缩、阵发性心动过速、心室扑动及颤动等而危及生命，偶尔亦可引起交替电压。

（三）鉴别诊断

低血钾引起心电图改变一般先是 T 波逐渐降低以至倒置，U 波逐渐增大，ST 段下移，U 波与 T 波融合呈驼峰状或构成宽大的假性 T 波（图 7-31）。U 波倒置与低血钾的关系不明确，U 波振幅增高可见于非缺钾病例，如奎尼丁和洋地黄作用，奎尼丁可引起 U 波增高和 Q-T 间期延长，而洋地黄可引起 ST-T 改变，其合并作用的心电图改变则为 ST 段压低、T 波低平及 U 波增高，形成 TU 融合，酷似低血钾表现。另外，在心动过缓时，U 波振幅通常也增高，部分完全性房室阻滞、脑血管意外病人可出现高大的 U 波，与血钾关系不明确。若能辨认出 U 波，且 U 波大于 T 波或者 T 波倒

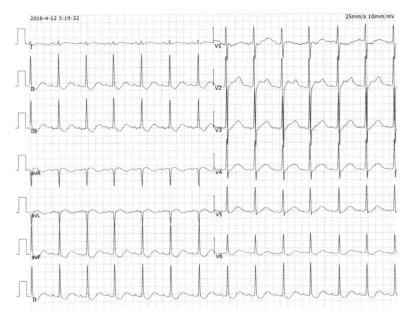

图 7-31　低钾血症

心电图表现：U 波振幅增高，与 T 波融合呈驼峰状尤以 V₂ 显著或构成宽大的假性 T 波。血清钾 1.19 mmol/ L，血清钙 1.55 mmol/ L

置时 U 波>0.1mV 是诊断低血钾的重要依据。

（四）临床意义

引起低钾的原因甚多，但主要为：①钾摄入不足，较多见于长时间的禁食或厌食者；②钾损失过多，如反复或大量的呕吐或腹泻，或大量胃肠道引流使胃肠液中的钾丢失；③还可见于慢性肾功能减退、碱中毒、大量腹水、糖尿病酸中毒等后期应用葡萄糖和盐水与胰岛素，或长期应用肾上腺皮质激素及原发性醛固酮增多症等。低血钾时可出现各种异位心律，如期前收缩、阵发性心动过速、以室性较室上性多见，严重时可出现多源性室性早搏、室速、心室扑动甚或室颤。

【高钙血症】

血清钙的含量超过 3mmol/L，即为血钙过高。钙离子进入心肌细胞主要作用于动作电位 2 相。当高血钙时使其 2 相缩短，而 3 相未受影响，故总的动作电位时程缩短。

（一）心电图表现

（1）ST 段缩短或消失。

（2）T 波低平或倒置，Q-T 间期缩短伴有明显 U 波。

（3）严重高血钙时 QRS 波振幅可增高及出现 J 波。

（4）心律失常，如室性期前收缩、阵发性心动过速、窦房传导阻滞、窦性静止或恶性心律失常等（图 7-32）。

（二）发生机制

高血钙使 2 时相缩短，心电图上表现为 ST 段缩短，甚至消失，Q-T 间期亦缩短。当血钙浓度超过 4.0mmol/L 时，T 波可增宽，这可能是复极 3 时相减慢的结果。血钙浓度缓慢升高，一般对心脏无严重影响，如血钙急剧升高达 6.5mmol/L 以上，可使心室肌动作电位除极 0 时相上升速度减慢，心电图上表现为 QRS 波群增宽，P-R 间期延长，甚至可发生心脏停搏而死亡。高血钙引起心律失常的机制可能是高血钙加速了心肌传导纤维的起搏

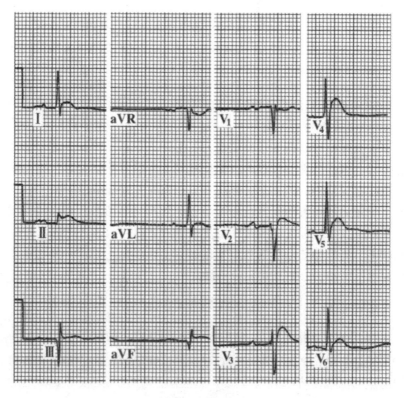

图 7-32　高钙血症

血清钙 3.6mmol/L，ST 段缩短，Q-T 间期缩短至 0.20s

自律性，并缩短其不应期，而且使心室肌内传导减慢，有利于折返形成而产生室性心律失常。

（三）鉴别诊断

一般而言，单纯性高血钙对 T 波影响不大，但如伴有心脏肥大、心肌病变等则易出现异常 T 波，如合并其他电解质紊乱也会出现相应变化。电解质可出现多项离子异常，心电图表现较为复杂。Q-T 间期缩短临床较为

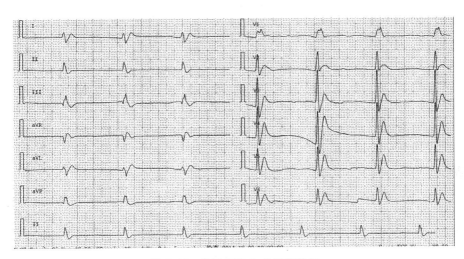

图 7-33　危重患者 Q-T 间期缩短

此图为危重患者发生窒息时描记。窦性停搏，室性逸搏心律，心室率40 次/min，Q-T 间期缩短。约 2min 后出现电机械分离，随后心室停搏

少见，可见于洋地黄效应、高钙血症、高钾血症等，但部分危重症患者也可出现 Q-T 间期缩短，常为临终心电图表现（图 7-33）。

（四）临床意义

临床上高血钙较低血钙少见，常见于甲状腺功能亢进症、骨转移癌、多发性骨髓瘤、肾上腺皮质功能亢进及指端肥大症等。此类患者在消化液大量丢失、使用利尿剂导致脱水或摄入大量钙盐的情况下会出现重度高钙血症。高钙血症的症状相对不特异，包括乏力、疲劳、恶心、便秘和腹痛，也可出现心脏传导异常，以缓慢心律失常多见。

【低钙血症】

正常人血清钙在 2.25~2.75mmol/L，血清钙含量低于 1.75mmol/L 即为血钙过低。低血钙时对心肌动作电位的影响是使 2 相延长，而 3 相坡度无

明显影响，故总的动作电位时程延长。

（一）心电图表现

（1）ST 段时限延长。

（2）Q-T 间期延长（主要为 ST 段延长所致），QTc 间期延长（图 7-34）。

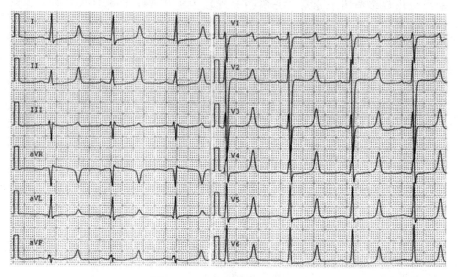

图 7-34　高血钾症、低钙血症

血清钙 1.16 mmol/L，Q-T 间期延长，ST 段水平型延长

（二）发生机制

低钙血症影响了细胞内外钙离子浓度变化的速度及钙离子通道的功能从而延长心室动作电位第 2 相的时程。QTc 间期的延长导致早后除极的发生并触发心律失常，低钙血症可能诱发尖端扭转型室速。

（三）鉴别诊断

Q-T 间期延长见于冠心病、心肌梗死、心肌病、脑出血、三度房室阻滞，药物影响等，应与鉴别。而低钙血症主要是以 ST 段延长为主的 Q-T 间期延长。

（四）临床意义

临床上低血钙常见于慢性肾功能衰竭、甲状腺功能减退、骨质疏松症、肝性昏迷、严重呕吐、长期腹泻或钙盐摄食过少。其他病因还包括维生素 D 缺乏症、先天性钙代谢异常和危重症。低钙血症常与低镁血症伴随。低钙血症主要表现为神经肌肉的易激惹，典型表现为手足痉挛，可进展为明显的手足抽搐、喉痉挛、强直—阵挛发作。心电图可出现传导异常但不会出现严重的心律失常。

【电解质混合性改变的心电图变化】

在电解质紊乱患者中，极少数是单一的电解质浓度改变，多系几种电解质浓度同时发生改变。因其相互影响，使心电图表现复杂化，甚至混淆不清。如尿毒症在高血钾的同时常伴有低血钙，此时心电图上可充分表现两者的特征，即 ST 段延长和 T 波高尖（图 7-35）。低血钙可使高血钾的心电图改变加重，并促使房室及心室内传导阻滞进一步加重，易诱发心室颤动。低血钠可加重高血钾的作用。在低血钙的同时也常伴有低血钾，心电图上表现为低血钙所致的 ST 段延长，T 波增宽并常与低血钾所致的 U 波融合在一起。通常低血钙可减轻低血钾的心电图改变。高血钠可加重低血钾的心电图改变。电解质混合性改变的心电图除上述变化外，由于心肌病变的程度和个体差异，不同病例或不同时期其心电图改变也可能不尽相同；有明显心肌器质性损害者，对电解质紊乱更敏感，故更易诱发心律失常或 ST-T 改变。

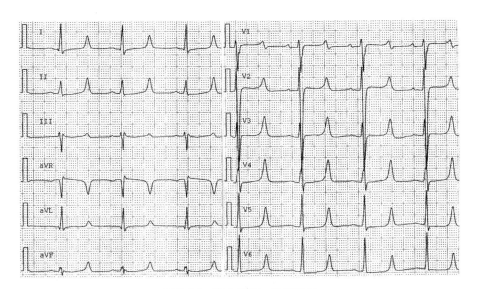

图 7-35　高血钾症、低钙血症

心电图表现：ST 段水平型延长，T 波高尖、基底部变窄、双支对称。血清钾 7.8 mmol/L，血清钙 1.5mmol/L

第五节　急性心肌梗死心电图

急性心肌梗死系在冠状动脉粥样化斑块破裂的基础上形成新的血凝块，突然堵塞了冠状动脉血流致其所供应的心肌迅速经历缺血、损伤以至坏死。这一过程使心电图发生一系列特征性的心电图改变：①缺血性 T 波改变；②损伤型 ST 段抬高；③坏死 Q 波。目前把急性心肌梗死根据 ST 段是否升高，分为 ST 段升高的心肌梗死（ST elevated myocardial infarction, STEMI）及非 ST 段升高的心肌梗死（Non ST elevated myocardial infarction, NSTEMI）。

【概述】

（一）发病机制

急性心肌梗死是冠状动脉急性闭塞引起的心肌严重缺血和坏死。冠状动脉闭塞最常见的原因是在冠状动脉粥样硬化的基础上形成急性血栓。急性心肌梗死的发生与闭塞与冠状动脉的大小、时间以及在梗死前有无侧支循环形成、缺血、预适应等情况有关。

典型的急性心肌梗死，其心电图变化一般都可观察到 ST 段升高，以及ST-T 的系列改变。其病理机制主要是在冠状动脉斑块破裂的基础上的新血凝块，突然堵塞了冠状动脉，血块的形成物主要为纤维蛋白及红细胞，导致冠状动脉完全堵塞，发生透壁性心肌梗死。

病变不穿透全层心肌的心内膜下的心肌梗死发生机制不同，心内膜下心肌梗死系由于较广泛的冠状动脉内斑块病变，以斑块表面血小板凝集为主的阻塞性病变，管腔阻塞并不完全。心电图没有 ST 段升高，只有倒置的 T 波及轻度 ST 段压低等改变。由于介入治疗的开展，急性心肌梗死的不同类型，治疗、处理方式不同，ST 段升高的透壁性心肌梗死应争取在尽可能短的时间内（在发病 6h 以内）进行紧急介入处理，而非 ST 段升高的梗死则应用抑制血小板活性的抗栓治疗。由于 ST 段升高可在超急期出现，透壁性心肌梗死只需根据心电图的变化（结合血清内心肌标记物的检查则更准确）即可得到早期有效地介入治疗。因此，心电图检查对急性心肌梗死的诊断、治疗尤为重要。

（二）心肌梗死心电图改变的机制

1. 坏死型 Q 波

（1）产生机制。正常的心室除极首先从室间隔开始，由心内膜下心肌向心外膜下心肌扩布，形成 QRS 波群。QRS 波群向量的起始 10~20ms 为室间隔及心内膜下心肌的除极向量，30~40ms 代表右心室及大部分左心室除极产生的向量，最后为左心室后基底部的除极。在正常人，QRS 波群的前 30~40ms 的向量大致指向左下方偏后。因此，当某一部分心肌坏死时，该处不会产生心电向量，综合向量将背离梗死区，因此在面对梗死区的导联上出现坏死型 Q 波或 QS 波，而对应导联上则出现 R 波增高。例如，前壁梗死可在正后壁导联上出现 R 波增高；后壁梗死在右前胸导联出现 R 波增高。应当指出，心肌的坏死和损伤都能可产生 Q 波，但坏死产生的 Q 波多为永久性，而损伤产生的 Q 波多为可逆性，极少数为不可逆的；心肌的缺血、损伤及坏死是 Q 波产生的主要原因，但心肌炎、心肌纤维化等也可引起 Q 波。

（2）影响 Q 波产生的因素。

①心肌梗死部位：当梗死部位靠近左心室的后基底部时，由于其在 QRS 波群的前 40ms 可能尚未发生除极，因而面对梗死部位的导联心电图可不出现 Q 波或 QS 波，但应有 R 波的变化，如振幅减小、增宽、切迹。

②梗死范围：梗死范围越大，Q 波或 QS 波越明显，但两者之间并不是成正比关系。

③梗死心肌的厚度：当梗死厚度达 5~7mm 或大于心室壁的 1/2 时才会出现 Q 波；而薄于心室壁 1/2 的梗死可不出现 Q 波。

（3）Q 波消失的原因。急性心肌梗死出现的 Q 波或 QS 波在以后的恢复期或慢性期中可以消失，其原因也是多方面的：

①心室肌细胞处于电静止状态：心肌因严重缺血发生损伤，但未发生坏死，只是处于暂时的心肌冬眠状态，因此出现暂时性 Q 波或 QS 波。当心肌供血得以改善，心肌损伤的程度减轻甚至消失时，心肌除极与复极的特性可得以恢复，使先前出现的 Q 波消失。临床上开展的急性溶栓或介入治疗急性心肌梗死，由于冠状动脉的再通较早使梗死部位心肌很快恢复血流灌注，故 Q 波可迅速变小，也是溶栓后冠状动脉再通的心电图特征之一。

②对侧部位发生了心肌梗死：对侧部位心肌的梗死能使两个部位向量的丢失相互抵消，因此在心电图上都不出现 Q 波，或 Q 波的深度减低。

③心肌梗死合并传导异常：心肌梗死合并左束支阻滞及其分支阻滞、

预激综合征、室内差异性传导和心室起搏节律等掩盖了原有的心肌梗死波形。

2. ST 段改变的机制

(1) 舒张期损伤电流学说。当某一部位心室肌遭受缺血损伤后,受损区心肌细胞膜丧失了离子的选择通透性,致使受损的心肌细胞在复极后的静息期外仍有一部分正电荷进入细胞内,使其不能完全去极化,造成膜外电位降低;而健康部位心肌细胞膜外电位较高,于是健康部位心肌与受损伤部位心肌之间存在电位差,因此便有电流活动。电流由健康部位心肌流向受损区心肌,从而产生损伤电流。损伤电流的向量方向与正常电流方向恰恰相反,其电穴在前、电源在后。此向量方向是背离探查电极的,反映在心电图上便是 T–P 段的降低(若为心内膜下心肌损伤则 T–P 段抬高)。当心肌细胞除极后,不论受损伤心肌或是健康心肌,细胞外的正电荷全部进入细胞内,心肌之间不再有电位差,损伤电流消失,ST 段位于等电位线,但经心电图机内补偿装置的调节,心电图上便显示出 ST 段抬高。当心肌复极后再度进入静息期,受损心肌亦随之下降,这便形成"单向曲线"。

(2) 收缩期损伤电流学说。当心肌的一部分受到缺血性损伤之后,受损区域心肌细胞不能进行正常的除极,健康心肌细胞除极完毕之后,受损区心肌细胞膜外仍有一部分正电荷,与邻近的健康心肌相比,其电位较高,因而有损伤电流自受损区心肌流向健康心肌,引起 ST 段偏移,这便是收缩期损伤电流。此损伤电流向量方向是自正常心肌指向受损心肌,因而是朝向探查电极的,使对应损伤区的导联上 ST 段抬高。

(3) 除极波受阻现象。受损区心肌细胞电位逐渐减小,直至丧失除极能力。与此同时,在受损区心肌边缘产生了阻滞。心肌除极时,健康心肌可正常除极,在心电图上产生 R 波。然而当除极波进展到损伤区边缘时,便发生了阻滞,这时损伤心肌仍处于降低的极化状态。健康侧心室肌细胞外排列一层负电荷,而受损区心肌细胞膜外排列一层正电荷,电流由受损区心肌流向健康心肌,引起 ST 段抬高。

(4) T 波改变。心肌缺血时首先表现为复极时间延长。在全部心肌复极过程中,缺血部位的心肌复极时间延迟,在心肌外膜面电极记录的心电图就出现 T 波形态、振幅和方向的改变。正常在心外膜记录的心电图 T 波升支与降支不对称。缺血型 T 波的形态有以下几个特点:①升支与降支对称;②顶端变为尖耸的箭头状;③T 波由直立(T 波与 QRS 波群的主波方向相同)变成倒置(与 QRS 波群的主波方向相反);④QT 间期缩短;⑤T

波改变仅出现在心肌缺血的导联，具有定位诊断意义；⑥T 波变化明显，在几分钟或数十分钟之内可以观察到 T 波的剧烈变化。

3. 等位性 Q 波

等位性 Q 波：是指心肌发生梗死，但因某种原因未形成典型的病理性 Q 波，而产生各种特征性 QRS 波群的形态改变。这种 QRS 波群的形态改变和病理性 Q 波一样，可用于心肌梗死的诊断。等位性 Q 波包括以下各种特征性 QRS 波群的改变：

①q 波：当梗死面积较小时，虽位于左心室去极化起始 40ms 内，但亦不能形成典型的病理性 Q 波，仅能形成 q 波。

②进展型 Q 波：同一患者在相同的体位条件下，原来出现 Q 波的进行性增宽或加深，或者原先在无 Q 波的导联上出现新的 q 波，并能排除间歇性束支阻滞或预激者。

③Q 波区：Q 波区是指面向梗死区的胸前导联的周围（上下一肋或左右邻近部位）均可记录到 Q 波的区域。Q 波区（特别是胸前导联）的存在支持心肌梗死的诊断。

④QRS 波群的起始部的切迹、顿挫：QRS 波群在起始 40ms 内，梗死相关导联的 R 波出现大于或等于 0.05mV 的负向波时，即为 QRS 波起始部的切迹或顿挫，它们与小面积心肌梗死有关，其形成机制与 q 波相同。

⑤R 波丢失：指因心肌梗死引起相关 R 波振幅的降低。

等位性 Q 波的概念有助于鉴别不典型心肌梗死和早期心肌梗死的诊断，提高心电图对心肌梗死诊断的敏感性。

【急性心肌梗死心电图变化】

（一）缺血性T波改变

在冠状动脉闭塞以后最早出现的改变是缺血型 T 波改变，不论是直立 T 波或倒置 T 波，在心肌梗死超急性期即可出现，与胸痛同时或在胸痛持续几分钟或几小时后出现：①T 波振幅增高或加深，波峰变尖，呈帐顶状；②T 波的升支与降支对称；③T 波变化快，可很快由直立变为倒置；④T 波改变仅出现在反应心肌缺血区的导联上。在缺血T波变化的同时，Q-T 间期开始是缩短，继而是 Q-T 间期延长。

由于心肌缺血多发生于心内膜下心肌，因而急性心肌梗死早期最显著的是 T 波高耸，临床上往往根据缺血性 T 波变化的急剧特征，做出心肌梗死超急性损伤期的诊断（图 7-36）。

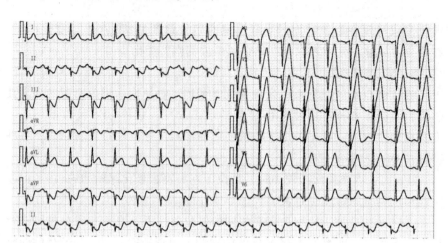

图 7-36　超急性期前壁心肌梗死

患者男，48 岁，心前区疼痛 1h。心电图表现：$ST_{V_1 \sim V_4}$ 呈上斜型抬高与 T 波融合、形成高大 T 波，$ST_{II、III、aVF}$ 导联显著压低。CK-MB 9.65ng/ml，MYO 447ng/ml，TNI 8.20ng/ml

（二）损伤型ST段抬高

心肌缺血进一步加重，可造成心肌损伤，出现损伤型 ST 段改变。ST 段抬高是急性心肌梗死早期最具特征性的改变。

随着缺血损伤的不同，ST 段抬高可呈凹面向上型、斜直型、凸面向上型、单向曲线样等改变，严重者可出现墓碑样和巨 R 型 ST 段抬高（图 7-37）。"墓碑"样 ST 段抬高是急性心肌梗死早期常见的超急期改变，其心电图特点是，QRS 波没有下降支，R 波振幅减小，J 波与 R 波顶点融合，ST 段振幅增大上升呈"墓碑"状（图 7-38、图 7-39）。"墓碑"样 ST 段抬高以老年人发生率高。经临床观察呈墓碑形 ST 段抬高者均发生在透壁性心肌梗死，入院 1 周内并发症多，病死率显著增高。此种心电图改变可作为判断急性心肌梗死预后的一个独立指标。

（三）坏死型Q波

常规心电图上诊断为坏死性 Q 波的测量标准是：Q 波时间>0.03s，Q/R 振幅>1/4（图 7-40）。

坏死型心电图的变化大致有五种表现形式：①QS 波形；②QR 或 Qr 波形；③Q 波的镜面相：右侧胸前导联（$V_1 \sim V_3$ 导联）R 波振幅的异常升高，则是正后壁心肌坏死 Q 波的镜面相，这种 R 波的出现也是随着心肌损伤而演变；④正常 q 波的消失：q 波是正常室间隔初始向量在 I 、V_5、V_6 导联

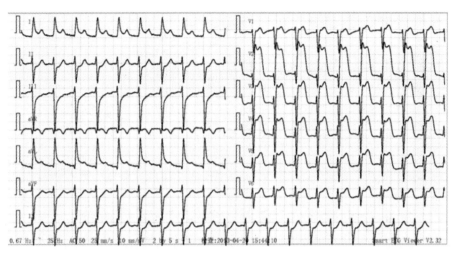

图 7-37　急性广泛前壁心肌梗死（ST 抬高呈墓碑样改变）

V_2~V_6 导联 ST 段呈单向曲线抬高与高耸的 T 波融合。Ⅱ、Ⅲ、avF 导联 ST 显著压低

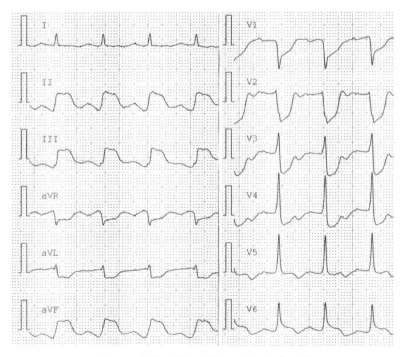

图 7-38　急性下壁心肌梗死（"巨 R 波"型）

患者男，65 岁，心前区疼痛 2h。CK-MB 11ng/ml。心电图表现：$ST_{Ⅱ、Ⅲ、avF}$ 导联抬高与 R 波融合形成宽大的"R"波，$ST_{aVL、V_1-V_4}$ 导联压低呈宽大"S"波。这种 ST 段形态改变易误认为宽大的 QRS 波

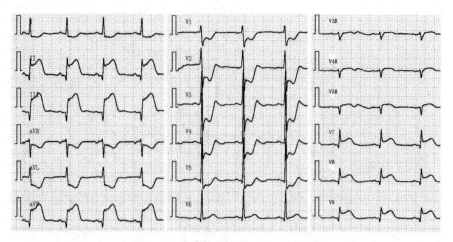

图 7-39　急性下壁、正后壁心肌梗死

患者男性，70 岁，胸疼 4h。心电图表现：Ⅱ、Ⅲ、aVF 导联 ST 段抬高与 T 波融合呈墓碑样改变，余导联对应性显著压低

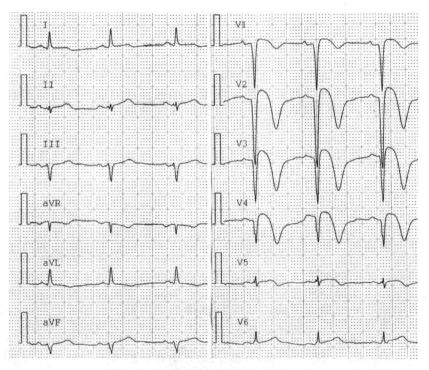

图 7-40　急性前壁心肌梗死（异常 Q 波）

患者男，62 岁，突发胸骨后疼痛伴大汗 3h。心电图表现：$V_2 \sim V_4$ 呈 QS 型，V_5 呈 rs 型；$ST_{V_1-V_4}$ 呈弓背型抬高，$T_{V_1 \sim V_4}$ 倒置。CK-MB 485U/L，CK 588U/L，LDH1478U/L

上的投影；如果 V_5、V_6 导联上原有 q 波消失：代表室间隔心肌坏死，但应与预激综合征，完全性左束支阻滞鉴别；⑤QRS 波幅的正常顺序发生改变 ；正常情况下 V_1 至 V_6 导联 R 波振幅逐渐升高，如果 R 波振幅逐渐降低或消失，应考虑前壁心肌梗死。

【急性心肌梗死的心电图演变分期】

典型的急性 Q 波型心肌梗死有其特有的演变规律，这种演变规律不仅表现在心电图上，也表现在心肌标志物的释放曲线上。心电图变化随着心肌缺血、损伤、坏死的发展和恢复而呈一定演变规律，其 QRS-ST-T 的变化具有特征性的演变过程（图 7-41）。目前，心肌梗死的心电图分期尚无统一标准，但根据心电图图形的演变过程和演变时间，将其分为四个时期：超急性期、急性期、亚急性期（恢复期）、陈旧性（慢性）期。由于临床上溶栓的治疗，冠脉成型的介入治疗越来越广泛的应用，使闭塞的冠状动脉及时再通，大大缩短了各期的进程。

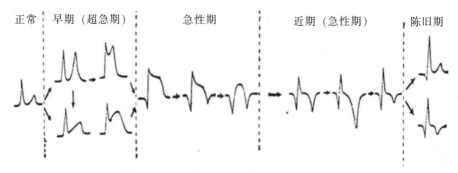

图7-41 急性心肌梗死的图形演变与分期

（一）超急性期

超急性损伤期持续时间短暂，只有数分钟至数小时内，一般在 24h 内消失。心肌此期虽然遭受了严重损害，仍处于可逆阶段。心电图表现为 T 波巨大高耸，双支对称或不对称而呈圆拱形蓬顶状(图 7-42)，随后ST 段升高。个别病人还可出现 QRS 波群振幅增高。超急期 T 波确切的产生机制尚不清楚，Lenqrel 等认为心内膜下心肌缺血与细胞内的钾离子突然逸出细胞外，是造成 T 波高大的主要原因。由于此期心肌处于可逆阶段，如果及时发现并迅速采取措施，则可挽救缺血心肌，缩小甚至避免梗死的发生。

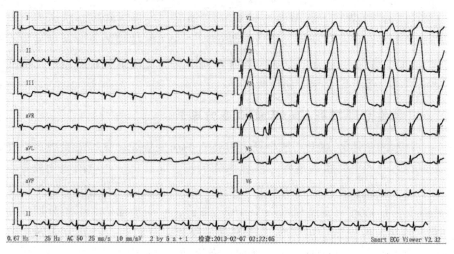

图 7-42　急性前壁心肌梗死（超急性期）

患者男性，46 岁，胸痛 1h 就诊。心电图表现：V_2~V_4 导联 T 波高耸直立，ST 段抬高

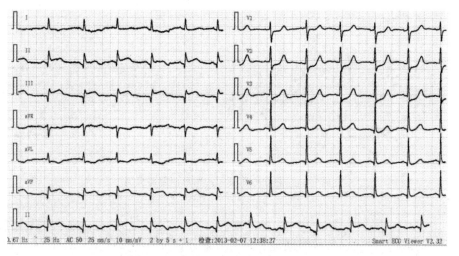

图 7-43　急性下壁心肌梗死（急性期）

患者男性，49 岁，因胸痛伴加重一天入院。心电图表现：Ⅱ、Ⅲ、aVF 导联呈 QR 型，$ST_{Ⅱ、Ⅲ、aVF}$ 导联呈凹面向上型抬高；$ST_{Ⅰ、aVL}$ 导联呈下斜型压低，$ST_{V_1-V_3}$ 导联呈上斜型压低。CK-BM 6.86ng/ml，TNI 2.38ng/ml，MYO 139ng/ml

（二）急性期

又称充分发展期，发生在梗死后数小时到数周内，心肌为透壁性缺血、损伤合并坏死改变。心电图表现为 ST 段呈弓背向上性型抬高，并与 T 波

前支融合形成单向曲线；随着病理性 Q 波的出现，ST 段开始恢复至等电位线，同时伴有倒置 T 波。急性期心肌梗死的典型心电图表现，反映心肌从急性透壁性缺血损伤状态进入坏死阶段。关于急性心肌梗死时背离梗死区导联的 ST 段下降，曾认为是梗死区 ST 段抬高的"镜面反应"，目前不少学者认为，在相当部分患者中它反映了梗死区的内膜下心肌缺血或梗死面积较大，此与多支血管病变或供应梗死区血管的近端狭窄有关。仅有少部分患者为梗死区 ST 段原发性抬高的镜面反应（图 7-43）。

（三）恢复期

亦称亚急性期心肌梗死，此期一般持续 3~6 个月。心电图表现为：①病理性 Q 波；②.ST 段回至等电位线或下移；③T 波倒置由深变浅，逐渐恢复（图 7-44）。

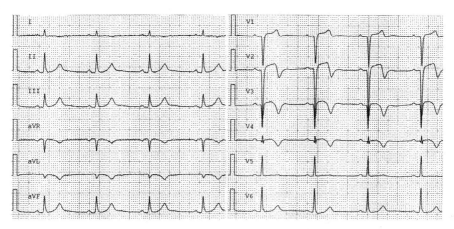

图 7-44　急性前壁心肌梗死（恢复期）

急性前壁心肌梗死患者三个月后描记，心电图表现：V_1~V_4 导联 ST 段呈弓背向上型抬高，Tv_1~v_4 呈倒置

（四）陈旧性期

又称慢性稳定期。在心肌梗死发生数月至数年后，倒置的 T 波恢复正常或长期无变化，ST 段一般在等电位线，有时可下移，心电图上可遗留或无病理性 Q 波（图 7-45）。

【特殊类型的心肌梗死】

（一）急性无Q波心肌梗死

未出现 Q 波的心肌梗死曾称为"非透壁性"（non-transmural infarc-

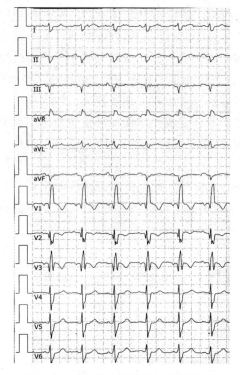

图7-45　前间壁心肌梗死（陈旧性期）

tion）心肌梗死、心内膜下心肌梗死等，在心电图上主要表现为 ST 段抬高及 T 波倒置，QRS 波群变化不明显或有等位性 Q 波变化。这种 ST-T 变化持续时间较长，T 波也有规律性演变。近年来国外学者的临床研究发现，与 Q 波心肌梗死比较，无 Q 波型梗死更多见于多支冠状动脉病变，且有多次梗死的倾向。由于无 Q 波心肌梗死多数表现为 ST-T 改变，因此基本等同于非 ST 段抬高型心肌梗死，需要进行动态观察心电图变化以及结合临床其他指标及血清酶学的改变有助于诊断（图 7-46）。有时，心肌梗死合并左束支阻滞、预激综合征，其坏死型 Q 波被掩盖，也表现为无 Q 波型心肌梗死。

（二）右心室梗死

右心室心肌梗死大多是右冠状动脉闭塞所致。右心室梗死最敏感的心电图标志是 ST_{V4R} 抬高 ≥1mm 伴直立 T 波（心肌梗死后 12h 内）；需要重视的是 V_1 导联 ST 段抬高常伴 II、III、aVF 导联 ST 段抬高(ST_{III}抬高>ST_{II}抬高）也是右心室梗死的主要指标。由于右心室壁比左心室壁薄，电位低，发生梗死时心电图表现不典型，其常规 12 导联心电图对其无定义意义，

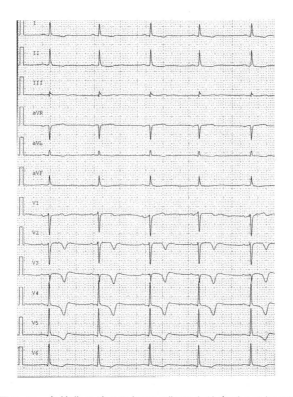

图 7-46　急性非 Q 波心肌梗死（非 ST 段抬高型心肌梗死）

患者男，51 岁，心前区疼痛 5 小时记录。心电图表现：$V_1 \sim V_3$ 导联呈 rS 型，Ⅰ、aVL、$V_2 \sim V_5$ 导联 T 波倒置。CK-BM 6.96ng/ml，TNI 2.88ng/ml

这也是右心室心肌梗死常被漏诊的原因。

右心室梗死常与下壁心肌梗死同时存在，单纯右心室游离壁心肌梗死较少见。心电图改变为：①下壁心肌梗死的心电图改变；②V_{3R}-V_{6R} 导联 ST 段抬高≥0.05mv，以 V_{4R} 最有意义，但 ST 段抬高的时间短，因此对下壁心肌梗死的患者应及时加做右胸导联；③V_{3R}、V_{4R} 导联 R 波消失，以 V_{3R} 导联最有意义；④V_1 导联可能有 ST 段抬高（图 7-47）。

右心室梗死常需结合临床和血流动力学改变方能确定诊断，还应排除心包填塞、缩窄性心包炎及急性肺动脉栓塞等。

（三）心房梗死

在心室梗死时，心房肌亦可受累，约占全部心肌梗死病例的 7%~17%，右房梗死比左房梗死多见。心房梗死因其表现较隐蔽且重视不够导致诊断率低。心房梗死常与心室梗死同时存在，其心电图表现为：①PR 段的移位，Ⅰ导联 PR 段抬高或压低>0.05 mV，Ⅱ、Ⅲ导联 PR 段压低>0.12mv 应

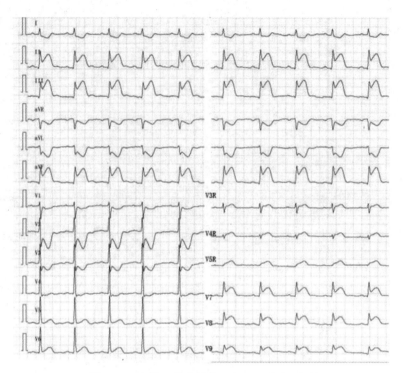

图7-47　急性下壁合并右心室、正后壁心肌梗死

患者男性，58岁，心前区疼痛2h描记。心电图表现：Ⅱ、Ⅲ、aVF、V_3R～V_5R、V_7～V_9导联ST段呈上斜型抬高；Ⅰ、aVL导联ST段压低。CK 632U/L，CK-MB 189U/L

考虑心房梗死，其中Ⅰ导联PR段抬高最有价值；②P波形态的改变：特别是P波宽大及形态畸形，如M形、W形、不规则形或出现切迹形P波；③伴发明显而持久的房性异位心律，包括房性期前收缩、房性心动过速、心房扑动或心房颤动，房性心律失常的发生机制与心房肌缺血、房内传导速度异常、心房电活动不稳定和左心功能不全等情况有关；④相对应的心室梗死的心电图：右心房对应右心室梗死，左心房对应左心室梗死。

（四）再发性心肌梗死

再发性心肌梗死是指心肌梗死发生后，同一部位再次发生新的心肌梗死。缺血症状持续20min以上伴有2个以上相邻导联新发Q波或ST段较之前抬高≥0.1mV，考虑为再发心肌梗死。ST段再次抬高也可见于致死性心脏破裂。

【急性心肌梗死的定位诊断】

心肌梗死的心电图定位诊断，是根据异常Q波、ST段抬高及T波倒置等梗死图形出现在代表心脏不同部位的相应导联上来决定的。定位诊断主要指的是外膜下心肌梗死或透壁性心肌梗死，对心内膜下心肌梗死的定位，由于它不像外膜下梗死那样精确的分界及典型的图形改变，所以目前尚不能做出可靠的定位诊断。心肌梗死的定位，按梗死部位的不同，一般可分为前壁、下壁、侧壁、后壁及右心室心肌梗死。

（一）前壁心肌梗死

1. 广泛前壁心肌梗死

广泛前壁心肌梗死实际上指的是前间壁、前壁、侧壁心肌梗死，为左冠状动脉主干或较粗大的前降支闭塞所致。典型的心肌梗死图形出现在 V_1~V_6 导联、Ⅰ、aVL 全部导联上（图 7-48）。急性广泛前壁心肌梗死由于梗死面积大容易发生心源性休克、心功能不全和室壁瘤。如发生房室阻滞、室内束支及其分支阻滞，病死率则增加。

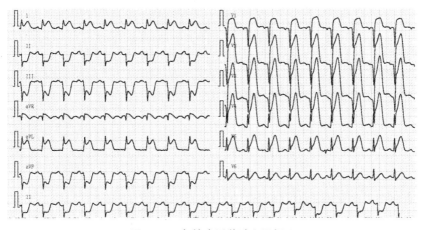

图 7-48　急性广泛前壁心肌梗死

患者男，68 岁，心前区疼痛 1h。心电图表现：ST$_{V_1-V_5}$ 呈单向曲线型或上斜型抬高伴有 T 波高大直立，ST$_{Ⅱ、Ⅲ、aVF}$ 导联显著压低。CK-MB 11.65ng/ml，MYO 547ng/ml，TNI 9.20ng/ml

2. 前间壁心肌梗死

前间壁心肌梗死指的是中间隔合并低间隔心肌梗死，心室除极的间隔旁区向量消失。典型的前间壁心肌梗死图形出现在 V_1~V_4 导联上（图 7-49）。

3. 前壁心肌梗死

前壁心肌梗死，V_2、V_3 导联出现坏死型 Q 波或 QS 波，有时可累及 V_1、V_4 导联；通常是 V_2~V_4 导联 ST 段抬高程度最明显（图 7-50）。

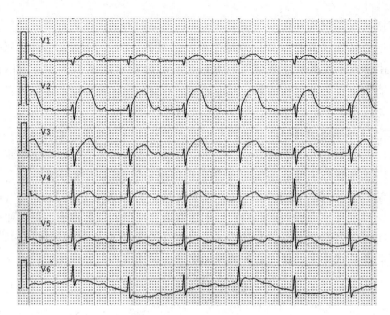

图 7-49 急性前间壁心肌梗死合并一度房室阻滞

患者男，71 岁，住院期间突发心前区剧烈疼痛不缓解。心电图表现：V_1 导联 QRS 波群振幅明显减低，$ST_{V_1\sim V_3}$ 呈弓背向上型抬高，$T_{V_1\sim V_3}$ 呈直立，P-R 间期 0.36s。TNI 167.55ng/ml，CK-MB 10.02ng/ml，MYO 296.2 ng/ml

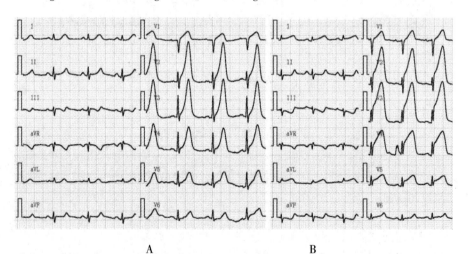

图 7-50 前壁心肌梗死（超急性期）

图 A、B 为同一患者，男性，48 岁，因"胸闷气短 1h"急诊入院。心电图表现：（图 A）$T_{V_2\sim V_5}$ 导联高尖，振幅达 1.9mV；2 小时后复查心电图（图 B）：$V_2\sim V_5$ 导联 QRS 波电压降低，$ST_{V_2\sim V_5}$ 呈上斜型抬高与 T 波融合形成"墓碑样"改变。CK-MB 9.65ng/ml，MYO 447ng/ml，TNI 8.20ng/ml

前壁心肌梗死定位的划分，有助于我们判定梗死范围。但从病理解剖学上看，前壁虽主要由左冠状动脉前降支供血，而细小分支相互交叉必然使梗死的范围分界不够整齐，再者探查电极位置部位的变化及心脏位置的改变等，都会不同程度地影响定位诊断的准确性。因此，还必须结合前后心电图对比观察，综合诊断。

（二）下壁心肌梗死

下壁心肌梗死又称膈面心肌梗死，梗死的部位在左心室横膈面。由于梗死向量背离梗死区指向Ⅱ、Ⅲ、aVF 导联的负侧，因此，在心电图Ⅱ、Ⅲ、aVF 导联上出现病理性 Q 波（图 7-51）。

（三）正后壁心肌梗死

正后壁心肌梗死，是指梗死局限于左心室后壁较高部，梗死范围不波及膈面，因此典型的心肌梗死图形仅出现在附加导联 V_7、V_8、V_9 中。在右胸导联 $V_1 \sim V_3$ 导联可出现对应改变。临床上单纯正后壁心肌梗死比较少见，它往往与下壁、侧壁心肌梗死合并出现（图 7-52）。

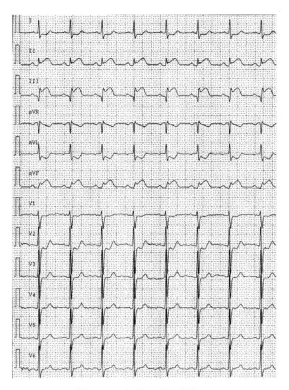

图 7-51 急性下壁心肌梗死

心电图表现：$ST_{Ⅱ}$、$_{Ⅲ}$、$_{aVF}$ 导联呈凹面向上型抬高，$ST_{Ⅰ}$、$_{aVL}$ 导联压低

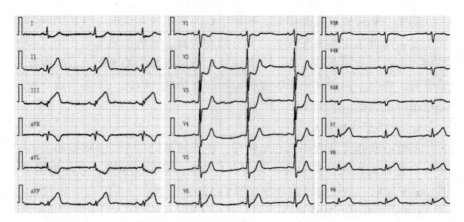

图 7-52　急性下壁、正后壁心肌梗死

患者女性，67 岁，心前区憋闷 2h。心电图表现：Ⅱ、Ⅲ、aVF 导联 QRS 呈 rs 型，Ⅱ、Ⅲ、aVF、V_7~V_9 导联 ST 段呈上斜型抬高伴有高大直立 T 波，Ⅰ、aVL、V_2~V_5 导联 ST 段呈下斜型压低。CK 599U/L，CK-MB 302U/L，LDH 264U/L

（四）侧壁心肌梗死

发生在左心室外侧壁的心肌梗死称侧壁心肌梗死，由左冠状动脉左回旋支阻塞所致，又可分为：前侧壁和高侧壁心肌梗死。

1. 前侧壁心肌梗死

典型的心肌梗死图形表现在 V_5、V_6、Ⅰ、aVL 导联。有时可在 V_4、Ⅱ 导联出现；面积较小的梗死只表现在 V_5、V_6 导联上（图 7-53）。

2. 高侧壁心肌梗死

典型的梗死图形仅表现在Ⅰ、aVL 导联上（图 7-54）。

（五）右心室心肌梗死

几年来报道较多，大多和下壁、后壁、前间壁心肌梗死同时发生。单纯的右心室心肌梗死比较少见，发生率占 14% 左右。

【急性心肌梗死合并心律失常】

心律失常是急性心肌梗死最常见的并发症，也是心肌梗死急性期死亡的重要原因之一。急性心肌梗死并发的心律失常，大体可分为快速型和缓慢型两大类。快速型心律失常可发生于任何部位的心肌梗死，而缓慢型心律失常尤其是各种类型的传导阻滞，与梗死部位有密切关系。急性心肌梗死并存心律失常的主要因素有生化代谢紊乱、电生理改变、自主神经平衡失调、解剖因素、血流动力学因素、神经心理因素、药物因素和再灌注性心律失常。

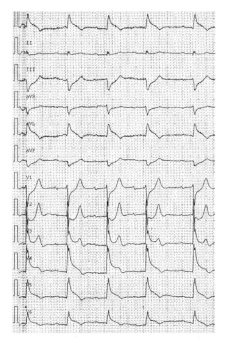

图 7-53　急性前侧壁心肌梗死图

患者男，60 岁，心前区疼痛 2h 描记。Ⅰ、aVL、V$_4$~V$_6$ 导联 ST 段抬高与 T 波融合，Ⅱ、Ⅲ、aVF 导联 ST 段明显压低

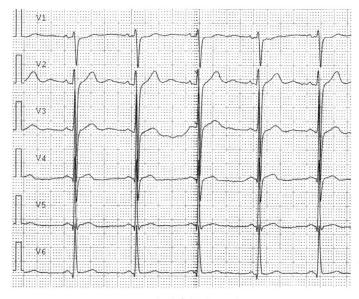

图 7-54　急性高侧壁心肌梗死

心电图表现：Ⅰ、aVL 导联呈弓背向上型抬高，Ⅱ、Ⅲ、aVF导联呈对应性压低

（一）快速型心律失常

1. 期前收缩

（1）房性期前收缩。房性期前收缩可因心房缺血或心力衰竭导致心房扩张而引起，其发生率为15%~50%。部分房性期前收缩可诱发房性快速心律失常，此时应考虑并发心房梗死的可能。频发多源房性期前收缩，反复发生房性心动过速、心房颤动者，可能提示有不同程度的泵功能不全。

（2）交界性期前收缩。偶发交界性期前收缩无须处理，频发交界性期前收缩可能是室上性心动过速的前兆。

（3）室性期前收缩。是急性心肌梗死各期中发生最多的心律失常，尤以梗死后2小时内发生率最高。室性期前收缩是心肌缺血损伤后心室自律性增强或发生折返激动引起的，与发病年龄、性别及梗死部位无明显关系。但患者梗死面积广泛，伴有心功能障碍时则不但期前收缩的发生率高，而且多持续存在。急性心肌梗死时出现室性期前收缩的重要意义，在于它具有发生室性心动过速及心室颤动的潜在危险性（图7-55）。

2. 心动过速

（1）窦性心动过速。指成人心率在100~150次/min。持续的窦性心动过速，往往是梗死面积大，心排血量低，坏死心肌愈合较差或左心功能衰竭的表现，预后不佳。

（2）房性心动过速。指连续出现3次以上的房性P′波，频率在160~200次/min。在急性心肌梗死患者中，约20%出现房性心动过速。大多数发作短暂，不需要治疗。如出现持续时间较长而频率较快的房性心动过速，

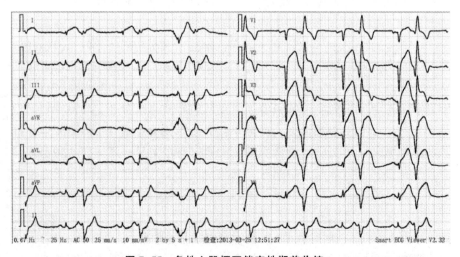

图7-55　急性心肌梗死伴室性期前收缩

则应及时处理。

（3）阵发性室上性心动过速。发生率为5%，心率一般在120~220次/min（图7-56）。其发生机制可能与自律性增加、折返或触发活动有关；亦可因心肌梗死导致原有的房室附加束或房室结内双径路的异常电活动增加，而出现折返性心动过速。阵发性室上性心动过速多短暂而自行终止，一般无临床意义；但心动过速若持久出现，可导致血流动力学的明显变化，增加梗死急性期的病死率。

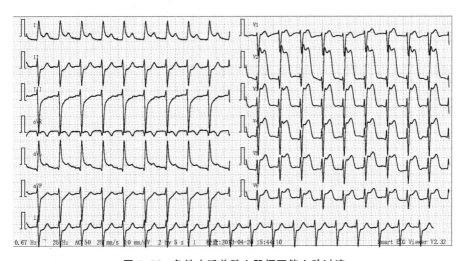

图 7-56 急性广泛前壁心肌梗死伴心动过速

（4）室性心动过速。急性心肌梗死时，室性心动过速的发生率为10%~40%。一般可分为反复发作性持续性室性心动过速、非持续性室性心动过速、加速性室性自主心律或扭转型室性心动过速。

①反复发作持续性室性心动过速是指反复发作的、持续性时间超过30ms的室性心动过速。连续发作时心室率在150~240次/min。其发生机制主要为心肌梗死后出现代谢紊乱及电生理改变。心肌梗死在急性期若反复发作频率快、持续时间长，难以控制的室性心动过速，应特别警惕是否有早期室壁瘤形成。持续性多源性室性心动过速或紊乱性心室率，是心室颤动的警告性心律失常。

②非持续性室性心动过速是指连续发生≥5个心动周期，频率≥100次/min，并在30ms内自动终止的室性心动过速。这类患者是否预示更严重的室性心律失常（持续性室性心动过速、心室扑动、心室颤动）即将发生，目前尚无定论。但持续数秒至数十秒的频率>200次/min的非持续性室

性心动过速，亦可出现临床低排综合征，表现头晕、面色苍白、血压下降及末梢循环障碍等症状。

③加速性室性自主心律又称非阵发性室性心动过速，是指频率较慢的室性心动过速，其心室率在60~130次/min。据文献报道，加速性室性自主心律发生在急性发病24h内占90%。其发生机制可能与靠近梗死区的浦肯野纤维分支处自律性增强有关，故称加速性心室自主心律失常。（图7-57）虽然加速性室性自主心律的患者室性心动过速的发生率可增加，但不诱发室颤和增加死亡率，因此，它是一种相对良性的室性心律失常。近年来，随着溶栓及经皮冠状动脉球囊扩张成形术（PTCA）等冠状动脉再通治疗在急性心肌梗死早期的应用，发现加速性室性自主心律是缺血再灌注时最常见的心律失常，因而被视为血管再通、血流恢复的敏感而较具有特异性的指标。如果心肌梗死急性期反复发生加速性室性自主心律，不排除间歇性自发血管再通出现再灌注性心律失常的可能。

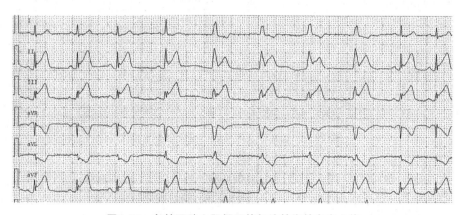

图7-57 急性下壁心肌梗死伴加速性室性自主心律

④扭转型室性心动过速是多形性室性心动过速的一种形式，偶然可以在急性心肌梗死的早期或恢复期见到，极易发展为心室颤动。尖端扭转型室性心动过速虽然在急性心肌梗死中的发生率不高，但预后凶险，应给予积极治疗。

⑤加速性交界区逸搏心律又称非阵发性交界性心动过速。急性心肌梗死尤其是在下壁心肌梗死时可以见到。心电图表现为：连续出现3次以上的室上性QRS波群，其前无直立P波；心室频率70~140次/min；可存在干扰性方室分离及窦—交界区竞争心律，可见窦性夺获（图7-58）。对其临床意义评价不一，有人认为属良性心律失常，有人认为表示心肌损伤严重，

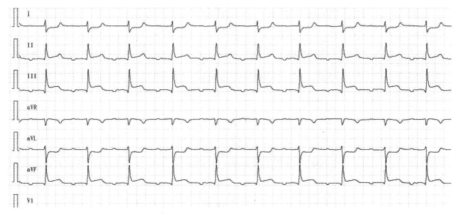

图 7-58 急性下壁心肌梗死伴非阵发性交界性心动过速

其病死率可达 60%，尤其是出现在前壁心肌梗死时。

3. 扑动与颤动

是快速型心律失常中频率最快的心律失常。此时心肌已完全失去整体收缩能力，成为极快速的局部收缩或不同步的整体乱颤。

（1）心房扑动是指心房激动的频率大于阵发性房性心动过速的频率，心电图上出现快速而规则的扑动波。

（2）心房颤动是心肌梗死中较为常见的心律失常，大多为暂时性和阵

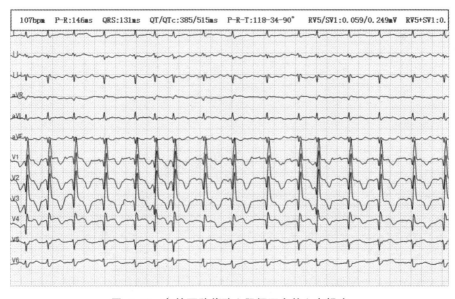

图 7-59 急性下壁前壁心肌梗死合并心房颤动

发性发作，可间断发生，自行终止。其发生大多与左心衰竭、心房扩张伴房内压增高、心包炎、心房缺血、梗死等因素有关（图7-59）。心房颤动多见于前壁、下壁心肌梗死，有研究者发现，前壁心肌梗死伴房颤者增高，这类患者常有心力衰竭，对心室率>180次/min快速型房颤，由于它能诱发并加重泵衰竭，故应积极处理。

（3）心室扑动和心室颤动是急性心肌梗死并发快速型心律失常中最严重心律失常。此时心室已完全失去整体收缩能力，变成极为快速的无效果的局部收缩和极不协调的蚯蚓样蠕动。心电图上较少见到心室扑动单独出现，属中间过渡性心律失常，且发作短暂，常迅速发展为心室颤动。急性心肌梗死并发心室颤动可分为原发性和继发性两种类型，室颤发作前无低血压、休克或心力衰竭等称为原发性室颤。其发生率约为2.8%，继发于室速、心力衰竭等称为继发性室颤。

（二）缓慢型心律失常

1. 自律性降低的缓慢型心律失常

（1）急性心肌梗死中，窦性心动过缓的发生率为20%~40%，以梗死发生后的最初数小时内发生率最高（图7-60）。

窦性心动过缓的临床意义在于心室率减慢的程度。心室率>50次/min的轻度窦性心动过缓一般无临床意义，而<30次/min的显著窦性心动过缓可发生心源性脑缺血综合征，或因心率过慢造成电不稳定而促发快速性心律失常，甚至心室颤动。

（2）窦性停搏亦称窦性静止，是指窦房结在一定时间内不能形成并发

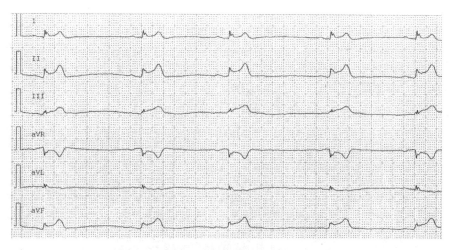

图7-60　急性下壁心肌梗死伴窦性心动过缓

出激动。根据心电图中窦性 P 波的有无将其分为持久性窦性停搏（或完全性窦性停搏）及短暂性窦性停搏。多见于下后壁或合并右心室梗死、梗死面积广泛、高龄或伴有休克者。诊断时应注意与窦房传导阻滞、窦室传导相鉴别。

（3）急性心肌梗死时出现逸搏及逸搏心律是心脏的一种代偿现象，常继发于上级起搏点激动频率过慢及激动静止或逸搏节奏点以上部位存在传导阻滞之后，如窦性心动过缓、窦性停搏或窦房传导阻滞后，出现交界性逸搏；而当二度以上的房室传导阻滞、双束支、三束支传导阻滞及交界区起搏点自律性降低时，则出现室性逸搏心律。交界性逸搏心律的频率为40~60 次/min，室性逸搏心律的频率 20~40 次/min。低于此频率者为过缓的逸搏心律，多表明阻滞部位比较低，或存在窦房结、房室结双结病变，应及时处理。

（4）心室停搏是指心室起搏点在一定时间内不能形成并发出激动，是室性异位起搏点功能衰竭的表现。心室停搏常由完全房室传导阻滞，尤其是完全性双束支或三束支传导阻滞引起，更常见于急性心肌梗死伴有严重休克、心力衰竭和心脏破裂者。不完全性心室停搏往往是完全性心室停搏的前奏，其心电图表现为在一个或数个长短不一的间歇，可见 P 波顺序发生而无 QRS 波群。

2. 急性心肌梗死合并房室阻滞

是很常见的缓慢型心律失常。房室阻滞的部位可在房室结，亦可在希氏束或希氏束分叉以下，发生率约为20%。房室阻滞多发生在心肌梗死发病后 72h 内，急性下壁心肌梗死的发病率较前壁者多 3 倍。

（1）一度房室阻滞的心电图表现为 P-R 间期延长≥0.21ms，或 P-R 间期大于各心率的正常最高限值，或在相同心率的情况下 P-R 间期较以往延长≥0.04ms，或在一定范围内心率增加，P-R 间期不缩短反而延长。在急性下壁梗死中，约 25%发生一度房室阻滞，有时可发展为高度房室阻滞，多数经治疗后自行消失，少数可持续存在。

（2）急性心肌梗死时，二度Ⅰ型房室阻滞文氏现象者为 4%~10%，占二度房室阻滞的 90%。文氏现象多见于急性下壁心肌梗死（图 7-61），由迷走神经强烈兴奋及房室交界区缺血所致，其阻滞部位主要在房室结，多由一度房室阻滞发展而来。发作多呈一过性，但若发生在急性前间壁心肌梗死，表明广泛希氏束、浦肯野纤维损伤，易发展为高度房室阻滞。

二度Ⅱ型房室阻滞在急性心肌梗死只占 10%，多并发于前壁心肌梗死，阻滞部位常在希氏束以下。

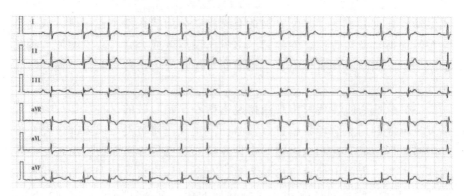

图 7-61　急性下壁心肌梗死合并二度一型房室阻滞

患者女，53 岁，胸痛 3 小时描记。心电图表现：Ⅱ、Ⅲ、aVF 导联呈 qRs 型，$ST_Ⅱ$、Ⅲ、$_{aVF}$ 导联呈上斜型抬高；P-R 间期逐渐延长，R-R 间期进行性缩短，脱落后的第 1 个 R-R 间期最短。TNI 151.ng/ml，CK-MB 10.12ng/ml

（3）在急性心肌梗死患者发生三度房室阻滞占 1.8%~8%，其心电图表现为：① P-P、R-R 各自匀齐，P 与 R 之间无固定关系；②心房率≥心室率2倍；③ 心室率≤50 次/min（图 7-62）。完全性房室阻滞多见于急性下壁心肌梗死，其发生率是急性前壁心肌梗死的 2~4 倍。三度房室阻滞时，心房与心室电激动分离，导致二者机械活动相互无关，心房对心室收缩的辅助泵消失，使心排血量减少，其程度取决于传导阻滞发生的部位及发展速度、心室节奏点出现的部位及频率。急性下壁心肌梗死或前壁心肌梗死，如果出现 QRS 波群增宽、心室率<40 次/min，极易诱发心室停搏或室性心

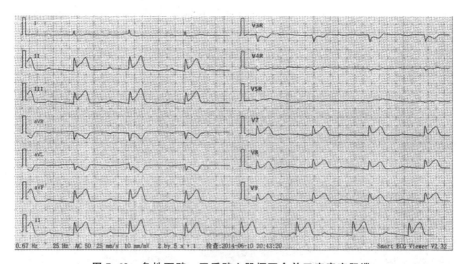

图 7-62　急性下壁、正后壁心肌梗死合并三度房室阻滞

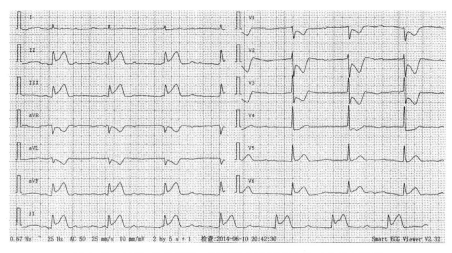

图 7-62　（续）急性下壁、正后壁心肌梗死合并三度房室阻滞

心电图表现：$ST_{II、III、aVF}$、$V_7 \sim V_9$ 导联呈斜直型抬高，$ST_{I、aVL}$ 导联压低，P 波与 QRS 波群无固定关系，心房率为 79bpm，心室率为 43bpm

动过速。急性前壁心肌梗死合并三度房室阻滞的病死率较下壁者高2~3倍。

（4）窦房阻滞是指窦房结与心房肌之间的传导障碍。急性心肌梗死合并窦房阻滞者，以下后壁多见，其发生率为 3.5%。

（三）心肌梗死合并束支传导阻滞

心肌梗死合并束支阻滞，既可以是心肌梗死发生于原有束支阻滞的基础上，也可以同时并发于急性冠状动脉闭塞之后。一般认为，急性心肌梗死合并束支阻滞时，死亡率可增加 40%~60%，心源性休克的发生率高达 70% 以上。急性心肌梗死的患者，新近出现的束支阻滞（尤其是左束支）、室内阻滞、房室阻滞提示：①左室前壁和左前降支受累；②梗死还在发展，梗死面积还在扩大；③患者的预后差，是急性心肌梗死患者的高危信号。

1. 完全性右束支阻滞

急性心肌梗死伴发右束支阻滞的发生率约 40%，右束支阻滞好发于前壁心肌梗死的患者，其出现时间多在急性心肌梗死 1 周内，可为暂时性，但相当一部分患者表现为永久性右束支阻滞。

急性心肌梗死合并完全性右束支阻滞（CRBBB）时，心电图有以下特点：①CRBBB 时心室除极的起始向量与心室正常除极的起始向量无本质差别，发生 AMI 时 Q 波不被掩盖；②发生心肌梗死时，CRBBB 的 ST-T 形态有继发性改变转变成原发性改变，ST 段与 T 波变化的特点与不合并 CRBBB 的 AMI 一样；③AMI 合并 CRBBB 时，QRS 波终末部分形态不变。

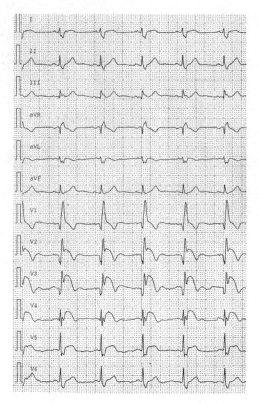

图7-63　急性前壁心肌梗死合并完全性右束支阻滞

即 AMI 合并 CRBBB 时，两者的心电图特点都充分表现，互不掩盖。（图7-63）。

2. 急性心肌梗死可以伴发左束支阻滞，或者左束支阻滞的基础上发生急性心肌梗死

两者并存机会约 8%，由于左束支阻滞激动只能沿右束支下传心室，改变了心室的初始除极向量（室间隔除极从右下向左上进行），左室延迟缓慢除极，急性心肌梗死的典型心电图被掩盖。此时，要重视急性心梗特征性 ST-T 改变和演变，注意左束支阻滞不典型的 QRS 波群表现，结合临床（症状和血清酶改变）将有助急性心肌梗死的诊断。

3. 左前分支阻滞

是急性心肌梗死最常伴发的分支阻滞。前壁心肌梗死合并左前分支阻滞时，两者影响不大。肢体导联仍呈左前分支阻滞图形，在心前导联上仍呈前间壁前壁或广泛前壁心肌梗死的心电图波形。下壁合并左前分支阻滞时，心电图诊断有一定困难，出现下列情况之一者提示下壁心肌梗死合并

左前分支阻滞：QRS 电轴显著左偏（-45°~-90°），Ⅱ、Ⅲ、aVF 导联呈 QS 型或 rS 型。

4. 心肌梗死合并双侧束支阻滞

（1）在急性心肌梗死伴发的束支阻滞中，右束支阻滞合并左前分支阻滞的发生率约为 23%。右束支阻滞合并左前分支阻滞见于大面积心肌梗死的病人，因此其中 30% 左右能发展成三度房室阻滞。胸前导联 QRS 波群呈右束支阻滞图形，肢体导联呈左前分支阻滞图形。如果左前分支阻滞的程度重，可部分掩盖右束支阻滞的某些心电图特征，若右束支阻滞程度重，也可部分掩盖左前分支阻滞的心电图特征，有时可使右束支阻滞及左前分支阻滞均变得不典型（图 7-64）。

（2）右束支阻滞合并左后分支阻滞　见于广泛前壁心肌梗死、下后壁

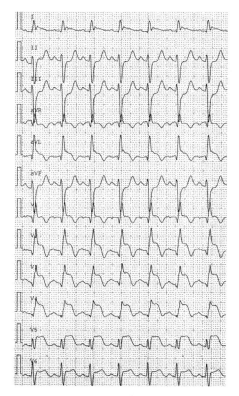

图 7-64　急性广泛前壁心肌梗死合并完全性右束支阻滞+左前分支阻滞

心电图表现：ST$_I$、$_{aVL}$、V$_2$-V$_6$ 导联段呈弓背向上型抬高，ST$_Ⅱ$、$_Ⅲ$、$_{aVF}$ 导联呈上斜型压低；Ⅰ、aVL、V$_1$~V$_4$ 呈 qR 型，Ⅱ、Ⅲ、aVF 呈 rS 波，S$_Ⅲ$>S$_Ⅱ$，心电轴左偏-67°，各导联终末部分宽阔粗钝。

心电图诊断：窦性心律，急性广泛前壁心肌梗死，完全性右束支阻滞，左前分支阻滞

并右心室梗死，下壁合并前壁心肌梗死的病人。在急性心肌梗死并发的束支阻滞中，右束支阻滞合并左后分支阻滞的发生率为2%~3%。其中半数发生完全性房室阻滞。心电图特征：① 肢体导联QRS波呈左后分支阻滞图形；② 胸前导联QRS波呈右束支阻滞图形。

（3）心肌梗死伴发三分支阻滞的心电图可表现为PR间期延长加双分支阻滞。发生完全性房室阻滞的可能性极大，易出现心室停搏或继发性心室颤动，应尽早起搏治疗。

【心电图判断梗死的相关冠脉】

引起心肌梗死的冠状动脉闭塞发生率依次为左前降支（44%~56%）、右冠状动脉（27%~38%）和左回旋支（17%）。体表心电图不但能确定梗死部位，还能大致确定相关冠状动脉。并能对治疗方案的选择有所指导。随着冠心病介入技术的进展，对于梗死区对应导联与闭塞冠状动脉之间的对应关系的研究有较大进展，是心电图对梗死相关血管的定位诊断准确性大大提高。

（一）下壁心肌梗死的罪犯血管的判断

下壁心肌梗死主要表现为Ⅱ、Ⅲ、aVF导联ST段抬高，80%~90%是由右冠状动脉闭塞所引起，10%~20%则由回旋支闭塞所引起，少部分为前降支病变。鉴定方法为：

（1）比较Ⅱ导联和Ⅲ导联ST段抬高的程度。当$ST_Ⅲ$抬高/$ST_Ⅱ$>1时，提示右冠状动脉闭塞；如同时伴STv_1抬高、STv_2正常，提示右冠状动脉近端闭塞，准确率为100%；当$ST_Ⅲ$抬高/$ST_Ⅱ$<1时，提示左冠状动脉回旋支闭塞。

（2）ST_{aVL}是否下降。如ST_{aVL}下降提示右冠状动脉闭塞，如ST_{aVL}不下降或抬高则提示回旋支闭塞。

（3）比较STv_3下移与$ST_Ⅲ$抬高的幅度。当STv_3下移/$ST_Ⅲ$抬高>1.2时提示回旋支闭塞；如<1.2时则提示右冠状动脉近端闭塞（右冠近端闭塞的比值常<0.5）。

（4）标准12导联以外的导联。STv_4抬高提示右冠状动脉闭塞，STv_7~v_9抬高而Rv_1异常高电压提示回旋支闭塞。

（5）前壁和下壁同时出现ST段的抬高，常见于两种情况：①前降支较长，在心尖部转向后室间沟与后降支吻合，给左心室下壁1/4供血，前降支闭塞是前壁和下壁将同时出现ST段抬高；②原来右冠状动脉闭塞，前降支发出侧支到右冠状动脉供血区，给下壁心肌供血；当前降支闭塞出现急性心肌梗死，则前壁、下壁均失去血供而表现为双部位的心肌梗死。

（二）前壁心肌梗死时罪犯血管的判断

前壁、前间壁、前侧壁急性心肌梗死时，梗死相关血管多为前降支，少部分非 ST 段抬高型心肌梗死患者的罪犯血管为左主干。

（1）ST_{aVR} 与 ST_{V_1} 抬高的幅度比较。当胸前导联 ST 段抬高同时伴 ST_{aVR} 抬高，且 ST_{aVR} 抬高>ST_{V_1} 抬高时，提示左主干病变，同时常伴有 Ⅰ 、Ⅱ 、V_5、V_6 导联的 ST 段下移，此标准的敏感性为 80%~90%。当 ST_{aVR} 抬高<ST_{V_1} 抬高时，提示前降支近端闭塞（常伴有胸导联 ST 段抬高），此标准的敏感性 43%、特异性为 95%。

（2）前降支第一间隔支开口处闭塞时的改变。①侧壁导联原有的 Q 波消失，其敏感性 30%、特异性 84%；②ST_{V_5} 下移，其敏感性 17%、特异性 98%；③新出现的右束支阻滞，其敏感性 14%、特异性 96%；④ST_{aVR} 抬高，其敏感性 43%、特异性 95%。

（3）前降支远端闭塞的心电图改变。当 ST_{V_2} 抬高的幅度≤3.3mm，ST_{V_3} 轻度抬高，同时 V_4~V_6 导联出现新的病理性 Q 波，提示冠状动脉闭塞位于前降支的远端；当 ST_{V_2} 抬高幅度>3.2mm，ST_{V_3} 明显抬高时，提示血管闭塞部位位于前降支的近端。

（4）当前壁心肌梗死伴 $ST_{Ⅱ、Ⅲ、aVF}$ 明显下移时，提示前降支近端闭塞。如 $ST_Ⅲ$ 下移幅度超过 ST_{aVL} 则敏感性和特异性更高。

（三）高侧壁心肌梗死时罪犯血管的判断

高侧壁心肌梗死时可累及：①回旋支的近端，或回旋支的第一钝缘支；② 前降支的近端，或前降支的第一对角支。

鉴定方法：当 $ST_{Ⅰ、aVL}$ 抬高伴 ST_{V_2} 抬高时，提示前降支对角支闭塞，同时伴有$ST_{Ⅱ、Ⅲ、aVF}$ 明显下移；如果同时伴发前壁心肌梗死，则为前降支近端闭塞。当ST_{V_2} 下移时，提示回旋支的第一钝缘支闭塞；伴有下壁及正后壁心梗时，则提示回旋支近端闭塞。

上述心电图的各项指标对梗死相关冠状动脉的定位虽然有重要的指导价值，敏感性及特异性较高。但由于急性心肌梗死的心电图表现常与冠状动脉的其他因素相关，不仅决定于闭塞血管的大小，闭合的程度、闭合的时间，还决定于侧支循环的多少，是否存在多支病变等。此外，患者的体型不同，心脏在胸腔内的位置也有相对的变化，也会影响到心脏与心电图探查电极的相对位置，进而影响心电图对相关动脉的判断。因此，不是所有的急性心肌梗死的心电图都能满足急性心肌梗死相关血管的定位标准，定位诊断时应结合多种指标考虑，并结合临床表现才能提高诊断的准确性。

【心肌梗死的心电图鉴别诊断】

Q 波的出现及 ST-T 的变化虽然是诊断心肌梗死的重要依据，但有时其他临床亦可呈现类似的心电图改变。因此，诊断时应结合其他临床及实验室资料，进行认真分析，根据不同的鉴别要点作出正确的诊断。

（一）Q 波性心肌梗死与其他疾病的鉴别

1. 心室肥厚

（1）左心室肥厚。

①单纯左心室肥厚的 QS 波一般局限与 V_1~V_2 导联，极少扩展到 V_4 导联，若 V_5、V_6 导联也出现 QS 波，则提示前侧壁心肌梗死；②QS 一般不出现在 Ⅰ、aVL 导联，若左心室肥厚伴有室间隔肥厚，Ⅰ、aVL 及左侧胸导联可出现窄而深的 Q 波；③左心室肥厚时右胸导联 ST 段抬高，T 波直立，无动态改变。若右胸导联呈 QS 波及有 ST-T 动态变化或 T 波倒置，提示前间壁心肌梗死；④左心室肥厚时 QS 波光滑锐利，无切迹、钝锉；右胸导联不会出现 Qr 或 QR 型；⑤左心室肥厚时描记 V_1~V_3 下一肋间或描记 V_{3E} 导联（与剑突等高的 V_3 导联），其 QS 型可能转为 rS 型，而心肌梗死引起的 QS 波持续不变；⑥左心室肥厚时，V_5、V_6 导联 R 波振幅增高。

（2）右心室肥厚。

① 右心室肥厚额面心电轴右偏，常在+90°~+220°，并可伴有右心房扩大的表现；②右心室肥厚时，右胸导联 QR 波很少超过 V_2、V_3 导联，结合上述特征，鉴别诊断一般不困难；③右心室肥厚如在左胸导联 V_5、V_6 导联出现 QS 波时，多伴有心电轴右偏；④右心室肥厚 V_1 导联呈高 R 波时，需与正后壁心肌梗死鉴别。后壁心肌梗死往往有下壁或侧壁异常 Q 波，右心室肥厚虽可在左胸导联出现异常 Q 波，但在下壁导联却极少出现；当 V_1 有高 R 波时，V_4 以左的胸前导联多呈 rS 或 RS 型，后壁梗死时左侧胸导联多可见 Q 波；附加导联 V_7~V_9 在后壁心肌梗死几乎均出现异常 Q 波，而右心室肥厚者较多见 S 波，不会出现异常 Q 波；右心室肥厚时，V_1 导联 T 波倒置，ST-T 无动态变化，后壁心肌梗死时，V_1 导联 T 波直立、高耸，后壁导联可见 ST-T 动态改变。

2. 肥厚型心肌病

①肥厚型心肌病的 Q 波多深而狭窄，R 波振幅正常或增高；②肥厚型心肌病 Q 波与 T 波电轴方向相反，即在 Q 波的导联上其 T 波直立；③肥厚型心肌病发病缓慢，心电图变化是逐渐加重的；心肌梗死发病急骤，心电图可在短时间内动态变化，部分患者可恢复正常，而肥厚型心肌病的异常

心电图多固定不变。

3. 急性心肌炎

① 临床上遇到小儿或青年人在呼吸道感染或腹泻后，出现心肌梗死的图形时，应考虑到心肌炎的可能；②急性心肌炎患者病情缓解或痊愈后，其 Q 波常很快缩小或消失。

4. 急性肺源性心脏病

① Q 波出现在Ⅲ、aVF 导联，而不出现在Ⅱ导联；②急性肺源性心脏病时，右胸导联 QR 波一般不超过 V_2 导联，而前间壁心肌梗死 Q 波可波及 V_3 导联；③急性肺源性心脏病时，V_1~V_4 导联的 T 波倒置，胸前导联自右向左 R 波递增不足，往往突然出现，其图形变化较心肌梗死快而短暂；④常伴有急性心电轴改变，电轴右偏伴有或不伴有 $S_1Q_{\text{Ⅲ}}T_{\text{Ⅲ}}$，电轴左偏及右束支传导阻滞；⑤急性肺源性心脏病常伴有窦性心动过速、肺型 P 波、顺钟向转位等改变（图 7-65）。

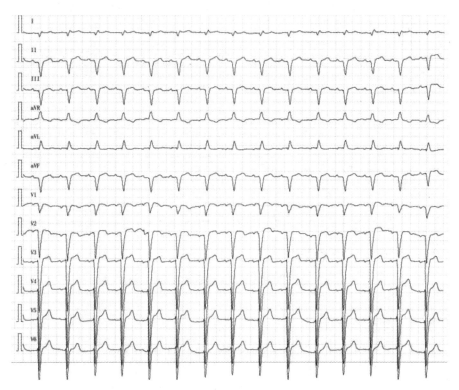

图 7-65 肺心病，右心室肥厚（V_1、V_2 导联呈 QS 型）

肺心病患者，Ⅱ、Ⅲ、aVF 导联呈 QS 型，V_1、V_2 导联呈 QS 型，V_3~V_6 导联呈 rS 型，R 波锐减，aVR 导联呈 R 型。需与下壁、前壁心肌梗死鉴别

5. 束支阻滞及分支阻滞

（1）左束支阻滞。①左心室游离壁梗死时，V_4~V_6 导联异常 Q 波被间隔自右向左除极的 r 波所掩盖，透壁性游离壁梗死，左心室腔的电位可传到心外 V_5、V_6 呈 RS 型。然而 QRS 终末传导缓慢使胸导联也可呈 RS 型，故不为绝对指征；②V_5、V_6 导联 Q 波≥0.03ms，提示心肌梗死；③损伤型 ST 段、缺血型 T 波改变或 ST-T 呈现动态变化者，提示心肌梗死；④Ⅰ、V_5、V_6、Ⅱ、Ⅲ、aVF 导联呈 QR 型者，提示存在心肌梗死。

（2）左前分支阻滞。①左前分支阻滞，其 V_1~V_3 导联的 Q 波≤0.02ms；②加做第五肋间的 V_1~V_3 时，由左前分支阻滞引起的 Q 波消失，前间壁心肌梗死则不变。

6. 预激综合征

①典型的预激综合征心电图表现为 P-R 间期缩短，QRS 波增宽，某些导联出现向上的预激波；②Q 波的导联伴有 T 波倒置或ST-T动态变化，提示心肌梗死，若 P-R 间期缩短，则提示预激综合征合并心肌梗死（图 7-66）。

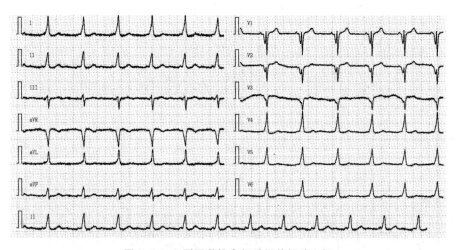

图 7-66　B 型预激综合征酷似前间壁心梗

7. 正常变异性 Q 波

（1）导联位置错误导致"Q"波。①左右手电极错置，Ⅰ、aVL 导联出现 Q 波，T 波倒置类似前侧壁心肌梗死，但二者同时伴有 P 波倒置，可与心肌梗死鉴别（图 7-67）；②胸前导联位置过高，右胸导联出现 R 波递增不良，将电极位置下移复查后，上述现象消失。

（2）心脏垂悬位时，aVL 导联呈 QS 或 Qr 型，此时若不伴有 T 波倒

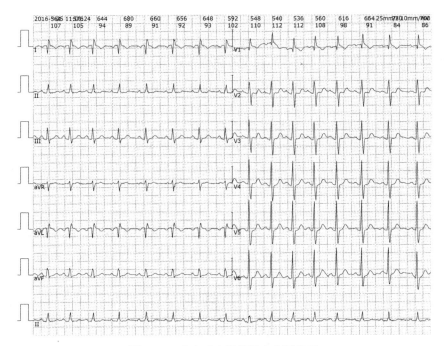

图 7-67　左右手电极错置心电图表现

置>5mm，Ⅰ导联无 Q 波出现，则属正常变异性 Q 波。

（3）V_1、V_2 导联呈 QS 型，正常情况下 QS 波一般不出现于 V_2 导联，如 V_1~V_3 导联同时出现 QS，下一肋间描记不消失，QS 波出现钝锉伴 ST 段偏移，或 T 波深倒置>5mm，提示心肌梗死。

（4）心脏横位时，Ⅲ、aVF 导联可呈 QS 或 QR 型，但通常Ⅱ导联无 Q 波出现，aVR 导联呈 QS 或 Qr 型，若Ⅰ导联出现 Q 波，aVR 导联呈 rS 型或有 ST-T 变化，提示下壁心肌梗死。

（1）胸前导联过渡区右移，V_1、V_2 导联 R/S>1。胸导联 R 提前移行可见于正常变异，如心脏逆时钟转位，有时可与后壁心肌梗死混淆。

（二）非 Q 波性心肌梗死与其他疾病的鉴别

1. 急性心包炎

（1）心包炎 ST-T 改变累及导联广泛，除 aVR、V_1 导联 ST 段下移外，其余导联普遍抬高；而心肌梗死具有指示性，即局限于某支冠状动脉血管所支配的区域的 ST 段下移。

（2）心包炎 ST 段升高的程度一般≤5mm，急性心肌梗死多>5mm；偶尔见于急性心包炎 ST 段抬高伴高尖 T 波，类似超急期心肌梗死。

（3）心包炎亚急性期或慢性期 T 波倒置，常为对称性冠状 T 波，形态类似非 Q 波性心肌梗死，但心包炎的 T 波倒置较浅，通常<5mm。

（4）急性心肌梗死由于心肌损伤、复极延缓，除了发生 T 波倒置外，尚伴有 Q-T 间期延长；急性心包炎心肌损伤较少，无 Q-T 间期延长。

（5）急性心包炎伴有心包积液时，心电图表现为低电压。

（6）急性心包炎常出现心房 ST 段移位，心电图表现 Ⅱ、Ⅲ、aVF、$V_5 \sim V_6$ 导联 P-R 段下移，aVR 导联抬高，类似心房梗死图形。

（7）急性心包炎只影响复极过程，心外膜损伤不足以引起 Q 波，若突然出现 Q 波伴 ST-T 改变，应考虑心包炎为透壁性梗死的并发症。慢性缩窄性心包炎有时可出现 Q 波。

2. 高钾血症

（1）高血钾时，心电图表现为 T 波高耸，基底部变窄，Q-T 间期缩短；而超急期心肌梗死 T 波高大，基底部宽，Q-T 间期延长，可资鉴别（图7-68）。

（2）高血钾出现 Q 波系继发于细胞膜除极的电功能障碍，也可能与希—浦系统传导有关，其 Q 波多为暂时性的，可在短时间消失。心肌梗死 Q 波

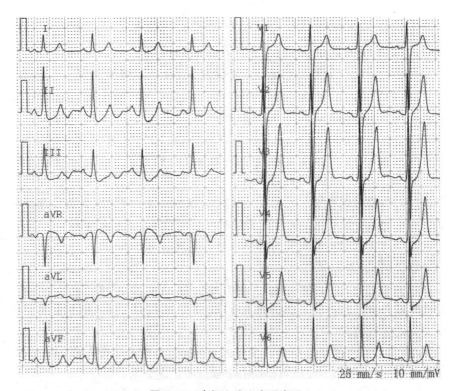

图 7-68　高钾血症心电图表现

较为持久。

（3）高血钾可有 P 波增宽、QRS 增宽及窦室传导等改变，结合临床病史及血清学检查，鉴别并不困难。

3. 早复极综合征

（1）早期复极综合征可见 QRS 波降支异常，R 波降支粗钝或有明显胚芽形 J 波，以心前区导联最为突出，并常见于男性青年、运动员及黑人，临床上常无器质性心脏病证据。

（2）J 点上抬造成 ST 段凹面向上或斜坡型抬高，但肢体导联抬高不应>4mm，一般 V_6 导联抬高不明显（图 7-69）；若 V_6 导联 ST 段抬高明显，或 II、III、aVF 导联 ST 段抬高>2mm，提示急性心肌梗死或急性心包炎。

（3）早复极综合征无对应性改变，若对应导联 ST 下移，提示心肌梗死；如前壁心肌梗死，ST 段抬高，则多数患者肢导联 ST 段下移。

（4）早复极综合征者 ST 段抬高常伴有高大 T 波，振幅可>10mm，类似超急性心肌梗死；但经过度换气后 2/3 患者 ST 段抬高的胸前导联 T 波转为倒置。

（5）早复极综合征者 ST 段抬高一般能在较长时间固定不变，有的持续时间可达数年，甚至数十年，但每次检查抬高的程度不固定，且随年龄增长而有逐渐减轻的趋势，急性心肌梗死 ST-T 变化较快。

（6）早复极综合征多伴有胸前导联过渡区图形右移。

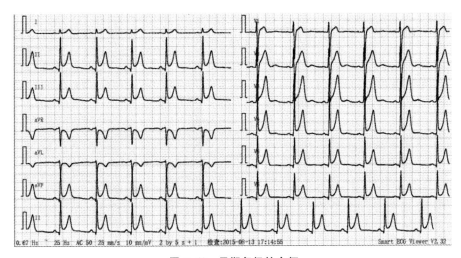

图 7-69　早期复极综合征

患者男性，27 岁，心电图表现：II、III、aVF、V_4~V_6 导联 ST 段呈凹面向上型抬高

（7）早复极综合征多伴有心动过缓。

4. 脑血管意外

（1）非 Q 波性心肌梗死患者，倒置的 T 波狭窄、对称、波顶部尖锐；脑血管意外者，倒置的 T 波较宽呈倒"八"字形，波顶部变钝，不对称。（图7-70）。

（2）脑血管意外者，T 波倒置的部位比较广泛，以 $V_3 \sim V_6$ 倒置最深，可深达 15mm；心肌梗死则部位局限于冠状动脉血流灌注的特定区域。

（3）脑血管意外发病最初几个小时内出现 T 波倒置，在数小时至几天内逐渐加深，几天后逐渐变浅。

（4）脑血管意外者 T 波倒置伴 Q-T 间期延长，超出正常值的 60%，并有显著的直立或倒置的 U 波；非透壁性心肌梗死虽 T 波倒置伴 Q-T 间期延长，但程度不如脑血管意外者明显，亦无巨大 U 波出现。

（5）脑血管意外一般只影响复极，不影响除极，不出现 Q 波；有时脑血管意外可与急性心肌梗死合并存在，此时心电图改变符合急性心肌梗死演变规律（损伤型 ST 段及病理性 Q 波）外，并伴有 Q-T 间期明显延长及巨大 U 波等改变。血清酶的测定，有一定鉴别诊断价值。

5. 变异型心绞痛

变异型心绞痛一般没有急性损伤阻滞，通常也不出现 Q 波；症状消失后心电图可恢复正常；结合临床特点及其他实验室资料，可以鉴别(图 7-71)。

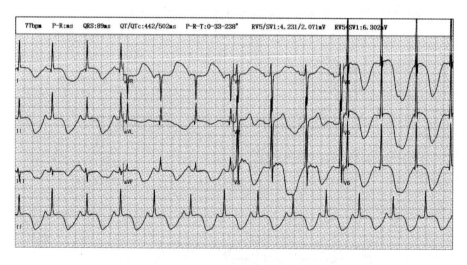

图 7-70　脑血管病心电图表现

患者女性，39 岁，蛛网膜下腔出血。心电图表现：$V_2 \sim V_6$ 导联 T 波倒置，基底部增宽，Q-T 间期延长

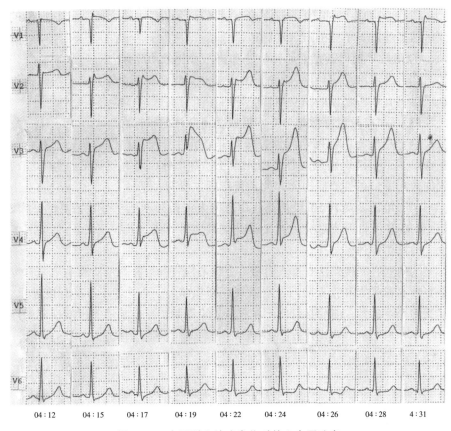

V1
V2
V3
V4
V5
V6

04:12　04:15　04:17　04:19　04:22　04:24　04:26　04:28　4:31

图 7-71　变异型心绞痛发作时的心电图改变

男，58 岁，发作性心前区疼痛史 2 个月，多在凌晨 4 点发作，每次持续时间 8~20min，含服硝酸甘油有效。本图为病人胸痛发作时 Holter 记录。心电图表现：V_1~V_4 导联 ST 段逐渐抬高，且抬高的 ST 段与 R 波融合形成单向曲线，持续近 20min 后恢复

【心肌梗死心电图与临床】

心血管疾病已经成为现代社会的第一杀手，而心肌梗死是引起致死和致残的主要疾病之一。随着医疗技术的不断进步和发展，早期诊断急性心肌梗死已成为可能。心电图在临床可作为决定治疗急性心肌梗死策略的关键，也是唯一可以立刻决定治疗方案的诊断技术，在数秒内追踪缺血进程实时变化的可用工具。心电图包含有关犯罪动脉和阻塞位置的信息，并可提供有关缺血程度和再灌注的信息。

（1）急性心肌梗死后 6 个月 T 波仍倒置，提示坏死的心肌数量多，心功能恢复较差。

（2）心电图 ST-T 变化是评价心肌微循环再灌注的金标准，其提供的预后信息超过了单纯的冠状动脉造影。

①ST 段早期回落是心肌再灌注和再血管化成功的标志。

②再灌注治疗后早期（24h）出现 T 波倒置是梗死血管再通，心肌组织水平得到有效再灌注的独立指标。

（3）QT 离散度降低是 PCI 术后成功再灌注的指标之一。

（4）急性心肌梗死猝死预警指标。心脏性猝死是急性心肌梗死死亡的主要形式，早期识别急性心肌梗死猝死预警指标，可有望降低急性心肌梗死的病死率。急性心肌梗死猝死预警指标主要有：

①心电图墓碑样 ST 段抬高，R 波消失或振幅降低，弓背抬高的 ST 段与 QRS/QR 波群升支融合后与 T 波升支融合时形成。其梗死面积大，EF 值低，易发生猝死。

②前壁心肌梗死伴右束支阻滞　急性心肌梗死后猝死危险性主要来自复杂室性心律失常和束支阻滞，心肌梗死面积越大，心功能不全的程度越重，猝死的风险越大。前壁心肌梗死伴右束支阻滞是由于左前降支近端引起的广

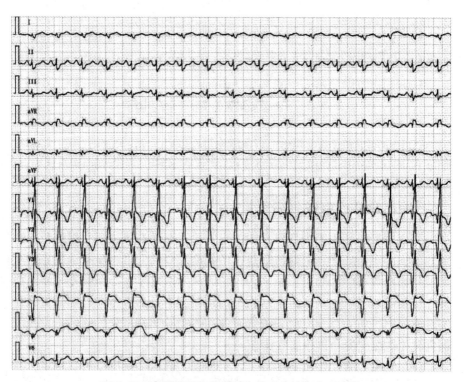

图 7-72　急性前壁心肌梗死合并完全性右束支阻滞

泛心肌损害所致，为大面积心肌梗死的表现，常伴有心力衰竭、Ⅲ度房室阻滞、室颤和高病死率。这些患者是预防性植入 ICD 的指征(图7-72)。

③心电图上出现缺血性 J 波。

④心电图出现 T 波电交替。

⑤冠心病患者出现心绞痛恶化、疼痛持续时间延长，药物治疗无效伴有心率和血压的改变等，应警惕猝死的发生。

⑥急性心肌梗死 ST 段持续抬高，或并发复杂的室性期前收缩，或并发严重房室阻滞，或束支阻滞。

⑦急性心肌梗死泵衰竭，左心室射血分数低于 0.30。

⑧心电图 ST 段极度压低。

⑨急性心肌梗死 ST 段明显抬高伴直立高耸 T 波，这种心电图改变为冠状动脉主干痉挛性闭塞，其远端无血液充盈，为梗死前期之征，且易发生猝死。

绝大多数的猝死仍然是急性心肌梗死伴急性缺血性室性心动过速、心室颤动的结果。因为大多数患者在急性心肌梗死前无症状，所以预防这种猝死仍是巨大的挑战。识别上述心电图特征，尤其对于无症状的患者，是有重要意义的。

第六节 心律失常

心律失常是指心脏激动的起源、节律、频率、自律性、传导速度与激动次序发生异常。其发生机制包括激动形成异常和（或）激动传导异常。其原因较为复杂，且多为综合因素造成。心力衰竭患者中冠心病并发心律失常的发生率最高，可达81.3%，心力衰竭时由于心肌缺血的原因，心肌细胞间出现微小纤维化，使细胞间连接减少，出现传导障碍或阻滞，传导路径更加迂回曲折，易诱发折返。心力衰竭程度越重，心律失常发生率越高。心律失常治疗目的主要是缓解和消除心律失常相关的症状，及时处理并发的血流动力学障碍。

【窦性心律失常】

窦性心律失常是指窦房结功能紊乱引起的冲动频率和自律性高低的心律失常，包括窦性心动过缓、窦性心动过速、窦性心律不齐、窦性停搏和窦房阻滞等。正常人窦性心律的频率是 60~100 次/min。窦性心律的个体差异受许多因素的影响，包括年龄、性别、温度、血氧饱和度、自身代谢和自主神经调节等。

（一）窦性心动过速

1. 病因与产生机制

窦性心动过速是人体生理性或病理性应激反应的表现，通常是由于迷走神经张力减弱，或交感神经增高引起的窦房结自律性异常增高或不规律而造成，如情绪激动、恐惧焦虑、运动、发热、肺炎、肺栓塞、低血压、心力衰竭或甲状腺功能亢进等均可引起心动过速。

2. 诊断标准

（1）P 波为窦性（P_{II}、$_{aVF}$ 直立，P_{aVR} 倒置）。

（2）P 波频率≥100 次/min，最高可达 160 次/min，偶有 180 次/min。

（3）P-R 间期>0.12s。

（4）可合并传导阻滞或者异位搏动。

（5）伴有继发性 ST 段压低和（或）T 波振幅低平（图 7-73）。

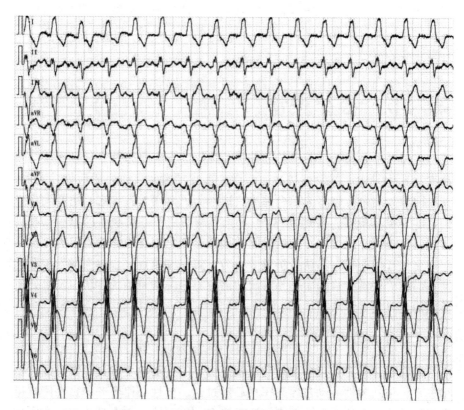

图 7-73　窦性心动过速伴完全性左束支阻滞

3. 鉴别诊断

（1）当心动过速的频率明显增快（>150 次/min）时，需与阵发性房性心动过速相鉴别。可依据发作的起始与终止的特性来区分：窦性心动过速的频率增快或减慢是逐渐的过程，按摩颈动脉窦可使心率减慢，P 波形态在发作前后形态一致，且节律受自主神经影响可略有不齐；而阵发性房性心动过速是突发突止，发作时 P 波形态与原来不一，且节律是绝对均齐的。

（2）需与心房扑动伴有 2∶1 房室阻滞相鉴别；按摩颈动脉窦时可暂时减少房室传导，显示清晰的心房波（F 波），可利于鉴别（图 7-74）。

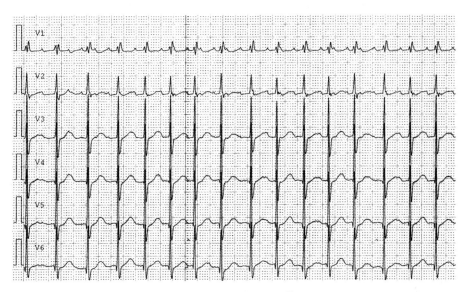

图 7-74　心房扑动（2∶1 传导）

心电图表现：V_1导联可见心房波，心房率为270次/min，部分位于QRS波群之后，致使QRS波群形态略有差异，心室率为150次/min，为2∶1心房扑动。

（3）阵发性室上性心动过速具有突发突止的特点，频率多在 170 次/min 以上，不能明确识别 P 波（可出现假 q 波、假 s 波），节律规整，QRS 波群图形一致。

4. 临床意义

窦性心动过速一般系机体耗氧量增加时心脏迅速增加心排出量的一种代偿性生理性反应。发生主要与交感神经兴奋及迷走神经张力降低有关。窦性心动过速本身并非是一种独立的疾病，它是其他疾病所引起的常见临床表现之一，其主要病理因素有感染、休克、贫血、甲状腺功能亢进、充血性心力衰竭、急性心肌炎及缺氧等。持续性窦性心动过速可引起左心功能不全或全心衰竭、心脏扩大。临床上，窦性心动过速一般不作为原发性心律失常治疗，而应针对病因给予对症治疗。如心力衰竭引起的窦性心动过速，心率增快时，其耗氧量增加以及冠脉供血不足，加剧心肌缺氧缺血，加重心力衰竭，可应用洋地黄，纠正心衰程度，可使心率减慢。

（二）窦性心动过缓

1. 病因与产生机制

窦性心动过缓描述了一系列不同的临床和心电图表现，其范围从良性至危及生命的所有心动过缓，其共同特点是室率减慢。主要产生机制是由于各种原因直接作用于窦房结的起搏细胞，影响或减慢窦房结功能激动的释放。

2. 诊断标准

（1）P波为窦性（P_{II}、$_{aVF}$ 直立，P_{aVR} 倒置）。

（2）P波频率<60 次/min；<45 次/min 为严重的窦性心动过缓。

（3）P-R 间期>0.12s。

（4）常伴有窦性心律不齐或出现逸搏、干扰性房室脱节（图 7-75）。

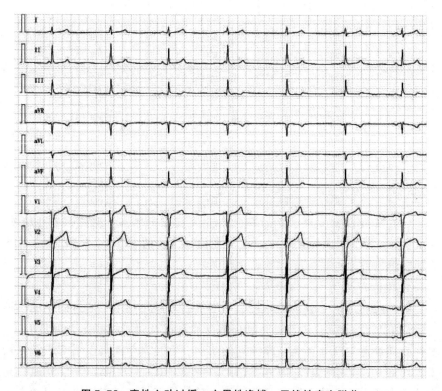

图 7-75　窦性心动过缓、交界性逸搏、干扰性房室脱节

3. 鉴别诊断

窦性心动过缓常伴有呼吸性节律不齐，且易受心外神经张力的影响，如在情绪激动时心率增快，平卧及休息时则更为缓慢。窦性心动过缓常需与下列情况鉴别：

（1）2∶1窦房阻滞时，心率成倍减少，酷似窦性心动过缓，临床上常应用阿托品或者嘱咐病人活动后可使窦房传导比例发生改变。2∶1窦房阻滞消失以后，窦性心率成倍增加，而窦性心动过缓在采用了上述方法后，心率是逐渐增快，但不是成倍增快。Holter监测更有利于两种心律失常的诊断和鉴别诊断。

（2）房性期前收缩未下传时，P′波可落在前一心搏的T波上，不易辨认，很容易误认为窦性心动过缓，但一般仔细观察，PT或TP重叠的T波多表现为畸形、切迹，与其他正常T波形态不同，仔细寻找未下传P′波是鉴别的关键（图7-76）。

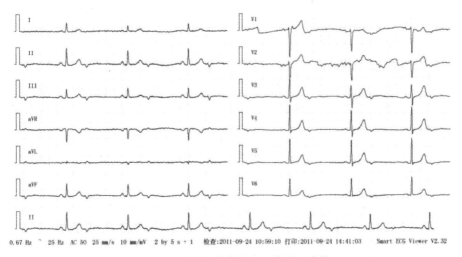

0.67 Hz 25 Hz AC 50 25 mm/s 10 mm/mV 2 by 5 s + 1　检查:2011-09-24 10:59:10 打印:2011-09-24 14:41:03　Smart ECG Viewer V2.32

图7-76 房性期前收缩未下传呈二联律

心电图表现：每个QRS波群T波之后紧随一提前发生的P波，均未下传至心室，为房性期前收缩未下传，易误判为窦性心动过缓

4. 临床意义

临床上窦性心动过缓可见于健康人群，尤其是运动员和体力劳动者，心率在睡眠中或在能耐受的运动中会降到35~40次/min，但只要每搏输出量能够增加代偿，维持心输出量，即使心率降至更低，也可能没有症状；但也可见于以下继发性病因引起，包括心血管综合征（缺血性和非缺血

性）、药物性、中毒性、神经源性、反射介导性和代谢性疾病等，而出现黑矇、晕厥、眩晕、全身虚弱、呼吸困难、气短、胸闷和胸痛等症状，尤其是持续性显著心动过缓引起头晕、胸闷、晕厥症状尤为突出。此外，副交感神经兴奋也可以导致冲动的产生和传导的缓慢，但一般是短暂发生的，如血管迷走神经性晕厥。全身代谢性疾病和外科手术或医源性损伤也可造成心动过缓。窦性心动过缓一般无须处理，但心率过于缓慢或同时伴发心脏病变，表现为头晕、心绞痛、心功能不全甚或晕厥时，则给予阿托品或异丙肾上腺素，必要时可安装永久性心脏起搏器。

【期前收缩】

期前收缩是指在窦性或异位心律的基础上，心脏某一起搏点比基本心律提前发出激动，过早地引起了心脏某一部分或全部发生除极。根据异位起搏点的部位，早搏可分为窦性早搏、房性早搏、交界性早搏和室性早搏四种类型，但主要以室性早搏最常见，房性次之，交界性和窦性早搏罕见。

（一）室性期前收缩

1. 病因与产生机制

室性期前收缩亦称"室性早搏"，指由心室异位起搏点提早发放或折返使整个心室提前除极的室性搏动，其发生机制通常认为异位起搏点自律性增高和折返激动两种理论来解释。室性期前收缩可见于正常人，其发生率和早搏数随年龄而增长，但更常见于器质性心脏病患者，如冠状动脉粥样硬化性心脏病、心肌病、心肌炎、高血压病、瓣膜病变、甲状腺功能亢进等心内、外疾患、药物不良反应或中毒和电解质紊乱（低钾、低镁血症）等引起。

2. 诊断标准

（1）提前出现的 QRS 波群，其前无相关 P 波。

（2）提前出现的 QRS 波群宽大畸形，时限≥0.12s。

（3）代偿间期大多数完全。

（4）继发性 ST-T 改变，即室早的 T 波与室早的 QRS 波群主波方向相反，其 ST 段亦有改变（图 7-77）。

3. 临床意义

室性期前收缩的临床意义很大程度上取决于基础心脏病的类型和严重程度。病人如无器质性心脏病，室性期前收缩不影响其健康和寿命，不必进行药物治疗，但病人如有相应的临床症状时，尤其在急性心肌梗死、心肌病、风湿性心脏病、高血压心脏病等各种原因造成的心力衰竭导致的室性期前收缩，都会引起严重后果，应加强评估和重视。判断室性期前收缩

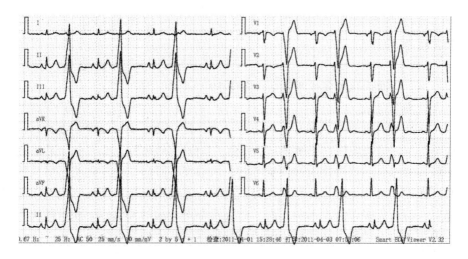

图 7-77　室性期前收缩呈二联律

是功能性抑或病理性，除了考虑是否有器质性心脏病及临床症状，还应注意期前收缩是否是联律、连发、多形性、多源性、RonT 现象（图 7-78）及起源部位等，这些对于鉴别期前收缩的性质有重要意义。

（二）房性期前收缩

1. 病因与产生机制

房性期前收缩亦称"房性早搏"，是起源于心房异位起搏点的过早搏动。其发病机制以异位起搏点自律性增高和折返激动为主。可由心内、心外疾病引起，如风湿性心脏病二尖瓣病变、冠状动脉粥样硬化性心脏病、高血压病、甲状腺功能亢进和低钾血症，亦可见于健康人。

2. 诊断标准

（1）提前出现的 P′波，其形态与窦性 P 波不同。

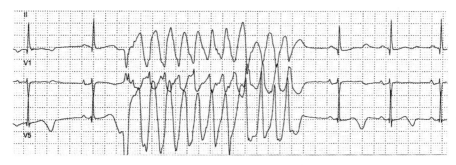

图 7-78　室性期前收缩（RonT 型）引发室性心动过速

（2）提前的 QRS 波群形态正常或与窦性 QRS 波群形态不同（伴室内差异性传导时）。

（3）P′–R≥0.12s。

（4）代偿间期大多数不完全（图7-79）。

3. 临床意义

房性期前收缩是一种常见的房性心律失常，其发生率仅次于室性期前收缩，可以是功能性（情绪紧张、疲劳、失眠、饮酒等），也可见于器质性心脏病的患者。当慢性阻塞性肺心病、风湿性心脏病二尖瓣病变、甲状腺功能亢进、冠状动脉粥样硬化性心脏病和心肌病中发生频发性房性期前收缩时，特别是多源型期前收缩时，常提示心房颤动的发生。此外房性期前收缩常作为一种触发活动而引起或诱发折返性室上性心动过速、心房扑动或心房颤动等。急性心肌梗死时也可发生频发性房性期前收缩，可能是由于心房缺血或伴心功能不全所致。偶发的房性期前收缩，一般无重要的临床意义。

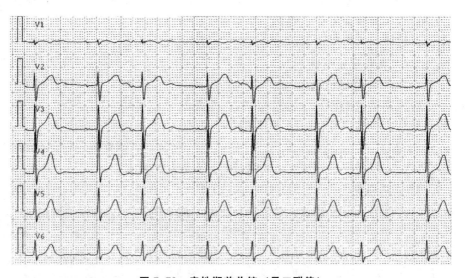

图 7-79　房性期前收缩（呈二联律）

【阵发性室上性心动过速】

阵发性室上性心动过速（paroxysmal supraventricular tachycardia, PSVT）泛指起源在心室以上或途径不局限于心室的一切快速心律，包括窦性心动过速和窦房（结）折返性心动过速、心房内折返性心动过速及自律性房性心动过速和发源于心房的房颤和房扑。

（一）室上性心动过速的发生机制

近十余年来，随着临床电生理检查的发展和普及，通过大量临床研究，对室上性心动过速的发生机制有了明确的认识，提高了心电图的诊断水平。针对不同机制，在药物和非药物治疗措施上有了很大的进展。目前，对室上性心动过速的发生机制学说，主要有四种：即异位起搏点的自律性增高、折返激动、并行心律和触发活动。其中折返激动是室上性心动过速的主要机制，自律性增高其次，并行心律占少数，而触发活动理论上还未获证实。

（二）室上性心动过速的分型

根据其解剖部位和发生机制不同分为以下几型：

（1）窦房结折返性心动过速。

（2）心房内折返性心动过速。

（3）房室结折返性心动过速（图7-80）。

（4）非阵发性交接性心动过速（图7-81）。

（5）房室折返性心动过速（图7-82）。

（6）房性心动过速。

（7）心房扑动、心房颤动。

（8）其他非折返性室上性心动过速。

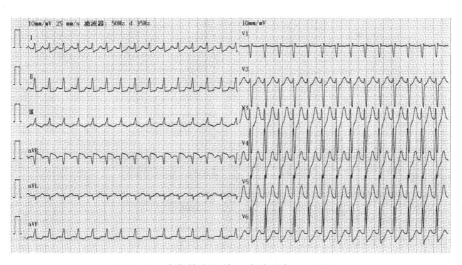

图7-80 阵发性室上性心动过速房（AVNRT）

窄QRS波心动过速，频率176次/min，V_1导联呈rSr′型，r′为假性波，其实是逆P′波，R P′<70ms

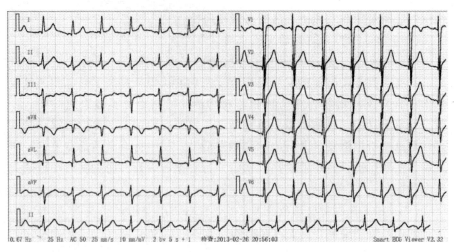

图 7-81 非阵发性交接性心动过速

P_{II}、$_{III}$、$_{aVF}$ 导联倒置，P_{aVR} 导联直立，心室率 88 次/min

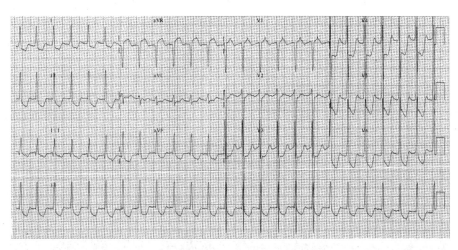

图 7-82 阵发性室上性心动过速 （AVRT）

窄 QRS 波心动过速，频率 143 次/min，在 V_1 导联有明显的逆向 P′，RP 为 0.14S，ST-T 明显异常

（三）房性心动过速

房性心动过速是指起源于心房任一部分或心房相连的解剖结构（如肺静脉、冠状静脉窦等），与房室结传导无关的室上性心动过速，其发生率占全部室上性心动过速的 7%~10%，在成人中折返性房速较自律性房速更为常见，儿童中两者发生比例几乎相等。

1. 诊断标准

（1）心房率 120~220 次/min，常在 150 次/min 左右，突发突止。

（2）多由房性期前收缩诱发，发作时 P′–P′ 间期基本相等。

（3）P′–R 间期≥0.12s。

（4）QRS 波群多呈室上性，除非伴室内差异传导或束支阻滞。

（5）发作时可伴有房室阻滞。

（6）可伴有继发的 ST 段和 T 波改变（图 7–83）。

2. 鉴别诊断

（1）房性心动过速很容易被误认为窦性心动过速，因为两者的 P 波都在 QRS 波群之前，形态有时只有轻微的差异，两者的主要区别在于：房性心动过速的频率相对稳定，频率更快，一般不会随体位、时间、交感和迷走神经性兴奋性变化而变化，其心率的增快一般会在 3~5 个心动周期趋于稳定；窦性心动过速的心率受体位和植物神经兴奋性的影响明显，其频率相对较慢，心率的增快与减慢需要 1~3min 内才能达到稳定。

（2）房性心动过速的第一个异位 P′ 出现较晚，与其后心动过速的 P′ 形

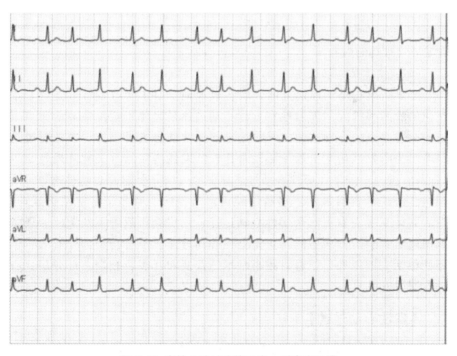

图 7–83 房性心动过速伴二度一型房室阻滞

态相一致，可因起源部位不同呈直立或倒置，但总是在 QRS 波群之前，多呈持续性或无休止性发作；而折返性室上性心动过速的第一个异位 P′ 多为自发的房性期前收缩，与其后的心动过速的 P′ 形态不同，P′ 常埋藏于 QRS 波群内或之前、之后，多为阵发性发作。

（3）非阵发性交接性心动过速心室率在 70~130 次/min，R-R 间期基本相等；P 波与 QRS 波群无关，呈房室分离，心房常由窦房结控制，心室由交接区异位起搏点控制，心房率与心室率相近或室率快于房率，多与窦性心律不齐并存，常有窦性夺获。此类心动过速本身不产生明显的临床症状及体征，对血流动力学影响不大，但其原因多见于心脏病患者，如冠心病、急性心肌梗死、急性心肌炎、急性风湿热、洋地黄中毒、慢性肺部感染、心力衰竭和低钾血症等，多呈一过性，可随着原发病的好转而消失。

3. 临床意义

房性心动过速可见于健康人，也可见于有器质性心脏病的患者，多见于肺源性心脏病、风湿性心脏病、冠心病，高血压心脏病、先天性心脏病、甲亢，还有洋地黄中毒和病窦综合征也是房性心动过速较为常见的病因之一。其中，洋地黄中毒所致房性心动过速常伴有不同程度的房室阻滞，临床病死率较高；肺源性心脏病引起的房性心动过速容易反复发作，常是心房颤动的先兆。

（四）室上性心动过速与临床

由于临床心电生理检查的开展，极大地丰富了对阵发性室上性心动过速的诊断和治疗。阵发性室上性心动过速是起源于希氏束或希氏束以上的突发突止的心动过速，是快速心律失常的主要类型。可以按折返途径命名为阵发性房室折返性心动过速、阵发性房室结（又称阵发性交界区心动过速）、阵发性房性心动过速和窦房（结）折返性心动过速等。我国电生理统计资料显示：多数医院观察房室折返者多于房室结折返者，两者共计 90% 左右；其余房性心动过速、窦房结折返等不及 10%。通常刺激迷走神经的方法不能终止室上性心动过速，部分药物治疗有效，但不能根治。近年来，随着射频消融术的普及和开展，相当一部分房性心动过速得以根治。

【室性心动过速】

心电图上室性心动过速的定义为连续 3 个或 3 个以上的室性早搏形成的异位心律。一阵的室性心动过速发作持续时间<30s，或连续出现的室性

QRS 波群数目<100 个, 称为非持续性室性心动过速 (non-sustained ventricular tachycardia), 包括短阵性、反复发作型室性心动过速。一阵室性心动过速发作持续 30s 以上, 或连续出现的室性 QRS 波群数目>100 个, 不能自行终止者, 称为持续性室性心动过速 (Sustained ventricular tachycardia)。室性心动过速之 QRS 波形态单一者, 称为单形性室性心动过速 (Monomorphic ventricular tachycardia)。室性心动过速之 QRS 波形态不止一种者, 称为多形性室性心动过速 (Polymorphic 或 Pleomorphic ventricular tachycardia)。

(一) 室性心动过速发生机制

1. 激动折返

折返机制是临床上所见大多数室速的产生机制。蒲肯野纤维或局部心室肌的传导速度与不应期的差异是产生折返运动的病理生理基础。多见于器质性心脏病, 尤其是冠心病有过心肌梗死的患者, 病变心肌或瘢痕组织形成了折返的基质, 即在结构上或功能上存在的不应期相差较大的两条或多条传导路径、同时某一径路存在单向阻滞伴另一部位的传导延缓等, 导致两条路径的折返, 而形成折返性心动过速, 其折返可发生在束支内、分支内、蒲肯野纤维内和心室肌内。

2. 心室异位灶的自律性增高

心室内异位起搏点可有两种情况: 一种是心室内具有自律功能的蒲肯野纤维, 其固有频率约为 30~40 次/min, 通常为频率较快的高位主导节律点所抑制, 不表现起搏功能。当其自律性增高 (4 相自动除极加速时), 频率超过主导节律时, 可控制整个心室节律, 形成室速; 另一种是原来没有自律性的心室肌细胞, 在病理情况下转为慢反应细胞, 具有自律性, 如果其频率超过了主导节律, 也可形成室速, 临床上见到的加速性室性自主心律就属于这种机制。

3. 触发机制

触发机制活动产生于其前动作电位所触发的膜电位震荡, 这种震荡电位称为后除极, 后除极达到阈电位可产生兴奋, 形成触发活动, 它与正常和异常的自律性完全不同。按照后除极的发生的时相, 可分为早期后除极和延迟后除极, 前者如某些长 QT 间期综合征、尖端扭转型室性心动过速, 后者如洋地黄中毒的室性心动过速。

(二) 常见室性心动过速的临床心电图类别

1. 短阵型室性心动过速

(1) 病因。短阵性室性心动过速又称非持续型室速, 常表现为重复 3~

7个室性快速心律，最多数分钟即可恢复窦性心律。

（2）诊断标准。

①连续出现3个或3个以上的室性异位搏动。

②室率可降至100次/min左右，且频率多不规整。

③发作时间<30s，同一时间内反复发作。

④发作间歇在窦性心律中可有单发或成对的室性期前收缩（图7-84）。

2. 持续型室性心动过速

（1）病因。持续型室性心动过速是指持续数分钟至数天的发作性室性心动过速，又称反复发作型连续的室性心动过速。这种心律失常多伴随着器质性心脏病，尤其是缺血性心脏病、心肌病；也可见于无器质性心脏病者。

（2）诊断标准。

①连续反复发作3次以上的室性异位搏动，历时数分钟或数小时以上。

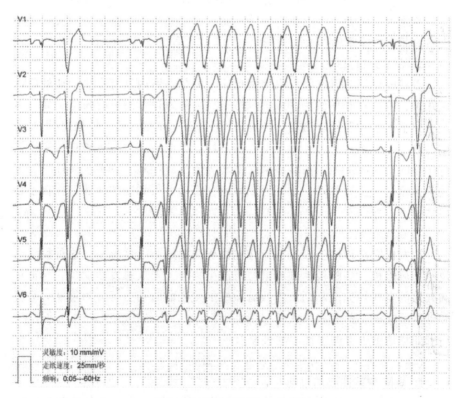

图 7-84 短阵性室性心动过速

②心室率 130~200 次/min，多在 160 次/min 左右，节律基本规整，R-R 间距长短相差<0.04s。

③QRS 波群宽大畸形，有继发性 ST-T 改变。

④如有窦性 P 波或异位 P 波，则其频率可快可慢，但与 QRS 波群无关，即呈房室分离现象。

⑤可有突发突止的特点（图 7-85）。

宽 QRS 波群心动过速，频率 150 次/min。肢体导联显示无人区电轴（Ⅰ和 aVF 导联主波向下）。

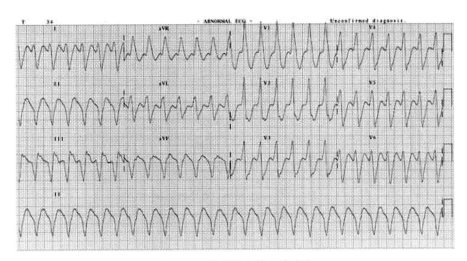

图 7-85　阵发性室性心动过速

3. 非阵发性室性心动过速

（1）病因。非阵发性心动过速（non-paroxysmal ventricular tachycardia）也称为加速的心室自搏心律。绝大多数发生于器质性心脏病，如冠心病、风湿性心脏病、扩张性心肌病、急性心肌炎、高血压性心脏病、洋地黄中毒、心脏手术、电解质紊乱、糖尿病酸中毒等，基础心律多为窦性心动过缓或心房颤动。少数发生于无明显器质性心脏病者。非阵发性室性心动过速在急性心肌梗死冠状动脉内血栓溶解再灌注时常见（约占 8%~36%）。

（2）诊断标准。

①QRS 波形态具有室性的特征。

②频率 60~130 次/min，R-R 间期大致相等。

③常与窦性心律交替出现，可有室性融合波。（图 7-86）

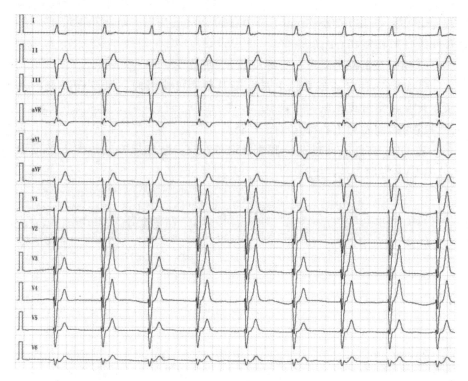

图 7-86 非阵发性室性心动过速

QRS 波群时限 0.12s，心室率 55 次/min，R-R 间期相等

4. 尖端扭转型室性心动过速

尖端扭转型室性心动过速(TdP) 是一种介于室性心动过速与心室颤动之间的恶性心律失常，发作时血流动力学不稳定，易引起晕厥，甚至猝死。一般包括 Q-T 间期延长型、Q-T 间期正常型和联律间期极短型三种。临床上多见于电解质紊乱、抗心律失常药物、冠心病、心肌病、心力衰竭及洋地黄中毒等。

（1）诊断标准。

①一系列快速宽大畸形的 QRS 波群主波方向环绕基线上下扭转。

②频率在 160~280 次/min，多大于 200 次/min。

③多为短阵发作，常可自行停止，严重者可转化为心室颤动。

④TdP 多发生于缓慢心律失常的基础上，如窦性心动过缓、窦房阻滞、房室阻滞、缓慢逸搏心律及心室起搏心律（图 7-87）。

（三）室性心动过速与临床

1. 病因治疗

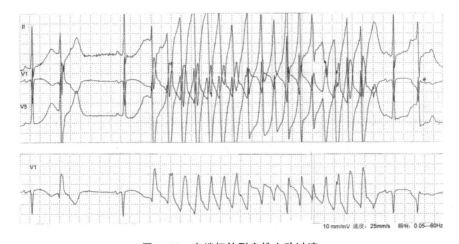

图 7-87　尖端扭转型室性心动过速

室性期前收缩伴尖端扭转型室性心动过速，Q-T 间期正常

　　室性心动过速是临床急症，应针对病因及其类型的不同，而采取不同的紧急处理，及时有效地挽救患者的生命。

　　2. 紧急终止发作

　　（1）电击复律术。发生室性心动过速的患者如果出现意识丧失或未丧失，但已经伴有明显症状和体征的，如低血压、脉搏明显减弱或不能触及、心力衰竭者；室性频率>200 次/min，随时有发生心室颤动危险者；或已有心室颤动病史发作者；或室性心动过速发作持续时间已超过 2h 者；或已用大剂量药物治疗无效者，均可选用电击复律术。

　　（2）药物治疗。对耐受较好的室性心动过速患者，心室率<200 次/min 以下，可选用药物治疗，

　　（3）心室起搏。药物治疗无效，而又不宜电复律的室性心动过速，可采用心室起搏进行终止。有时，单用心室起搏未能成功终止的室速，在加用一种抗心律失常药物后，再次起搏，可使起搏较容易终止室速。

　　3. 维持治疗

　　某些患者在出现一次室性心动过速后，室速还会复发，因此需要长期维持治疗，包括抗心律失常药物的预防治疗和植入型心脏复律除颤器。

　　4. 根治性治疗

　　根治性治疗主要包括外科手术治疗和介入性治疗。

　　5. 心脏除颤器（ICD）的应用

　　1980 年 ICD 首次应用于临床，经过 20 多年的发展和升级，尽管不能

根治快速性室速，但几乎 100% 可以终止室速的发作，挽救和延长了许多患者的生命。

【心房扑动与颤动】

心房扑动和心房颤动是两种常见的心律失常，后者更常见。二者可为阵发性，每次发作可经历数分钟或数日；也可为持续性，超过两周仍不能终止者，甚至有些人可保持数年。心房扑动和心房颤动在病因、发生机制、临床治疗和预防上都有相似之处，且二者可以彼此诱发或相互转化，因此不能把二者截然分开。

（一）心房扑动

1. 病因与产生机制

（1）病因。心房扑动见于器质性心脏病患者，在急性心肌梗死患者连续监测中，发现有 0.8%~5.3% 的患者有心房扑动。在风湿性心脏病中，特别是二尖瓣损害时，常常发生心房扑动。此外，也可见于高血压性心脏病、心肌病、心肌炎、急性肺栓塞、甲状腺功能亢进性心脏病及各种中毒者。在病窦综合征中，心房扑动可作为快—慢型心律失常的一部分。

（2）产生机制。关于心房扑动的发生机制有折返激动和局灶性自律性增高两种，而房内折返是心房扑动发生的主要机制。

2. 诊断标准

①P 波消失，代之间期均匀，形态相同的锯齿样扑动波（F 波），频率为 240~350 次/min。

②F 波可呈倒置、直立或双向。

③QRS 波群呈室上性，但有时因时相性差异性传导，QRS 波群可呈束支阻滞波形。

（3）R-R 间期可因房室传导比例不同而不等。

（4）ST 段多无变化，心率快时 T 波可呈双向或倒置，尤其以胸前导联明显（图 7-88）。

3. 鉴别诊断

（1）心房颤动时心房率 450~600bpm，且 f 波的电压、f-f 间距绝对不等；心房颤动时心室率变化大，QRS 波群的振幅、R-R 间距彼此不相等，而心房扑动的心室率规则，且 QRS 波群的电压相同。

（2）心房扑动呈 2∶1 传导时，如其中一个 F 波埋于 QRS 波群中，易误诊为房性心动过速。有无等电位线是鉴别心房扑动和房性心动过速的重要指标之一。

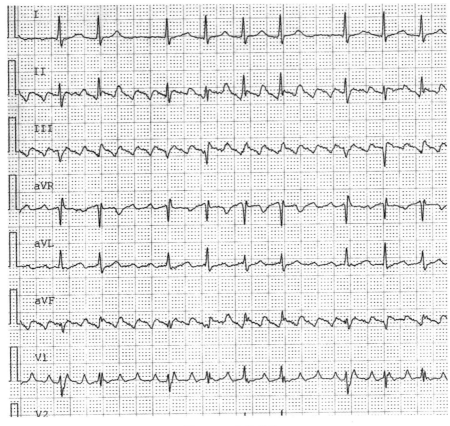

图 7-88　心房扑动

（3）心房扑动发生连续性室内差异性传导或在房扑前就已存在室内阻滞时，QRS 波群宽大畸形，需要与室性心动过速鉴别。2∶1 和 4∶1 房室传导交替出现时，容易发生室内差异性传导，形成二联律，酷似室性早搏二联律，长的间歇类似期前收缩后的代偿间歇。

（4）心房扑动伴高度房室阻滞与房室结隐匿性传导两者的心室率均较慢，表现为 5∶1、6∶1 或更高的房室传导比例，部分 FR 间期不固定，QRS 波群多数为室上性。临床上有些诊断心房扑动伴高度房室阻滞的病人，恢复窦性心律时显示房室结功能正常。因此，诊断房扑伴高度房室阻滞应该慎重（图 7-89）。

4. 临床意义

在室上性心律失常中，心房扑动比心房颤动及阵发性室上性心动过速少见，多发生在老年患者，其发生血栓栓塞比例明显低于房颤病人。房扑

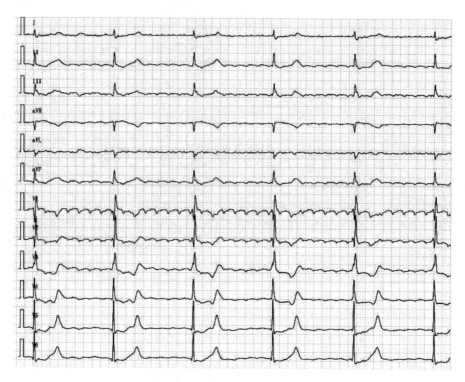

图 7-89　心房扑动（7∶1 下传）

的临床变化取决于心室率的快慢及基础原发心脏疾病及心功能严重程度。心室率快可引起心悸、胸闷、呼吸困难、头晕等症状。原有器质性心脏病患者易诱发心力衰竭。由于房扑时控制心室率相对于房颤比较困难，而且心室率达到150次/min左右，对于有心功能不全者，很容易导致血流动力学的恶化，如果不能恢复窦性心律，预后较差。

（二）心房颤动

1. 病因与产生机制

（1）病因。心房颤动是临床常见的心律失常，房颤多发生于各种器质性心血管疾病，且随着年龄增长发病率增高。心衰患者由于心房扩大容易诱发房颤，而房颤一旦发生就表现为一种逐渐加重的过程，这种加重的过程与心房结构和功能的改变有关。此外，预激综合征和室上性心动过速也可诱发心房颤动的发生。房颤可产生心悸等症状，诱发并加重心衰，引发血栓栓塞。

（2）产生机制。现有资料支持心房颤动的产生机制有三种：异位兴奋灶、多子波折返激动和心房电重构。有研究显示：慢性幽门螺杆菌感染可能参与慢性心房炎性反应的发病机制并导致心房颤动的发生。

2. 诊断标准

（1）P波消失，出现振幅大小不一、形态各异、间期不等的f波，频率为350~600次/min。

（2）心室率≤60次/min为心室慢反应性；心室率≥100次/min为心室快反应性。

（3）QRS波群一般呈室上性，但有时因伴有束支阻滞、室内差异传导或预激综合征，QRS波群可呈宽大畸形。

（4）R–R间期绝对不等（图7–90，图7–91）。

3. 鉴别诊断

（1）当心房扑动伴有两种以上的房室传导比例时，容易与心房颤动相混淆。可寻找典型的锯齿波，至少在某一导联上可分辨扑动波，且相同比例传导时R–R间期相等，FR间期亦相等。

（2）出现紊乱性房速和阵发性房速伴房室阻滞时，由于心房内的异位起搏点不断变化，P'波的形态也不断变化，尤其是伴有房室阻滞时，心室节律会不规整，酷似心房颤动。

（3）心房颤动伴室性期前收缩与室内差异传导相鉴别。房颤时的室性期前收缩联律间期固定，QRS波群起始向量与室上性不同，V₁导联QRS波群多呈单相或双相波，其后有代偿间歇；而房颤伴室内差异传导发生

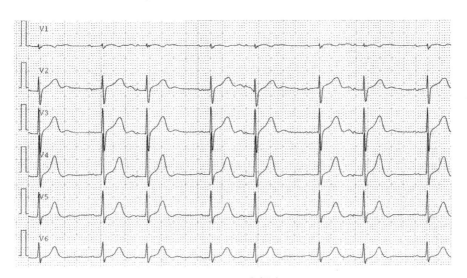

图7–90　心房颤动

P波消失，代之大小不一、形态各异、间隔不等的f波，频率为350次/min

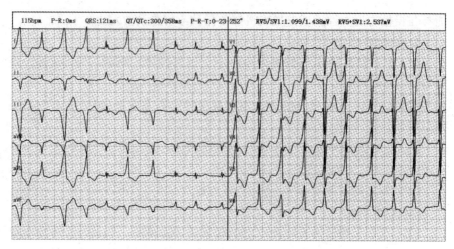

115bpm   P-R:0ms   QRS:121ms   QT/QTc:300/358ms   P-R-T:0-23-252°   RV5/SV1:1.099/1.438mV   RV5+SV1:2.537mV

图 7-91   心房颤动合并预激综合征

时，常常会出现"长—短周期"现象，V_1 导联多呈三相波，其后无代偿间歇(图 7-92)。

（4）在心室率 200 次/min 以下时，心房颤动伴预激综合征时 R-R 间期不等，QRS 波群的宽窄不同，与室性心动过速不难鉴别，当心室率超过 240 次/min 时，R-R 间期趋于均齐，与室性心动过速易混淆，$V_4 \sim V_6$ 导联以负向波为主或呈 qR 形则支持室速 (图 7-93)。

4. 临床意义

心房颤动是临床最常见的一种心律失常，95%发生于器质性心脏病患者，尤其是有严重心肌病的患者，在并发有心力衰竭的心脏病患者中，心房颤动的发病率可高达 60%。其原因是心房颤动发生时，除基础心脏病引起的血流动力学改变外，心房表浅的颤动可使心房的收缩功能丧失，心室

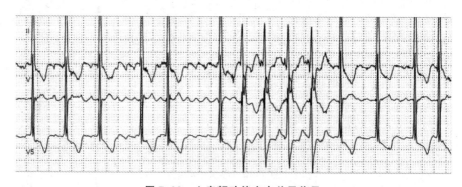

图 7-92   心房颤动伴室内差异传导

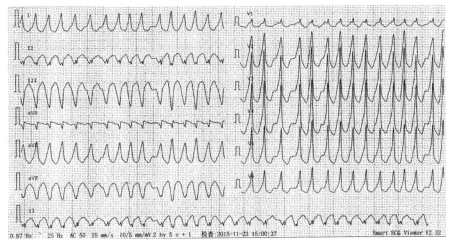

图 7-93 心房颤动合并预激综合征

P 波消失，R-R 间期不等，心室率 250 次/min，QRS 波群时限增宽，起始部缓慢可见预激波

的收缩变为不规则，引起新的血流动力学改变。

目前认为心房颤动的发生一般先有阵发性房颤，后转化为持续性房颤。因此，临床对心房颤动的治疗应持有积极的态度，较早的治疗或预防就能避免房颤向下一阶段演变。

【心室扑动和心室颤动】

心室扑动和心室颤动是最严重的心律失常。心室扑动发生后很快转为心室颤动，心室颤动是心脏性猝死的主要原因。

（一）心室扑动

心室扑动是介于室性心动过速与心室颤动之间的一种过渡性心律紊乱，其心电图特征为连续、匀齐的振幅高大的正弦曲线样波动，频率多在180~250 次/min，常超过 200 次/min，其波动波很宽大，顶端和下端均呈钝圆形，无法区分QRS 波及 ST 段和 T 波（图 7-94）。

（二）心室颤动

心室颤动常为临终前的表现，其心电图特征为正常QRS-T 波基本形态消失，代之以一系列波形、振幅及时距均不相等的小圆钝波，频率快速，可在 150~500 次/min 之间，多在 250 次/min 以上（图 7-95）。

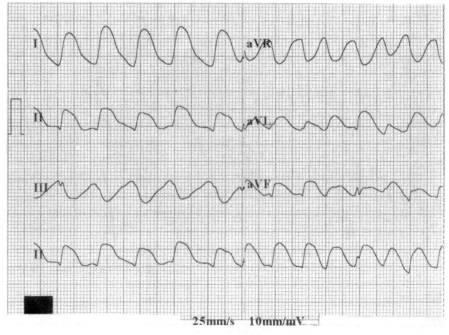

25mm/s   10mm/mV

图7-94　心室扑动

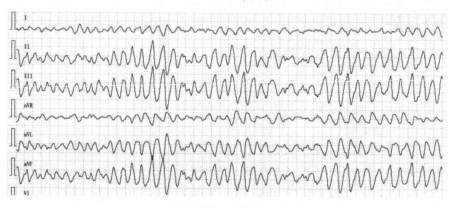

图 7-95　心室颤动

【心脏传导阻滞】

心脏传导阻滞是指心脏激动传导路径中任何一部位由于不应期延长引起的传导延迟或中断的现象。广义的传导阻滞分为生理性和病理性两类：生理性阻滞是指遇生理不应期引起的传导延迟和中断现象，是避免心脏过度应激的一种保护机制，心电图中常被称为干扰现象；病理性阻滞是指不应期延长造成的传导延迟和中断现象。传导阻滞可发生在窦性心律中，也可发生在异位心律中。

（一）房室阻滞

1. 房室阻滞的分类

传统心电图分类通常依据 P 波与 QRS 波群的传导关系，把房室阻滞分为三度：

（1）一度房室阻滞。房室传导时间延长，但每个心房激动都能下传心室。

（2）二度房室阻滞。一部分来自心房的激动被阻滞不能下传心室。通常可分为二度 Ⅰ 型和二度 Ⅱ 型房室阻滞。二度 Ⅰ 型也称为文氏（wenckebach）型。另外将房室传导比例为 2:1 下传的称为 2:1 房室阻滞。

（3）三度房室阻滞。所有的心房激动都不能下传心室，亦称完全性房室阻滞。

2. 一度房室阻滞

（1）心电图表现。

①P 波为窦性，均能下传心室形成 P-QRS 波。

②P-R 间期固定延长成人≥0.21s；老年人≥0.22s。

③P-R 间期超过相应年龄、心率的 P-R 间期最高值。

④在同一人，同一心率下，P-R 间期相差≥0.04s（图 7-96）。

（2）诊断中存在的问题。

①P-R 间期明显延长，QRS-T 波相对出现较晚，故下个 P 波可隐藏在

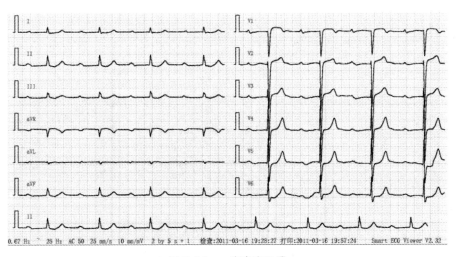

图 7-96 一度房室阻滞

其前的 T 波或 ST 段上，或 P 波位于 T 波降支酷似 T 波双峰，应仔细观察，寻找线索，加以辨认。

②P-R 间期延长也可见于生理性 P-R 间期延长，如房性期前收缩、房性心动过速、间位型期前收缩后第一个窦性搏动的 P-R 间期延长以及房室结双径路时慢径路下传、迷走神经张力增高的卧位时造成的 P-R 间期延长等，都不是真正的一度房室阻滞。

③P-R 间期正常不能否定一度房室阻滞，如诊断标准中的第 4 条，同一患者在前后两次描记的心电图中，心率基本相同，而 P-R 间期前后两次增加了 0.04s，即使 P-R 间期在正常范围内，也不能排除已经存在一度房室阻滞的可能。

3. 二度房室阻滞

(1) 二度 Ⅰ 型房室阻滞心电图表现。

①P 波为窦性，P-P 间期相等。

②P-R 间期逐渐延长，直到 P 波不能下传心室而造成 QRS 波群脱漏，脱漏后的第一个 P-R 间期最短 (图 7-97)。

③QRS 波脱漏前 R-R 间期逐渐缩短，脱漏后长 R-R 间期小于脱漏前短 R-R 间期 2 倍。

④QRS 波形态正常，房室传导比例可固定或多变，常为 3∶2、4∶3 或 5∶4 等。

(2) 二度 Ⅱ 型房室阻滞心电图表现。

①P 波为窦性，P-P 间期相等。

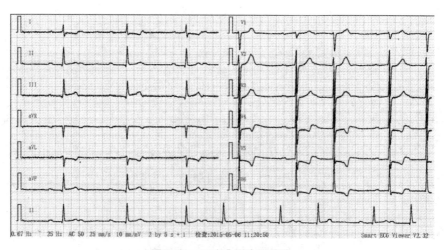

图 7-97　二度 Ⅰ 型房室阻滞

②P-R 间期固定（多正常，少数可延长），出现 P 波不能下传心室。

③阻滞后长 R-R 间期通常是阻滞前短 R-R 间期的整数倍。

④QRS 波群可正常或异常，如合并束支阻滞图形时时限≥0.12s（图7-98）。

（3）诊断中存在的问题。

①二度Ⅰ型房室阻滞亦称文氏现象，但实际中典型的文氏现象很少见到，临床上常见的是非文氏现象。

②2∶1 房室阻滞是二度房室阻滞的一种特殊表现，即房性激动每间隔一次才能下传，可以是Ⅰ型阻滞，也可以是Ⅱ型阻滞（图 7-99）。持续2∶1

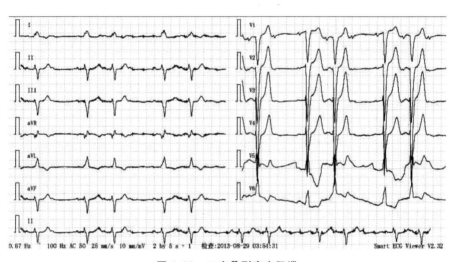

图 7-98　二度Ⅱ型房室阻滞

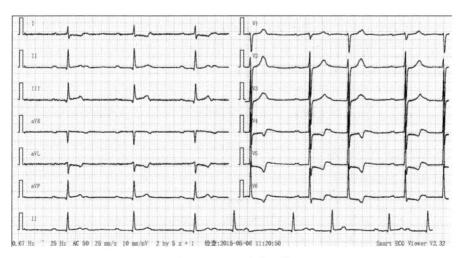

图 7-99　2∶1 房室阻滞

房室阻滞时，被阻滞的 P 波落在其前搏动的 T 波之中，易误诊为窦性心动过缓，此时 T 波变形，特别是 V_1 导联，有助于鉴别。此外，房性期前收缩未下传二联律，可酷似 2:1 房室阻滞，应注意加以分辨。

③高度房室阻滞是介于二度房室阻滞和完全性房室阻滞之间的一种阻滞类型，多为严重的二度 II 型房室阻滞，常可出现逸搏，形成不完全性房室分离（图 7-100）。但需要注意的是，临床是真正意义上的高度房室阻滞很少见，多数情况下，由二度房室阻滞（文氏现象、2:1 阻滞）基础上发生的房室隐匿性传导所致。

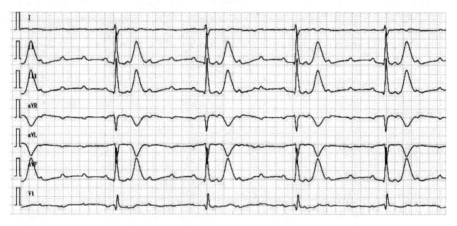

图 7-100　高度房室阻滞

④心房扑动时，心房率高达 300 次/min，此时如有房室传导比例在 3:1 或以上，不能认为是高度房室阻滞，因此时心室率在 75 次/min 左右，正是所期望的生理要求，而非病理改变。只有当交接性或室性逸搏心律<45 次/min 时，有合适下传的条件而房性激动连续未能下传才能认为是高度房室阻滞。心房颤动时大部分 R-R 间期缓慢而匀齐，心室率<60 次/min，仅见少数提前出现 QRS 波下传心室，可诊断为高度房室阻滞。

4. 三度房室阻滞

（1）心电图表现。

①P 波与 QRS 波群无关，P-P 间期相等，P-R 间期不固定。

②心房和心室保持各自的频率活动，心房率大于心室率。

③心室率足够缓慢，一般≤45 次/min 以下，R-R 间期多数相等。

④QRS 波群可正常或异常（图 7-101）。

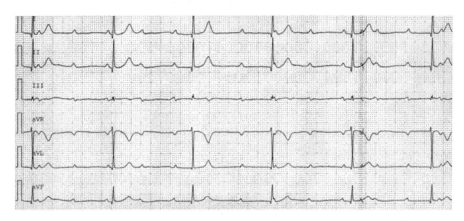

图 7-101　三度房室阻滞

（2）诊断中存在的问题。

①三度房室阻滞绝大多数情况下，心房率大于心室率，即 P 波数目多于 QRS 波群数目，也是作为干扰性房室分离区别的重点。但如存在明显窦性心动过缓伴三度房室阻滞，其心房率慢于心室率，因此 P 波与 QRS 波无关属于病理性还是生理性，关键看 P 波位于 QRS 波不同部位而定，只要 P 波落在 R-R 间期任何部位下传受阻，而不是紧邻 QRS 波前后受阻，即使心房率慢于心室率，也可以判断为病理性阻滞所致。因此，只是依据心房率大于心室率为阻滞，心室率快于心房率为干扰的鉴别并不可靠，也过于简单，仅凭完全性房室分离诊断三度房室阻滞也不可靠。目前强调必须具备 3 个条件：

A. 心室率足够慢，一般<45 次/min，诊断三度房室阻滞才可靠。

B. 缓慢心室率的 R-R 间期应当≥窦性频率周期的 2 倍，当 R-R 间期<窦性频率周期的 2 倍，很可能是 2∶1 房室阻滞引起的干扰性房室分离。

C. 心房率不能太快，一般要求<135 次/min，如果>135 次/min 出现房室分离时，很可能是生理性不应期引起的功能性改变，一般不诊断房室阻滞。

②三度房室阻滞时，QRS 波形态主要取决于阻滞的部位，阻滞部位位于希氏束近端，为窄 QRS 波即交接性逸搏心律，但本身就存在束支阻滞，QRS 可呈宽大畸形；阻滞部位位于希氏束远端或有双侧束支阻滞时，QRS 波宽大为室性逸搏心律。一般交接性逸搏心律心室率多在 40~50 次/min，而室性逸搏心律心室率慢至 25~40 次/min，但依赖快慢判断其起搏

部位不可靠，因部分交接性逸搏心律的频率也可十分缓慢并接近室性的频率。

③三度房室阻滞中，出现提前出现的 QRS 波多见于心室夺获，期前收缩少见。判断心室夺获时要注意两点：a 心室夺获的 R-R 间期必短于逸搏心律的 R-R 间期；b 心室夺获的 P-R 间期必须>0.12s。

5. 房室传导阻滞与临床

房室阻滞是临床较常见的一种心律失常，一般心电图传统概念是用房室阻滞"度"来表示阻滞的程度，即只是将房室传导比例作为评价阻滞严重程度的指征。但实际上一度房室阻滞可能系希氏-蒲肯野纤维即水平面较低的病变所致。而三度房室阻滞则可以是房室结病变引起，两者预后不同。

一度房室阻滞通常无症状；二度房室阻滞可引起心悸与心搏脱漏；三度房室阻滞的症状取决于室率和伴随病变，症状包括乏力、头晕、晕厥、心绞痛、心力衰竭等，严重者可致猝死。临床上对于房室阻滞主要是对病因进行治疗。对房室阻滞本身一度和二度一型心室率不慢者，无须特殊治疗；二度 II 型和三度房室阻滞如心室率显著缓慢并伴有明显症状或血流动力学改变，应给予心脏起搏治疗。

（二）室内阻滞

1. 概述

室内阻滞是指希氏束以下的室内传导系统或心室肌发生传导障碍。按阻滞部位可分为束支（左、右）阻滞、分支阻滞（左前、左后和间隔支）、壁内阻滞（蒲肯野纤维、心室肌）。室内阻滞可多支同时发生如双支或三束支，也可多部位同时发生（如房室阻滞并束支阻滞等）。

2. 左束支阻滞

（1）心电图表现。

①I 、V_5、V_6 导联呈宽阔、粗钝的 R 波，伴有切迹。

②$V_1 \sim V_4$ 或 V_3 呈宽大而深的 rS 或 QS 波。

③QRS 波时限≥0.12s 为完全性；<0.12s 为不完全性。

④继发的 ST-T 改变：R 波为主的导联 ST 段下移，T 波倒置；S 波为主的导联 ST 段抬高，T 波直立（图 7-102）。

（2）鉴别诊断。

①左心室肥厚：QRS 波时限<0.12s；V_5、V_6 导联有 q 波，其室壁激动时间<0.06s。此两点有助于与完全性左束支阻滞鉴别。而当两者并存时，可根据以下诊断标准：$Rv_5 + Sv_1 > 45mm$；左室肥厚伴 QRS 时限>0.16s。

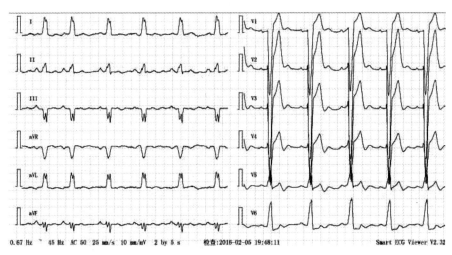

图 7-102 完全性左束支阻滞

②B 型预激综合征：B 型预激综合征心电图表现与完全性左束支极易混淆，呈左束支阻滞图形伴电轴左偏（一般 ≤ -30°），其 P-R 间期正常或延长，Q 波很小或无。当伴有 PR 间期呈快频率依赖性传导延迟或文氏现象，或心动过速呈左束支图形伴电轴左偏时，应怀疑旁路的存在。另一种少见的情况是束支阻滞和旁路共存，当旁路位于束支阻滞同侧时，有可能替代阻滞侧束支功能，不显现束支阻滞图形（图 7-103）。

③急性（前壁或前侧壁）心肌梗死：当左束支合并急性前壁或前间壁心肌梗死时，应注意以下几点：Ⅰ、V_5、V_6 导联出现 Q 波，至少有两个导联存在，通常被认为是心肌梗死并存的可靠信息，尤其是 Q 波 ≥ 40ms 时，更支持此说法。胸前导联 R 波反常降低，且 V_3~V_5 导联中至少有两个导联出现迟发的 S 波升支切迹。梗死区临近的导联至少两个或更多导联出现 ST-T 改变；与 QRS 波群主波同一方向的 ST 段抬高 >1.0mm；V_1~V_3 导联 ST 段压低 >1.0mm；与 QRS 波主波异向的 ST 段抬高 >5.0mm。

3. 右束支阻滞

（1）心电图表现。

①V_1、V_2 导联 QRS 波呈 rsR′型或宽大伴有切迹的 R 波，Ⅰ、V_5、V_6 导联 S 波宽钝。

②QRS 波时限 ≥ 0.12s 为完全性；<0.12s 为不完全性。

③继发的 ST-T 改变：ST 段在 V_1~V_2 或 V_3 导联压低，T 波倒置（图 7-104）。

（2）鉴别诊断。

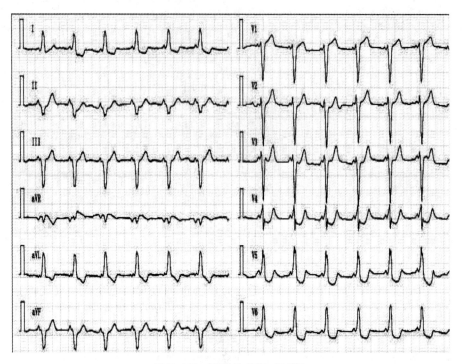

图 7-103　预激综合征（B 型）

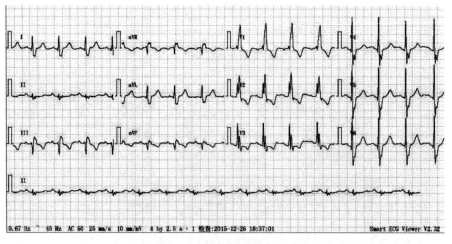

图 7-104　完全性右束支阻滞

①正常人群出现不完全性右束支阻滞图形的发生率约 2.4%，多与右室流出道生理性延迟除极有关，其 R′常小于 R 波或表现为 S 波较深的 rSr′波；另一种变异是 V_1、aVL 出现 rS′波，Ⅱ、Ⅲ、V_6 出现 S 波，即"3S 综合征"，多见于无心脏病者，与室上嵴远端除极延迟有关（图 7-105）。

②右室肥厚时，电轴明显右偏，R_{V_1} 多无切迹或增宽，V_5、V_6 导联 S 波深而不增宽。心电向量图水平面显示右室肥厚时 QRS 环呈顺时针方向旋转，而右束支则呈逆时针旋转。

③正后壁心肌梗死常表现为 V_1 导联 R 波增高，偶尔也呈 rSr′ 型，且 V_1 导联 T 波直立更为多见，T 波倒置仅见于急性正后壁心肌梗死早期，同时存在下壁导联病理性 Q 波也支持正后壁心肌梗死的诊断。

4. 左前分支阻滞

（1）心电图表现。

①额面 QRS 波电轴左偏 -45°~-90°。

②QRS 波 Ⅰ、aVL 呈 qR 型；Ⅱ、Ⅲ、aVF 呈 rS 型，且 $S_Ⅲ>S_Ⅱ$。

③QRS 波时限正常或 <0.11s（图 7-106）。

（2）鉴别诊断

①心肌梗死：左前分支阻滞时或胸前导联可出现 q 波，且胸前导联 R 波递增不良，易于前间壁、前壁心肌梗死相混淆，可下一肋记录，V_1~V_2

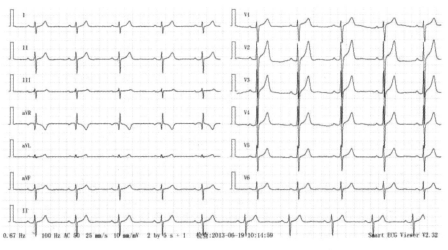

图 7-105　"3S 综合征"心电图表现

Ⅰ导联呈 rs 型，Ⅱ、Ⅲ导联呈 rS 型，$S_Ⅱ>S_Ⅲ$，心电轴 -106°，aVR 导联 R/Q>1，V_5 导联 R/S<1。患者男，28 岁，无相应病史，心脏超声图示右心房、右心室正常，属正常变异

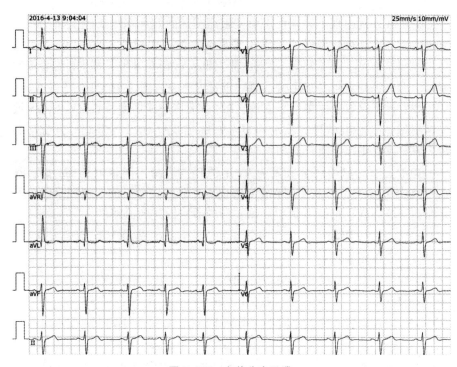

图 7-106　左前分支阻滞

Ⅰ、aVL 呈 qR 型，Ⅱ、Ⅲ、aVF 呈 rS 型，且 $S_Ⅲ > S_Ⅱ$，心电轴左偏 -42°

导联 q 波消失，支持左前分支阻滞；或下壁导联 r 波很小，易误认为是 QS 型，与下壁心肌梗死相鉴别，此时心电向量图有助于鉴别。无论哪种部位心肌梗死心电图都有动态 ST-T 改变，且病人除了明显病史症状外，还有酶学指标的动态变化，都有助于鉴别。

②左心室肥厚：左前分支阻滞可引起肢体导联 QRS 波振幅增大，胸前导联振幅反而变小。因此，常用的左心室肥厚的振幅标准不适用，易引起假阳性。

③假性电轴左偏：肺气肿、肺心病患者部分心电图呈明显电轴左偏，也有人认为电轴左偏实际上是极度电轴右偏引起。除了肺气肿、肺心病患者之外，下壁心肌梗死、预激综合征、高钾血症、右心室起搏心律等都可引起电轴左偏。

5. 室内双支阻滞

室内传导系统为三分支系统，即右束支、左前分支、左后分支。此三支中任意二支传导异常的组合称之为双支阻滞，其中以右束支伴左前分支阻滞最为常见，其次是右束支伴左后分支阻滞或分支型左束支阻滞（图7-107）。

　　6. 室内三支阻滞

　　三分支阻滞是指右束支、左前分支和左后分支均发生阻滞，因阻滞程度不一可有多种组合，当三分支均为三度阻滞时，心电图呈完全性房室阻滞，室性逸搏心律，称为"完全性三分支阻滞"，其余统称为"不完全性三分支阻滞"（图7-108）。

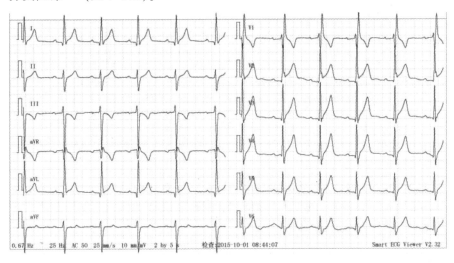

图7-107　完全性右束支阻滞+左前分支阻滞

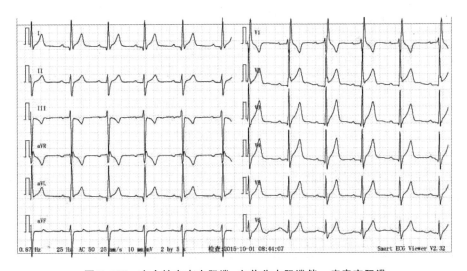

图7-108　完全性右束支阻滞+左前分支阻滞伴一度房室阻滞

（王丽平）

【参考文献】

[1]陈清启.心电图学.第 2 版.济南:山东科学技术出版社,2012.

[2]郭继鸿.心电图学. 第 1 版. 北京:人民卫生出版社,2002.

[3]王丽平.急诊心电图快速识别与质量控制,兰州:兰州大学出版社,2016.

[4]刘元生.双室肥大的 Katz-Wachtel 征.临床心电学杂志,2004,13:235.

[5]陈清启.心电图学.第 2 版.济南:山东科学技术出版社,2012.

[6]郝晶.周芳.吴恒芳等.心电图新指标在肥厚性心肌病诊断中的应用.临床心电学杂志,2012;21:411~414.

[7]严国胜.秦永文.曹江等.肥厚型心肌病心电图 60 例分析.临床心电学杂志,2005;14:276~277.

[8]许原,郭继鸿,菀翠珍.心肌病与心律失常的因果辨析.心电学杂志,2009;28:195~199.

[9]郭继鸿.心电学进展.北京:北京医科大学出版社.2002.

[10](美)钱等著;刘生元,郭继鸿,主译.急诊与急救心电图学.北京:北京大学医学出版社,2006.11.

[11]苏伟.碎裂 QRS 波与肺栓塞相关分析.临床心电学杂志,2013;22:110~112.

[12]孙志军.李虹伟.顾复生.急性肺栓塞心电图改变的病理生理学基础.心电学杂志,2011;30:185~190.

[13]郭继鸿.心电图学.北京:人民卫生出版社,2002.

[14]徐秋霞.高血钾症所致心律失常的临床分析.中华心律失常学杂志.2002,6:153

[15]刘霞.低血钾心电图基本表现.临床心电学杂志,2006,15:325.

[16]黄宛.临床心电学.第 5 版.北京:人民卫生出版社,1998.

[17]郭继鸿.急性心肌梗死心电图诊断的现代观点.心电学进展,北京:北京医科大学出版社,2002.6.

[18]沈发荣,钟诚.心肌梗死诊断标准心电图变化最新指南解读.心电学杂志,2010,29:88~90.

[19]王立群.梗死相关动脉的心电图分析.临床心电学杂志,2006,15:166~168.

[20]郭继鸿.郭阳华.急性心肌梗死伴束支阻滞及猝死.临床心电学杂志,2006,15:218~220.

[21]马虹.急性心肌梗死完全性束支阻滞的心电图解析.临床心电学杂志,2013,22:49~52

[22]郭继鸿.洪江(主译),周氏实用心电图学.第5版.北京:北京大学医学出版社,2003.

[23]李世敬.李学斌.王军等.心房颤动发病相关因素的临床研究.临床心电学杂志,2013;22:106~109.

[24]王永权.双侧束支主干阻滞的心电图分析.临床心电学杂志,2007;16:388~394.